MENJINGMAI HAIMIANYANGBIAN
JIERU ZHILIAO JISHU YU LINCHUANG SHIJIAN

门静脉海绵样变
介入治疗技术与临床实践

李名安　黄明声　姜在波　单　鸿　主编

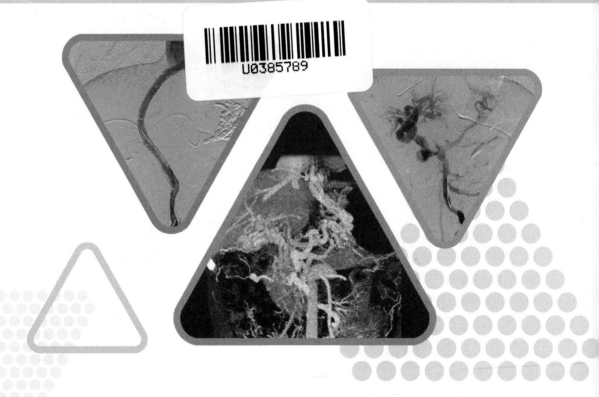

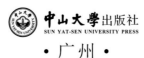

中山大学出版社
SUN YAT-SEN UNIVERSITY PRESS
·广州·

图书在版编目（CIP）数据

门静脉海绵样变介入治疗技术与临床实践/李名安，黄明声，姜在波，单鸿主编. —广州：中山大学出版社，2020. 11

ISBN 978 - 7 - 306 - 06982 - 5

I. ①门… Ⅱ. ①李… ②黄… ③姜… ④单… Ⅲ. ①门静脉—介入性治疗 Ⅳ. ①R322. 1

中国版本图书馆 CIP 数据核字（2020）第 189896 号

出 版 人：王天琪
策划编辑：谢贞静
责任编辑：谢贞静
封面设计：林锦华
责任校对：吴茜雅
责任技编：何雅涛
出版发行：中山大学出版社
电　　话：编辑部 020 - 84111946，84113349，84111997，84110779
　　　　　 发行部 020 - 84111998，84111981，84111160
地　　址：广州市新港西路 135 号
邮　　编：510275　传　真：020 - 84036565
网　　址：http：//www.zsup.com.cn　E-mail：zdcbs@mail.sysu.edu.cn
印 刷 者：广州市友盛彩印有限公司
规　　格：787mm×1092mm　1/16　21 印张　520 千字
版次印次：2020 年 11 月第 1 版　2020 年 11 月第 1 次印刷
定　　价：198.00 元

本书编委会

主　　编：李名安　黄明声　姜在波　单　鸿
副 主 编：吴　春　张有用　罗骏阳　陈俊伟
　　　　　庞鹏飞　周　斌　王　革　吴　平
秘　　书：罗骏阳　王皓帆　潘　韬
参编人员：（按姓氏笔画排序）
　　　　　毛军杰　邓美海　朱　多　朱明星
　　　　　向展望　全凌峰　刘　涛　关守海
　　　　　李　晖　李征然　何炳均　宋于生
　　　　　张　波　张艳阳　邵　硕　周楚人
　　　　　贺　立　常伯扬　曾昭呇　穆鲁文

参与单位及人员

惠州市第一人民医院：王革

惠州市中心人民医院：杨荣焕

惠州市第三人民医院：凌云志

韶关市粤北人民医院：张有用、彭建清

茂名市人民医院：吴平

南方医科大学第五附属医院：朱明星、张威

肇庆市第二人民医院：陈广幸、梁威飘、丘国时

罗定市人民医院：卢志文、吴天文

湛江中心人民医院：陈茂恩、杨永青、吕江

东莞东华医院（中山大学附属东华医院）：谭小明（现就职于东莞市大朗医院）、蔡越飞、钟胜

华中科技大学协和深圳医院：明建中、刘涛（现就职于深圳大学总医院）

北京大学深圳医院：余宏建

珠海市中医院：李普升、梁炳钊

中山市中医院：王耿、李孝虎

江门市中心医院（中山大学附属江门医院）：李卓永、梁宇创

阳江市人民医院：王书长

梅州市人民医院（中山大学附属梅州医院）：曾国斌、廖立安

江西省赣州市人民医院：宋于生、田云飞、周通纲

湖南省郴州市第一人民医院：全凌峰、刘震坤

云南省曲靖市第一人民医院：陈坤前

厦门大学附属第一医院：周玉明

广西壮族自治区贺州市人民医院：卢雄

武汉市中心医院：李晖（现就职于南方医科大学南方医院增城分院）

安徽医科大学第一附属医院：张国兵

海南医学院第一附属医院：金桂云

福建医科大学附属协和医院：杨维竹

中南大学湘雅医院：李海平

青岛大学附属医院：王松、王彦华、于春鹏

山东省济宁市第一人民医院：邵硕

山东省滨州市人民医院：常刚

前　言

本书编写之时，正值"新冠"疫情严峻之期。由于未能参加一线抗疫，刚好有时间待在家中整理资料，没给抗疫工作添麻烦、拖后腿，感到些许欣慰。在此，向抗疫战线上的工作人员致敬，向牺牲和病逝的人员表示沉痛哀悼。经历过2003年的"非典"和2020年的"新冠"，虽然疫情终将过去，但我们永远在积累经验与教训；亦如临床工作，虽然设备和技术越来越先进，但每一代人都在重复着相似的经历，付出代价的最终是患者。望读者谨记，从医路上即使艰辛，也不要轻易放弃患者！

门静脉海绵样变（CTPV）的治疗着实困扰临床医生，由于发病率不高，病情复杂，医疗费用高，以及手术的复杂性、疗效的不确定性，致使在目前的医疗环境下，部分患者得不到有效的治疗。CTPV患者大部分为中青年，甚至还有儿童，多为良性病因，其治疗的临床意义很大。因此，即使再辛苦也应尽力给患者争取生存的机会。

目前，内外科没有理想的方法治疗CTPV，即使肝移植也机会渺茫。在我们利用经颈静脉肝内门体分流术（TIPS）技术治疗CTPV时，TIPS技术在国内正处于"低潮时期"，这给了我们攻坚克难的机会。为了攻克技术难题，我们发明了经皮经肝肝内门体分流术（PTIPS）术式，应用在CTPV、门静脉血栓形成（PVT）及普通门静脉高压症患者中，虽然手术过程烦琐，但显著提高了手术的成功率和安全性，使医生更有信心开展TIPS。随着PTIPS技术的成熟和临床经验的积累，TIPS治疗CTPV的手术成功率亦逐步提高，使其由禁忌证变为相对禁忌证。在PTIPS技术的支撑下，我们又改良和发明了经肝中静脉穿刺TIPS技术、经下腔静脉窝穿刺TIPS技术（DIPS）、肝动脉导管定位技术、经皮经肝闭塞门静脉开通术、经皮经脾闭塞门静脉开通术、经皮经肝腔内穿刺技术、门静脉球囊定位技术、扩张球囊测量分流道长度及引入鞘管技术、注射组织胶栓塞曲张静脉的"三个一"和"一个三"方法等，进一步提高了TIPS手术的成功率和长期疗效；为了降低TIPS术后肝性脑病的发生，我们开展了分流道限流技术和预限流技术，丰富了门静脉高压症介入治疗的方法。书中所述的技术方法和CTPV放射学分型为我们的临床经验总结，可能存在不成熟或欠缺之处，仍待继续改进，望医界同仁根据自己的条件选择性应用，并进一步完善，共同提高介入治疗CTPV等复杂门脉高压症的成功率和长期疗效。

现在，我们常规门脉高压症的TIPS手术成功率已达到100%，并且随着临床经验的增加，疗效也逐步提高。但在提高CTPV患者长期疗效方面，还存在诸多问题，如支架的选择、分流道建立方式、抗凝药物的选择，以及查找病因与综合治疗等，需要更进一步的研究。

本书是中山大学附属第三医院介入科全体人员（含已调离至中山大学附属第五、第六医院人员）集体智慧的结晶，不但总结了介入治疗CTPV的经验与教训，更包含了我科近

30 年来在门静脉高压症的介入治疗方面所做的技术改良与创新。虽然有的医生、护士未在书中列名，但他们都是团队的一员，做了应有的工作，在此表示感谢。同时，向我院感染科、消化内科、肝胆外科、放射科、急诊科的同事及书中未列名的参与单位和人员一并致谢。书中参与编写工作的人员除了标识单位的，均任职于中山大学附属第三、第五、第六医院。

由于水平所限，书中欠妥和错误之处在所难免，尤其影像学描述方面的术语不一定规范；由于计算机后处理的欠缺，大多数 CT 图像仅有横断面及冠状面，能完整、直观显示 CTPV 及门静脉系统血管的重建图像较少；受篇幅所限，本书采用了局部放大图，影响观察全貌；部分引用的图片其标识名称与实际解剖名称可能有出入。以上种种情况可能会影响阅读与理解，敬请读者进行批评指正，待重印或再版时再行修订。

2020 年 5 月 31 日

编 写 说 明

正文中的时间表示方式：××××年××月××日，以××××-××-××方式表述。

正文中的英文名词缩写对应的中、英文全称，将在文末的"中英文医学名词对照"中进行相应说明，故正文中不再赘述。

金属裸支架 E-Luminexx™ Vascular Stent, Bard, Témpe, Arizona, USA.，正文中简述为：E-Luminexx™支架。

金属覆膜支架 FLUENCY™ Plus, Vascular Stent Graft, Bard, Tempe, Arizona, USA.，正文中简述为：Fluency™支架。

金属覆膜支架 Viabahn®, W. L. Gore and Associates, Flagstaff, AZ, USA.，正文中简述为：VIABAHN® 支架。

TIPS 专用支架 Viatorr®, W. L. Gore and Associates, Flagstaff, AZ, USA.，正文中简述为：VIATORR® 支架。

经皮经肝穿刺导入器，Neff Percutaneous Access Set（COOK，美国），含22 G Chiba 穿刺针、导丝、支撑管、导引器、鞘等，正文中简述为：22 G Chiba 针。

经皮经肝穿刺导入器，SKATER™ Introducer Set（ARGON MEDICAL DEVICES），含21 G Chiba 穿刺针、导丝、支撑管、导引器、鞘等，正文中简述为：21 G Chiba 针。

RUPS-100 TIPS 穿刺套装，含10 F 鞘管、扩张器、支撑管、加硬支撑管、导管、穿刺针等，正文中简述为：RUPS-100。

RTPS-100 TIPS 穿刺套装，含9 F 鞘管、扩张器、支撑管、穿刺针等，正文中简述为：RTPS-100。

PTIPS 穿刺针为长度30 cm、外径20 G、可通过0.018 in（1 in = 2.54 cm）导丝的空心针，正文中简述为：PTIPS 穿刺针。

正文中不对使用的球囊规格做详细的描述，只标记直径，品牌与性能无限制。

组织胶（NBCA胶）与碘化油的配比为1：4～1：3（组织胶：碘化油），正文中简述为：组织胶。

正文中的术后时间顺序记录方式：如术后当天记录为术后第1天，以此类推。

图片中重点位置的标记符号列举如下：

△	✧	☆	✫	⇨	⇨	⊃	⇔	▷
三角形	四角星	五角星	六角星	箭头	燕尾箭头	燕尾形	双箭头	五边形

目　　录

第一章　概　　论

第一节　对门静脉海绵样变的认识

各种原因引起的门静脉主干或肝门分支部位向肝血流受阻，在其周围形成向肝性门静脉 - 门静脉侧支循环血管，因其病理标本形态酷似海绵样结构而称为门静脉海绵样变（CTPV）（图 1 - 1），CTPV 是导致肝前性门静脉高压症的原因之一。

目前被我们称为 CTPV 的病变最早见于 Balfour 和 Stewart 等人在 1869 年发表的报告，当时他们将其描述为门静脉的血栓和迂曲扩张，导致脾大和腹水。此后，Kobrich 在 1903 年首次以"海绵样血管瘤"（cavernoma）命名了一类大量细小血管出现在门静脉及小网膜表面，呈现出独特的海绵样外观的病理状态。1928 年，Klemperer 首次对该病进行系统的尸检和病理学检查，提出本病是继发于先天性门静脉血栓闭塞的一种血管畸形。目前认为，大多数 CTPV 是

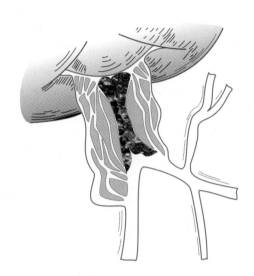

图 1 - 1　CTPV 示意
门静脉主干栓子引起门静脉闭塞，周围形成 CTPV 侧支血管，合并胃左静脉曲张。

由后天性门静脉阻塞导致的，少数为先天性发育异常所致。以往认为，CTPV 约占门静脉高压症的 3.5％，随着检查人数的增多和临床影像诊疗技术的提高，其发现率及临床报道亦日渐增多。

门静脉系统包括门静脉主干、肝内分支和来自腹腔非对称脏器的属支（图 1 - 2、图 1 - 3）。门静脉系统血管与身体其他部位的静脉血管分布和构成方式不同，它的始末两端均为毛细血管，一端始于胃、肠、胰、脾的毛细血管网，另一端终于肝小叶内的血窦，而且门静脉各级血管均缺乏瓣膜。由于这些特点，任何部位门静脉系统血管阻塞，均可引起阻塞部位以远血管内血液潴留或逆流，压力升高，引起门静脉高压症或区域性门静脉高压症。

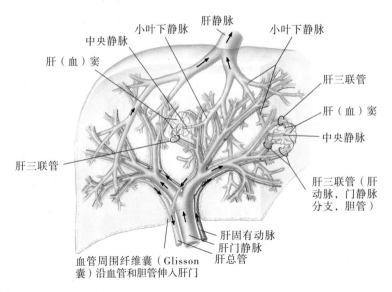

图 1-2 肝脏血管和肝管系统

NETTER F H. 奈特人体解剖学彩色图谱［M］. 6 版. 张卫光译. 北京：人民卫生出版社，2017.

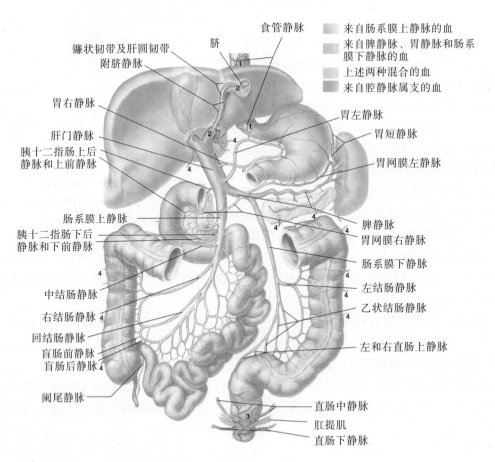

图 1-3 门静脉系统相关脏器及分布、门静脉的属支和门 - 腔静脉的吻合示意

1：食管静脉丛；2：脐周静脉网；3：直肠静脉丛；4：腹膜后小静脉。NETTER F H. 奈特人体解剖学彩色图谱
［M］. 6 版. 张卫光译. 北京：人民卫生出版社，2017.

　　门静脉与腔静脉之间存在着广泛的侧支吻合。在正常情况下，这些吻合支不开放，当门静脉压力升高到一定程度时，则开放形成侧支循环，使门静脉系统部分血液分流入腔静脉，从而降低门静脉的压力。门－腔静脉间的侧支循环主要有以下四个途径。

　　（1）门静脉系统的胃左静脉、胃后静脉和胃短静脉在食管下段和胃底处与腔静脉系统奇静脉的食管周及食管旁静脉相吻合，在胃后方与左侧肾上腺静脉相沟通。在门静脉高压时门静脉血液在胃左、胃后和胃短静脉发生逆流，经食管静脉、奇静脉流入上腔静脉，经胃底静脉、左侧肾上腺静脉流入下腔静脉，大量高压的血流可引起食管、胃底静脉曲张，曲张的静脉易受物理性或化学性损伤而破裂，导致消化道出血（图1－4、图1－5）。

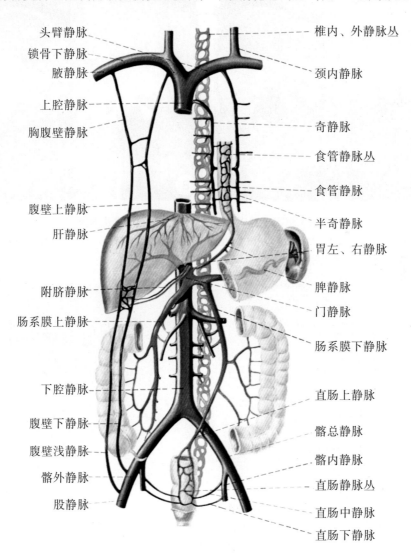

图1－4　门静脉侧支吻合示意

　　（2）门静脉系统的附脐静脉在脐周围与胸腹壁静脉相吻合，向上经锁骨下静脉与上腔静脉相沟通，向下经髂静脉与下腔静脉相沟通。在门静脉高压时，位于脐周围的腹壁浅表静脉发生曲张，即"海蛇头"体征（图1－4）。当曲张静脉位于胸腹壁内侧时，则在体表无特征性表现。

（3）肠系膜下静脉的直肠上静脉属支在直肠下段与髂内静脉的直肠中、下静脉相吻合，在门静脉高压时，直肠下段静脉可曲张成痔（图1-4）。

（4）门静脉系统的相关腹膜后器官：脾脏、升结肠、降结肠、十二指肠、胰腺、肝脏等的小静脉，在腹膜后与腔静脉系统的腰静脉、低位的肋间后静脉、膈下静脉及睾丸静脉（卵巢静脉）等相吻合，形成Retzius静脉。当门静脉高压时，均可扩张并与腔静脉沟通以降低门静脉压力（图1-4至图1-6）。

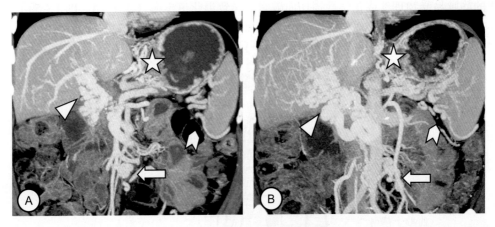

图1-5　CTPV患者上腹部增强CT静脉期重建图像

正常门静脉结构消失，代之以大量迂曲、扩张侧支血管：肝门区CTPV血管（△）、胃周曲张静脉丛（☆）、脾周曲张静脉丛（▷）、腹膜后曲张静脉（⇨）。

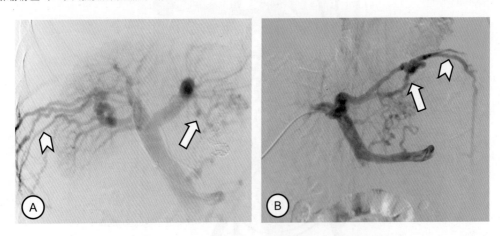

图1-6　肝内门静脉-体循环侧支DSA图像

A：DSA显示肝右后叶门静脉侧支经膈静脉回流至体循环（▷），肝左叶门静脉侧支与胃底静脉沟通（⇨）。B：门静脉左支分别经左膈静脉（▷）及胃底静脉（⇨）与体循环沟通。

CTPV是门静脉高压侧支循环的一部分，专指肝外门静脉属支与肝内门静脉分支形成侧支沟通的部分，即门静脉-门静脉侧支，是CTPV功能上重要的定义性特征，因其向肝性血流，能起到保护肝脏血液供应和肝功能的作用，而其病理标本大体和镜下的形态酷似海绵样结构则是其命名的原因（图1-7、图1-8）。

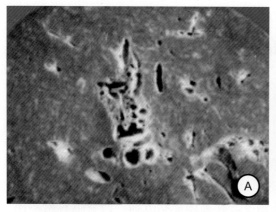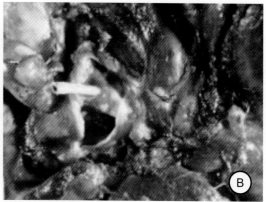

图 1-7 一例 CTPV 患者肝移植术肝脏切除后所见 CTPV 的大体标本

A：剖面显示肝内汇管区的 CTPV 血管；B：显示肝门部的大体表现，图中蓝色管状物为经内镜放置的胆管内塑料支架，标记胆总管的位置，包绕其周围的多发管道样结构则为 CTPV 血管。HAIDU C H, MURAKAMI T, DIFLO T, et al. Intrahepatic portal cavernoma as an indication for liver transplantation [J]. Liver transplantation, 2007, 13（9）：1312-1316.

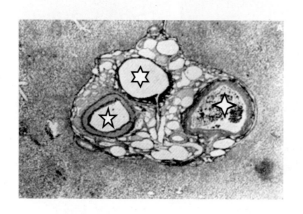

图 1-8 以 CTPV 患者肝门部汇管区的病理切片镜下图像说明 CTPV 的形态特征

汇管区内右侧为原门静脉管腔（◇），其内被血栓样物质填充；左侧可见动脉（☆）和胆管（✿）；汇管区内满布多发空泡样结构即为 CTPV 血管。KAGE M, ARAKAWA M, FUKUDA K, et al. Pathological studies on the liver with extrahepatic portal obstruction [J]. Kurume medical journal, 1986, 33（2）：55-59.

从病理及影像表现上来看，CTPV 的侧支血管同食管、胃底静脉曲张类似，可以认为是门静脉高压性静脉曲张在肝门部的一种表现形式，类似一种异位静脉曲张。临床工作中，治疗门静脉高压性静脉曲张是因为其有破裂出血的风险。如果曲张静脉没有出血或其他危险，对降低门静脉压力是一种有益的代偿，同理，CTPV 亦如此。因此，临床上是否需要对 CTPV 进行治疗，要视其所引起的症状而定。

笔者认为，针对 CTPV 的临床治疗，一直存在一种误解，即把 CTPV 当作一种门静脉高压症来诊断和治疗。需要强调的是，CTPV 往往是由门静脉闭塞所引起，我们需要治疗的是门静脉闭塞及引起门静脉闭塞的原因，而不是 CTPV 本身。有一种情况除外，那就是当 CTPV 过度扩张并压迫胆管引起梗阻性黄疸，即门脉性胆道病，则需要针对 CTPV 进行治疗。治疗的目的主要是通过降低门静脉压力使曲张静脉萎缩，从而减轻对胆管的压迫，胆管梗阻自然也随之缓解。

书中为了与目前的临床观念一致，仍然把 CTPV 当作一种门静脉高压症来进行论述，望读者理解。

（王皓帆）

第二节　门静脉海绵样变的病因和分类

根据病因把 CTPV 分为原发性和继发性。

原发性 CTPV 多见于儿童和青少年，目前认为其原因可能是：门静脉先天发育异常或闭锁引起肝门部门静脉主干及其分支的缺失，并在静脉导管闭塞后出现脐肠系膜 – 肝静脉之间的静脉丛异常增生，以代替闭塞的门静脉。先天性 CTPV 与 Abernethy 畸形需要进行鉴别，二者相异之处在于：门静脉侧支类型不同，CTPV 所指为门静脉 – 门静脉侧支，而 Abernethy 畸形则指先天性的门静脉 – 体循环侧支。在临床症状方面，两者也有所不同，CTPV 会伴发门静脉高压症；Abernethy 畸形则存在粗大门静脉 – 体静脉侧支分流，不伴门静脉高压症（图 1 – 9）。

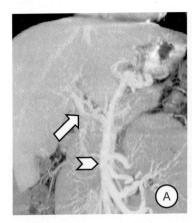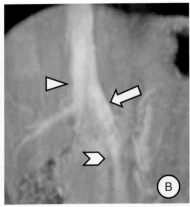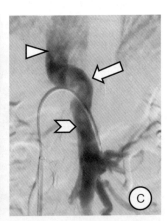

图 1 – 9　先天性 CTPV 与 Abernethy 图像对照

A：为先天性 CTPV 患者脾切除术后 CT 图像，显示肠系膜上静脉（▷）延续为肝门区 CTPV 血管（⇨）及曲张的胃左静脉，正常门静脉主干及分支结构显示不清，脾脏及脾静脉缺如；B ～ C：Abernethy 畸形患者 MR 及 DSA 图像，显示肠系膜上静脉（▷）通过分流道（⇨）直接与下腔静脉（△）沟通，门静脉主干及分支显示不清，未见曲张的胃左静脉。

继发性 CTPV 多见于成人，大多继发自肝硬化、腹腔炎症、血液系统疾病及肿瘤性疾病，医源性因素也是 CTPV 的主要原因，如脾切除术、肝移植术、胆囊切除术、阑尾切除术、脐静脉插管等，其他还有长期口服避孕药、口服激素等。上述因素大多数先通过门静脉血栓形成（PVT）间接引起门静脉闭塞，亦可直接引起门静脉闭塞，并最终诱发 CTPV。亦即，PVT 是形成 CTPV 的诱因。研究指出，PVT 形成后的 6 ～ 20 天内 CTPV 便可发生，并且 CTPV 的过程一旦开始便可自行发展，不再受 PVT 是否溶解吸收的影响。一般认为，即使部分病例在就诊时影像检查中未发现明确的 PVT，其最初导致 CTPV 形成的事件也是 PVT，故此对 CTPV 病因的讨论常合并在其诱发 PVT 的病因内。表 1 – 1 列出了形成 PVT 的常见原因。

表 1-1　PVT 的常见病因

全身因素	局部因素
先天性	腹腔感染
凝血因子 V Leiden 突变、凝血酶原基因突变、蛋白 C 缺乏症、蛋白 S 缺乏症、凝血酶Ⅲ缺乏症	胰腺炎、憩室炎、胆囊炎、阑尾炎、溃疡穿孔、肝脓肿等
获得性	腹部创伤和手术
骨髓增殖性疾病、抗磷脂综合征、高同型半胱氨酸血症、阵发性睡眠性血红蛋白尿症、血红蛋白尿、口服避孕药、怀孕	各种腹部创伤、脾切除、胆囊胆管手术、阑尾手术、外科分流术、肝移植等
	肝硬化
	恶性肿瘤
	肝细胞癌、胃癌、胰腺癌、胆管癌、淋巴瘤等
	特发性

然而，尽管有详尽的病史采集及完善的检查，仍有 40%～60% 的 CTPV 难以查明原因。

（潘　韬）

第三节　门静脉海绵样变的演变过程

熟练掌握门静脉系统解剖，对于理解 CTPV 的形成与演变、腹腔各部位侧支循环的形成有很大的帮助。

一、门静脉主干的分支与属支

门静脉主干除了作为连接肝内门静脉分支与肝外门静脉属支的通路之外，与其直接相连的分支和属支在形成 CTPV 中起着重要的作用。肝门区门静脉主干的分支有：门静脉右支和左支；属支有：胃左静脉、胃右静脉、附脐静脉、胆囊静脉、幽门上静脉、胰十二指肠静脉等。由图 1-10 可见，胆囊静脉和附脐静脉虽然与门静脉分支相连，但其血液是向肝回流的，因此归为门静脉的属支。胰十二指肠静脉是沟通肠系膜上静脉与肝内门静脉的主要血管（图 1-10）。

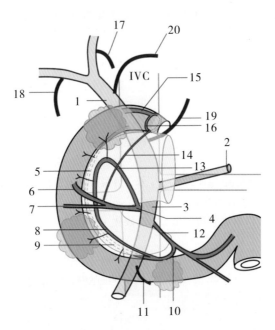

图 1 - 10　门静脉主干及部分分支、属支示意

1：门静脉；2：脾静脉；3：肠系膜上静脉；4：胃结肠静脉干；5：胰十二指肠后上静脉；6：胃网膜右静脉；7：右上结肠静脉；8：胰十二指肠前下静脉；9：胰十二指肠后下静脉；10：胰十二指肠下静脉；11：中结肠静脉；12：第一空肠静脉；13：胰十二指肠前上静脉；14：十二指肠静脉 – 幽门下静脉；15：十二指肠静脉 – 幽门上静脉；16：梅奥氏幽门前静脉；17：附脐静脉；18：胆囊静脉；19：胃左静脉；20：胃右静脉；IVC：下腔静脉。SHARMA M, MOHAN P, RAMESHBAB C S, et al. Identification of perforators in patients with duodenal varices by endoscopic ultrasound—a case series（with video）［J］. Journal of clinical and experimental hepatology, 2012, 2（3），229 – 237.

二、CTPV 侧支血管的来源与演变

CTPV 定义中所指的侧支血管来源于与肝门区淋巴管、胆管、血管伴行的小静脉和新生小血管，以胆管周和胆管旁静脉为主，而其血流来源则以胰十二指肠静脉为主。一般来说，门静脉主干闭塞后形成的侧支血管主要有三组：①胆支：胆囊静脉以及胆总管周围静脉丛；②胃支：胃左静脉及其食管支、胃右静脉、幽门静脉；③胰十二指肠支：胰十二指肠静脉丛、胰头静脉丛等。在门静脉闭塞后，胃支向胃和食管引流，是逆肝血流，与 CTPV 的作用相反，对肝脏血流的灌注及维护肝功能起反作用。因此，所谓的 CTPV 应指胆支和胰十二指肠支组成的侧支吻合血管，肠系膜上静脉和脾静脉的血流经胰十二指肠支跨过门静脉闭塞处，由胆支引流向肝内门静脉。

1. 胆囊、胆管的引流静脉

（1）胆囊的引流静脉：比较分散，胆囊与肝之间相连的胆囊板有数条小静脉直接进入肝脏组织，胆囊浆膜面的小静脉汇合成 1～2 条静脉经胆囊颈部汇入肝内门静脉分支，或者汇入门静脉主干或门静脉右干，也有的形成 1 条较大的静脉与胆总管伴行汇入肠系膜上静脉。96% 的人群有胆囊旁门静脉支，分布于胆囊右侧缘区域，直接引流胆囊壁的血液，并汇入门静脉右干或右前叶、右后叶门静脉。在门静脉主干闭塞时，这些胆囊静脉会扩张形成沟通肠系膜上静脉和肝内门静脉的 CTPV 侧支血管，提供向肝血流（图 1 - 11、图

1－12），这是一种有益的代偿。文献认为，30%～50%的 CTPV 患者可见伴随的胆囊壁血管曲张。

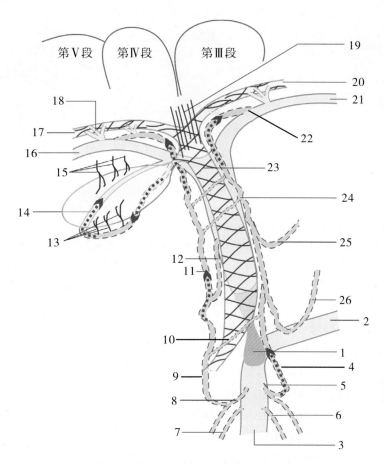

图 1－11　胆囊、胆总管的引流静脉及门静脉闭塞后形成吻合示意

1：门静脉血栓；2：脾静脉；3：肠系膜上静脉；4：胰十二指肠后下静脉；5：第一空肠静脉；6：中结肠静脉；7：右结肠静脉；8：胃结肠干；9：胰十二指肠前下静脉；10：边缘静脉交通支；11：9 点胆管旁静脉（Petren）；12：胰十二指肠后上静脉；13：胆囊下缘静脉；14：胆囊静脉；15：胆囊上缘静脉；16：门静脉右支；17：右肝管；18：引流向门静脉的胆管旁静脉丛；19：肝门部胆管周静脉丛；20：左肝管；21：门静脉左支；22：引流向门静脉的边缘静脉；23：胆管周静脉丛（Saint）；24：3 点胆管旁静脉（Petren）；25：胃右静脉；26：胃左静脉。SHARMA M, MOHAN P, RAMESHBAB C S, et al. Identification of perforators in patients with duodenal varices by endoscopic ultrasound—a case series（with video）[J]. Journal of clinical and experimental hepatology, 2012, 2（3）：229－237.

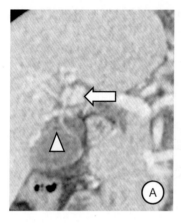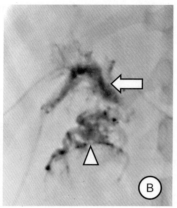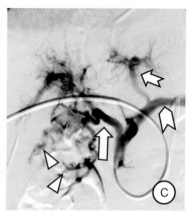

图 1 - 12　CTPV 患者肝脏 CT 及 DSA 图像显示胆囊静脉

A：肝脏增强 CT 冠状面图像，沿胆囊表面分布的强化血管影（△），与肝门区血管（⇨）沟通。B：经皮经肝穿刺插入导管在肝内门静脉分支造影，显示肝内门静脉分支紊乱，边缘毛糙，通过吻合支使胆囊窝静脉丛逆显影。C：开通闭塞的门静脉后导管插入胰十二指肠下静脉造影，显示胆管旁静脉（⇨）发出胆囊静脉后与肝内门静脉分支沟通，两条增粗迂曲的胆囊静脉（△）沿胆囊两侧缘分布。图像右侧粗大血管影为胃左静脉（▷），并分出侧支（⇨）与肝左叶门静脉沟通。此图为第五章病例 1 图像。由于 CTPV 患者血流方向紊乱，本书中大部分血管名称按造影显示的先后顺序来描述，所使用的术语与正常血流情况下所表述的术语时有混用，望读者理解，以下类同。

（2）胆管的引流静脉：胆管的引流静脉分为两个丛状系统，其一为胆管周 Saint 静脉丛，该静脉丛包绕胆管，在其内表面形成一层纤细的网状结构覆盖；另一为胆管旁 Petren 静脉丛，该静脉丛紧密贴敷在胆总管壁的外表面，主要经胆管旁边的左（3 点方向）、右（9 点方向）两支静脉血管随着胆总管向上延伸，在肝门部交联成网并汇入第 5、6 段的门静脉分支。肝门部的血管网还可汇入边缘静脉，并与尾状叶和第 4 段的门静脉汇合，或经胆管周的小静脉及胆囊上缘的小静脉汇入第 5、6 段的门静脉分支。右侧的胆管旁静脉丛与胃结肠干、胰十二指肠静脉和胆囊静脉沟通；左侧的则与第一空肠静脉、胃左静脉、胃右静脉及门静脉左支沟通。胰十二指肠前上静脉汇入胃结肠干，并穿过胰头部与胰十二指肠后上静脉沟通。胰十二指肠后上静脉在肝门部与门静脉相连，胰十二指肠后下静脉汇入第一空肠静脉。胰腺下静脉血流大部分汇入第一空肠干，小部分直接汇入肠系膜上静脉（图 1 - 11 至图 1 - 15）。由于病变复杂程度各异，在实际血管造影图像中，并不能清晰显示所有上述侧支血管。

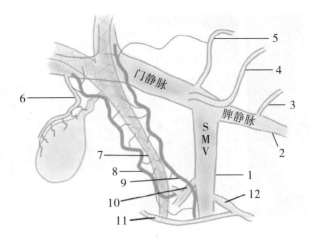

图 1 – 13　胆管静脉丛及交通吻合支示意

走行于胆管壁外侧的为胆管旁静脉（Petren），由左右两条主干及其分布于胆管表面的属支构成。左侧（3 点方向）起自胰十二指肠后下静脉，并与胃左静脉吻合；右侧（9 点方向）起自胰十二指肠前下静脉，与胆囊静脉吻合。走行于壁内的静脉血管丛则称为胆管周静脉（Saint）。1：肠系膜上静脉；2：脾静脉；3：胃后静脉；4：胃右静脉；5：胃左静脉；6：胆囊静脉；7：胆管周静脉（Saint）；8：9 点胆管旁静脉（Petren）；9：3 点胆管旁静脉（Petren）；10：胃结肠干（胰十二指肠前静脉）；11：胰十二指肠后静脉；12：第一空肠静脉。PURI P. Pathogenesis of portal cavernoma cholangiopathy：Is it compression by collaterals or ischemic injury to bile ducts during portal vein thrombosis？［J］. Journal of clinical and experimental hepatology，2014，4（Suppl 1）：S27 – S33.

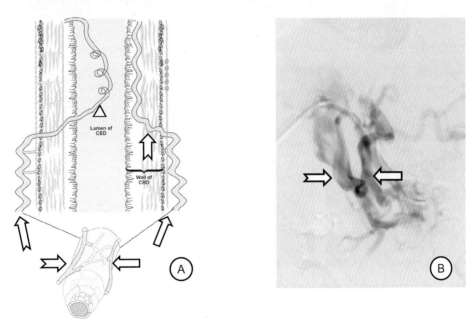

图 1 – 14　胆管周、胆管旁静脉和病例示意

A：示意图，走行于胆管壁外侧的血管为胆管旁静脉（Petren），常见由左侧 3 点方向（⇨）和右侧 9 点方向（⇨）的两条主干及其分布于胆管表面的属支构成。走行于壁内的静脉血管丛则称为胆管周静脉（Saint），胆管周静脉还分为壁内血管丛（△）和上皮下血管丛（⇨），各层血管间有穿支血管相连［SHARMA M，MOHAN P，RAMESHBAB C S，et al. Identification of perforators in patients with duodenal varices by endoscopic ultrasound—a case series（with video）［J］. Journal of clinical and experimental hepatology，2012，2（3），229 – 237.］。B：CTPV 患者，经皮经肝穿刺打通闭塞的门静脉后导管于门静脉远端造影，显示粗大的 3 点方向（⇨）和 9 点方向（⇨）胆管旁静脉。

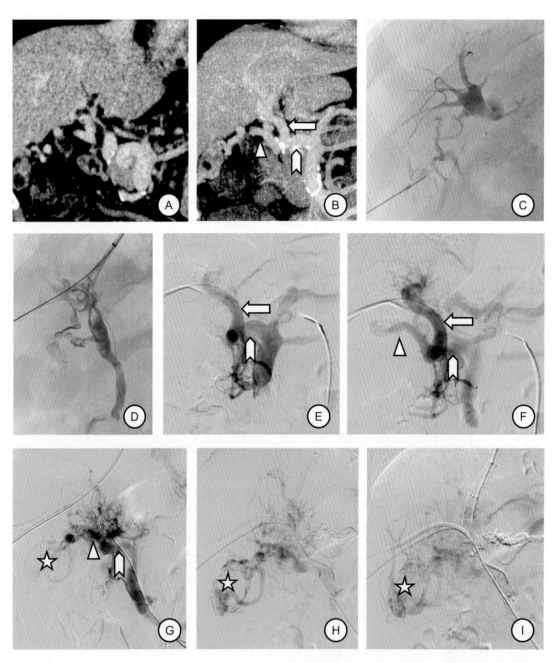

图 1-15 乙肝、肝硬化、门静脉高压脾切除术后再发静脉曲张出血肝脏 CT、PTCD 及 TIPS 术中造影图像

A～B：腹部 CT 增强重建图像，门静脉主干及肝内分支未显示，肝门区粗大迂曲 CTPV 血管围绕在胆管的周围，胆囊静脉曲张（△），胆管轻度扩张；肠系膜上静脉基本完整，脾静脉残端，胃左静脉曲张。血管周围散在高密度钙化影。C～D：穿刺胆管造影显示肝内胆管、肝总管及胆总管不同程度扩张，左右肝管汇合部变窄。E～F：经皮经肝穿刺插管至 CTPV 血管内造影，门静脉主干未显影，肠系膜上静脉直接延续为粗大胰十二指肠静脉（▷）及胆管旁静脉（⇨），后者与胆囊静脉（△）及肝内门静脉分支沟通；胃左静脉曲张，脾静脉残端逆显影。G～I：在分流道内植入支架前、后导管在肠系膜上静脉造影，所见同 E～F，另见粗大、曲张的胆囊静脉及胆囊板静脉丛（☆）向肝内回流。

2. 胰十二指肠静脉弓

胰十二指肠前静脉弓常与胃网膜右静脉和右上结肠静脉一起经胃结肠干与肠系膜上静脉相连，因此，门静脉高压时该通路血液逆流可经胃网膜右静脉引起食道、胃底静脉曲张。胰十二指肠后下静脉常经第一空肠静脉和肠系膜上静脉吻合，胰十二指肠后上静脉向上和门静脉主干吻合，因此，胰十二指肠后静脉弓起到沟通肠系膜上静脉和门静脉的作用（图1-16、图1-17）。

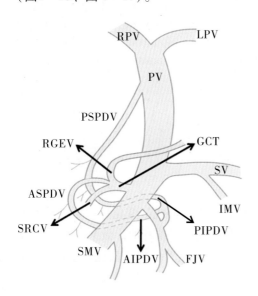

图1-16　胰十二指肠静脉及其与周边血管的关系

胰十二指肠后上静脉（PSPDV）正常情况下在接近肝门的部位汇入门静脉（PV），并通过胰十二指肠后下静脉（PIPDV）、第一空肠静脉（FJV）汇入肠系膜上静脉（SMV）。SMV 的另一个属支胃结肠干（GCT）则由胃网膜右静脉（RGEV）与胰十二指肠前上静脉（ASPDV）和右上结肠静脉（SRCV）汇合而成，通过胰十二指肠静脉弓与第一空肠静脉互相沟通。RAMESH BABU C S, SHARMA M. Biliary tract anatomy and its relationship with venous drainage [J]. Journal of clinical and experimental hepatology, 2014, 4: S18 - S26.

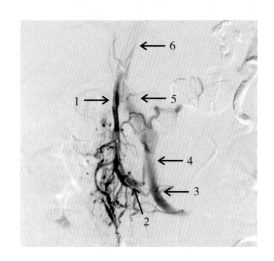

图1-17　胰头部血管与门静脉系统血管的关系

导管经 TIPS 支架插入胰十二指肠后上静脉造影图像，显示胰头部血管与门静脉系统血管的关系。1：胰十二指肠后上静脉；2：胰十二指肠后下静脉；3：肠系膜上静脉空肠支；4：肠系膜上静脉；5：门静脉主干；6：TIPS 分流道。

在门静脉主干闭塞时，胰十二指肠静脉和胆管旁静脉扩张并成为连接肠系膜上静脉、脾静脉和肝内门静脉分支的吻合支，增加肝脏的血流灌注，是有益的代偿（图1-18）。

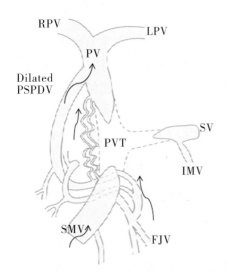

图 1 - 18　CTPV 侧支形成示意

当门静脉血栓（PVT）累及脾静脉（SV）和肠系膜上静脉（SMV）汇合部时，胰十二指肠后上静脉（PSPDV）和胆管旁静脉丛扩张（dilated），起到门-门侧支通路的作用。胰十二指肠前静脉通过胃网膜静脉回流，引起食管胃底静脉曲张。PV：门静脉；FJV：第一空肠静脉；IMV：肠系膜下静脉；LPV：门静脉左支；RPV：门静脉右支。图中箭头标识了静脉血流的方向。RAMESH BABU C S, SHARMA M. Biliary tract anatomy and its relationship with venous drainage [J]. Journal of clinical and experimental hepatology, 2014, 4: S18 - S26.

三、血栓形成后的进展及 CTPV 的形成

1. 血栓形成后的进展

由于 PVT 是 CTPV 的主要诱因，图 1 - 19 通过演示 PVT 的形成、变化过程可以间接理解 CTPV 的演变。无论何种病因形成的血栓，如果没有及时治疗或者治疗效果不佳，主要有以下几种进展：①始于并局限于门静脉主干；②始于肠系膜上静脉蔓延至门静脉主干；③始于脾静脉蔓延至门静脉主干；④无论始于哪个部位，弥漫整个门静脉系统。

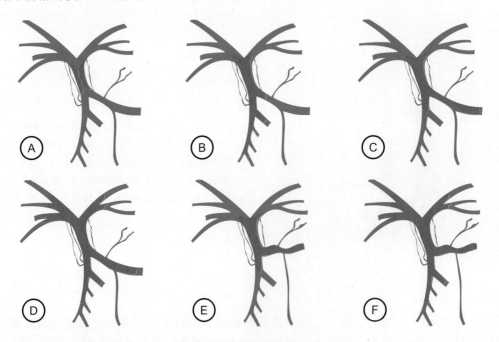

图 1 - 19　PVT 进展过程示意

A～D：非脾切除患者；E～F：脾切除患者。A：血栓始于并局限于门静脉主干；B：血栓始于肠系膜上静脉蔓延至门静脉主干；C：血栓始于脾静脉蔓延至门静脉主干；D：门静脉系统内弥漫性血栓形成；E：血栓自脾静脉向门静脉主干及肠系膜上静脉近端蔓延；F：血栓自脾静脉漫布门静脉主干及肠系膜上静脉。

　　门静脉血栓治疗后，主要有以下几种转归方式，在门静脉主干表现为：①完全消失，门静脉形态、管径恢复正常；②部分消失，门静脉主干狭窄小于 75%；③部分消失，门静脉主干狭窄不低于 75%；④门静脉主干闭塞。门静脉主干狭窄超过 75% 可能引起血流受阻，导致门静脉高压，需要积极干预，否则一旦形成 CTPV 将增加治疗的难度。如图 1 - 20 所示，该患者在脾切除术后 2 年内门静脉由狭窄变为闭塞，虽然 CTPV 侧支血管增粗，但仍不足以起到降低门静脉压力的作用，并且随着肝硬化程度的加重，患者出现门静脉高压消化道出血，大大增加了治疗难度。在无或轻症状的 PVT/CTPV 患者中，是否需要进行有创性的治疗，此种情况在临床上时有发生，对主诊医生和患者都是考验。

2. CTPV 的形成

　　现在认为 CTPV 的主要诱因是门静脉主干血栓事件，血栓的出现会很快引起侧支血管形成，且侧支一旦开始形成，其发展即可为一独立进展和演变的过程，不再受 PVT 是否溶解吸收的影响，并逐渐进展为 CTPV 的病理解剖改变。如图 1 - 20 所示，该患者在脾切除术后 1 年 CT 检查时门静脉主干内仅有部分附壁血栓，据笔者估计此应为之前曾有过较大块的血栓，但已自行溶解后的残留。尽管如此，此时已经形成了 CTPV 侧支血管，虽然门静脉主干管腔已基本通畅，但侧支血管仍逐渐进展，并在 2 年后复查显示已取代了门静脉主干，成为主要的向肝血流通道，构成了较为典型的 CTPV 改变。

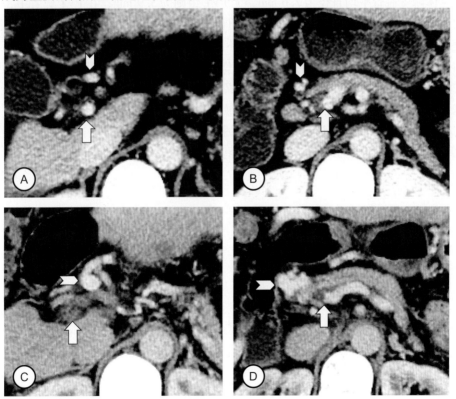

图 1 - 20　脾切除及断流术后 CTPV 形成过程

　　A、B：患者脾切除术后 1 年上腹部 CT 增强横断位图像；C、D：该患者脾切除术后 2 年上腹部 CT 增强横断位图像。对比显示向肝内供血的门静脉主干（⇨）由细变为血栓并闭塞，来源于胰十二指肠前上静脉的 CTPV 门静脉 - 门静脉侧支（▷）由细变粗，成为主要的供血血管。

　　另外，作为主要的诱因，门静脉、肠系膜上静脉和脾静脉主干内血栓的范围可能决定了会形成哪些侧支。一般来说，胰十二指肠静脉的通畅是保障 CTPV 形成的重要条件，如果胰十二指肠静脉被血栓覆盖，理论上就不容易形成粗大的 CTPV 侧支血管。实际情况可能并非如此，可参考图 3-8 及书中其他相关病例图像。

　　按照 CTPV 侧支血管的管径可将其分为粗大类和纤细类，这一认识受到介入领域和肝移植领域的公认。不论是移植领域还是介入领域，这种两分法主要依据不同类型的侧支血管对手术造成的实际技术挑战难度而定。然而，目前未见有学者明确提出粗大与纤细两类之间界定的标准。相对而言，针对门静脉-体循环之间的侧支血管，有较多文献对血管横截面面积或直径，及其与肝性脑病等并发症之间的相关性进行过讨论。其中，多数学者认为粗大的侧支与肝性脑病/复发性肝性脑病的高发相关。有学者发现，慢性肝性脑病患者的侧支血管平均直径为（17.6±5.0）mm，而无肝性脑病的对照组则为（5.8±3.2）mm；另有学者在研究设计过程中，将粗大侧支定义为直径大于 8 mm 的侧支血管，并发现这些患者发生肝性脑病的风险较高。他们均指出这可能与粗大的侧支能将更多门静脉系统血液引流入体循环有关。类似地，有研究认为，粗大的侧支将更多血流引入体循环，可导致门静脉系统内血流速度减低，并与 PVT 的发生和持续有相关性。该研究中，有 PVT 的患者最大门-体侧支血管平均直径为 7.6 mm，无 PVT 组则为 3.9 mm；在 PVT 患者中，血栓可好转的患者侧支血管平均直径为 3.6 mm，随访期间血栓无变化或进展的患者其侧支血管平均直径则为 7.7 mm。虽然门静脉-体循环侧支血管的特征值并不能直接代入 CTPV 侧支的临床分析中，但这些数字提示我们，在 CTPV 患者的门静脉-门静脉侧支血管中，最大一支的直径大小可能也具有一定的临床意义。

　　基于影像学来判断，我们的观点是，以最大侧支血管的直径为准，该血管的直径大于等于与其相连的正常供血血管（主要指肠系膜上静脉或其主要属支）的直径，则为粗大 CTPV 侧支血管，小于则为纤细侧支。此为经验之谈，亦为描述的方便。

（王皓帆）

第二章 检查、检验及临床表现

第一节 门静脉海绵样变的检查与检验

一、体格检查

无症状 CTPV 患者无特征性体格检查表现，可无阳性体征或轻度脾肿大。

合并肝硬化者，可有慢性肝病体征：肝病面容、肝掌、蜘蛛痣等。

合并门静脉高压症者，可有门静脉高压症的相关体征：贫血貌、腹部膨隆、蛙状腹、腹壁静脉曲张、脾大等。

合并门脉性胆道病及胆道感染者，部分可有皮肤巩膜黄染、墨菲征阳性等。

其他为原发病的相关体征。

二、实验室检验

1. 血常规

当合并肝硬化、脾功能亢进时，可出现三系减低；若合并血液系统疾病，血象可依原发病的不同而变化。例如，合并骨髓增殖性疾病时出现血小板异常升高。

2. 尿常规

一般无显著异常。若合并黄疸，可出现尿胆红素、尿胆原的升高。

3. 大便常规

一般无显著异常。若合并消化道出血，可出现黑便、血便、潜血（＋）。

4. 肝功能

对合并肝硬化者，可出现转氨酶、胆红素、碱性磷酸酶等指标升高，还可出现白蛋白降低、白球比倒置等。对非肝硬化者，肝功能指标可无明显异常。门脉性胆道病者表现为胆红素升高，以直接胆红素升高为主。

5. D－二聚体

合并急性或亚急性血栓者，D－二聚体可不同程度升高。

6. 腹水

通常为漏出液；若合并感染，可表现为渗出液；门静脉急性血栓可表现为血性腹水，同时需排除恶性肿瘤。

7. 肝穿刺活检

合并肝硬化者，表现为肝硬化的病理特点，即在肝细胞坏死的基础上，小叶结构塌陷，弥漫性纤维化以及肝结构的破坏等异常的细胞结节，也就是假小叶。不合并肝硬化者，表现为门静脉病变引起的肝组织继发改变，通常肝细胞部分水样变性伴坏死，散在少许淋巴细胞浸润；肝小叶结构保存，门管区未见明显扩大，小胆管无明显增生损伤，小叶间静脉扩张，部分区域肝窦可出现扩张；未见碎片状坏死及桥接坏死，纤维组织增生不明显。

三、超声检查

典型 CTPV 的超声表现为正常门静脉结构消失，代之以不规则的弯曲血管影，或呈蜂窝状，其内见血液流动，血流方向无规律；门静脉管壁增厚回声增强，其内可见血栓（图 2-1）。临床上依据超声表现将 CTPV 分为三型。Ⅰ型：门静脉正常结构不清，呈蜂窝状结构，原发性 CTPV 属于此型。Ⅱ型：门静脉主干可见，内部被栓塞物填塞，周围可见侧支静脉。Ⅲ型：门静脉附近有肿块回声，门静脉受压致侧支静脉形成。Ⅱ、Ⅲ型属于继发性 CTPV 表现。

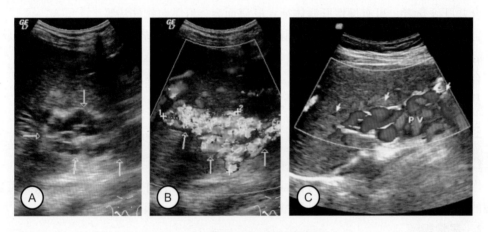

图 2-1 典型 CTPV 的超声表现

超声彩色多普勒显示正常的门静脉主干、左右支结构消失，代之以大量蜂窝样迂曲、扩张管状无回声结构，内部充满红蓝相间血流信号，即 CTPV 血管。

其他影像学方面的检查表现见本书第三章。

（潘 韬）

第二节 门静脉海绵样变的临床表现

CTPV 可发生于任何年龄的患者，但诊断时以成人多见；发病情况国内外报道有一定差异：国外病例发病平均年龄为 66～74 岁，中位年龄为 70 岁；本组患者中位年龄为 46 岁。男女比例通常无显著性差异，但有文献指出合并肝硬化的病例中男性更为多见，男：女为 6：4；本组男：女为 2：1。CTPV 相关的临床症状主要取决于是否合并门静脉高压症及门脉性胆道病，其他为原发病的表现。CTPV 合并门静脉高压患者，常继发食管胃底静脉曲张、脾大和/或脾功能亢进，导致反复消化道出血和大量腹水，这是 CTPV 典型的临床表现。对于非肝硬化的患者，因其一般不合并显著的肝功能损害，故较少出现腹水、黄疸或肝性脑病等严重情况；合并肝硬化的患者，则会出现较严重的肝功能损害。CTPV 可压迫周围胆道，诱发胆道发生狭窄与扩张等变化，引起梗阻性黄疸，称作门脉性胆道病。如果患者仅影像表现为胆管扩张，胆红素指标正常，无梗阻性黄疸及胆道感染症状，此种情况称为门脉性胆管扩张。

一、消化道出血

门静脉高压导致的食管胃底静脉曲张破裂出血，表现为呕血、黑便或两者同时存在。通常随着病情进展，出血间隔时间逐步缩小，出血量逐步增多。

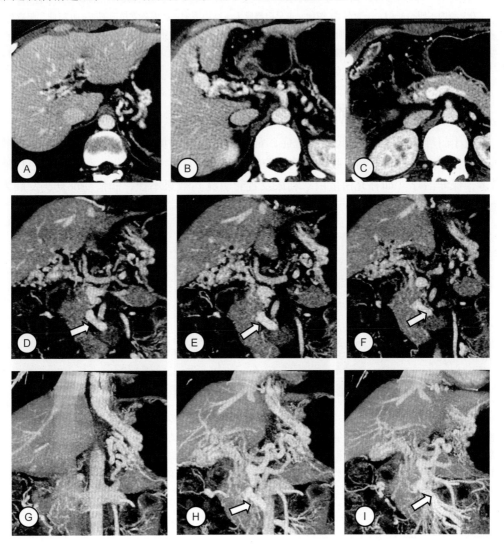

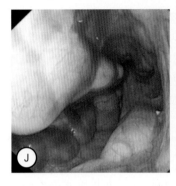
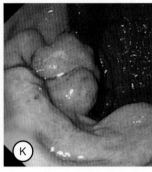
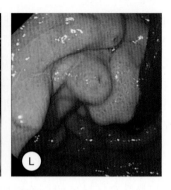

图 2-2 消化道出血 CTPV 患者 CT 及胃镜图像

患者青年男性，脾切除术后 5 年，反复呕血、黑便 2 年余。无肝炎、腹腔感染及其他可追溯的常见引起 CTPV 的病因，其 CTPV 原因不明。A～I：上腹部 CT 图像，可见门静脉主干结构消失；肝内分支显示不清；肝门部、胆囊窝分布大量紊乱曲张的 CTPV 血管影；肝内外胆管轻度扩张；胃底、食管静脉重度曲张；肠系膜上静脉空肠支（⇨）管径基本正常；回结肠支显示不清；脾脏及脾静脉缺如。J～L：上消化道内镜图像，可见食管下段数条迂曲扩张的静脉，红色征（＋）；胃底曲张静脉团，红色征（＋），未见活动性出血点。

二、腹腔、胸腔积液

继发于门静脉高压和/或低蛋白血症，常表现为腹胀、胸闷等不适，查体相关区域叩诊浊音，合并感染可出现胸、腹痛及胸、腹膜刺激征。随着病情恶化，腹腔、胸腔积液逐步增多，保守治疗（如补充白蛋白、利尿及置管引流）效果不佳，病情易反复，发展为顽固性胸、腹水。

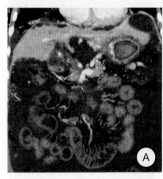
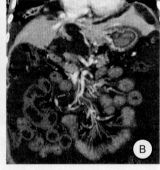
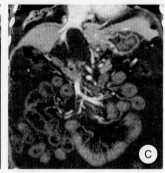

图 2-3 腹腔、胸腔积液 CTPV 患者 CT 图像

患者中年男性，反复呕血、黑便 4 年，再发伴腹胀 1 个月。4 年前因"乙肝、肝硬化、脾亢、消化道出血"行脾切除及断流术，考虑其 CTPV 为脾切除术后继发 PVT 所致。腹部 CT 冠状面重建图像显示：肝脏萎缩变形，表面凹凸不平，肝裂增宽；脾脏未显示；腹腔大量水样密度影；右侧胸腔可见水样密度影，右下肺膨胀不全；门静脉主干及肝内分支未显示，肝门部纤细 CTPV 血管影；肠系膜上静脉形态基本正常；贲门区静脉曲张。

三、肠淤血、腹泻、肠坏死

通常表现为反复腹泻，需排除消化道感染性疾病，通过内科治疗（如止泻、调节肠道菌群等）无法治愈。合并急性血栓形成者可导致肠坏死。参考第五章病例 13 及第六章病例 34。

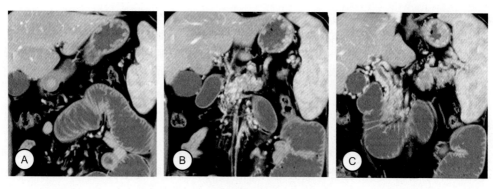

图 2 - 4 腹胀、腹泻 CTPV 患者 CT 图像

　　患者中年女性，反复腹胀、腹痛、腹泻 1 年余，每天 3～8 次稀烂便及水样便。无肝炎、腹腔感染及其他可追溯的常见引起 CTPV 的病史，其 CTPV 原因不明。腹部 CT 冠状面重建图像显示：肝脏表面基本光滑，脾脏中度增大；门静脉主干、肝内分支及脾静脉未显示，肠系膜上静脉纤细；肝门部纤细 CTPV 血管；胆总管扩张，管壁增厚；空肠明显扩张，其内充满水样密度影。

四、胆道症状

　　文献报道，影像学上表现为胆道扩张的 CTPV 患者中，仅 5% 左右合并有胆道疾病及相关临床症状，如黄疸、腹痛、胆管炎、胆囊炎、胆石症。典型临床表现为梗阻性黄疸，如身目黄染、皮肤瘙痒、小便深黄、大便呈陶土样等，也可表现为腹痛、发热等胆道系统感染症状。查体可见皮肤巩膜黄染和/或墨菲征阳性。实验室检查可见胆红素明显升高，通常以直接胆红素升高为主，CT/MR 影像学检查通常可见明显的肝内胆管扩张表现。参考第四章图 4 - 28、图 4 - 29 及第五章病例 3。

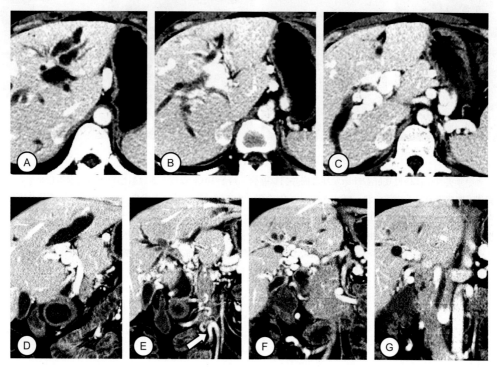

图 2 - 5 梗阻性黄疸 CTPV 患者 CT 图像

患者中年女性，反复黑便 1 年余，身目黄染及陶土样大便 2 个月。既往有乙肝病史，考虑其 CTPV 与乙肝、肝硬化有关。血总胆红素 159 μmol/L，直接胆红素 122 μmol/L。腹部 CT 图像显示：肝脏大小形态基本正常，门静脉主干及肝内分支显示不清；肝门区粗大的 CTPV 血管包绕胆管，肝内胆管重度扩张，胆总管轻度扩张；肠系膜上静脉近端未显示，远端回结肠支（⇨）显影，管径变细；脾静脉近端显示不清，胃周粗大曲张静脉血管影。

五、无症状

无临床症状者大多体检发现。大多数这类患者门静脉主干未完全闭塞，或虽完全闭塞但形成粗大、丰富的 CTPV 血管，更关键的是患者无明显的肝硬化表现。但也有学者认为无症状者随着病情加重，存在出现临床症状的可能，因此需要定期随诊复查。

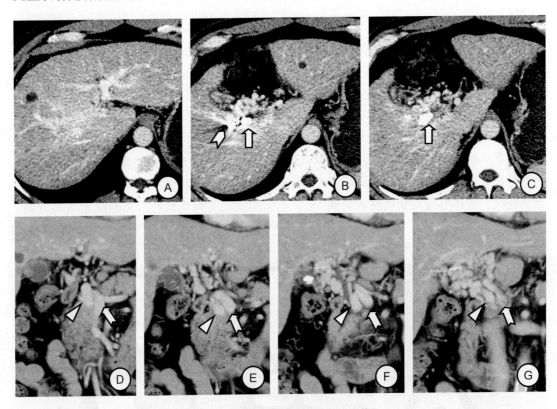

图 2-6　无症状 CTPV 患者 CT 图像

患者中年男性，体检发现肝右叶原发性肝癌并门脉癌栓，给予 TACE 及碘 125 放射性粒子植入术治疗 8 年余，无呕血、黑便、腹胀及身目黄染等症状。既往乙肝病史 10 余年，无腹腔感染及外科手术史。介入治疗前门静脉右支癌栓闭塞，左支及主干正常，考虑其 CTPV 与癌栓及介入治疗有关。依图序显示：肝脏大小、形态基本正常，肝右叶 S5 高密度放射性粒子影（▷）及碘化油影（⇨）；肝左叶门静脉分支基本正常，右叶分支显示不清；门静脉左右干及主干近端显示不清，主干远端可见（⇨），肝门区粗大 CTPV 血管影（△），肠系膜上静脉及脾静脉基本正常；肝外胆管轻度扩张，胆囊内高密度结石影；脾脏大小形态正常范围（未完全显示）。

（李名安　潘　韬）

第三章 放射学表现及分型

第一节 门静脉海绵样变的放射学表现

一、腹部 CT 表现

主要观察肝脏、脾脏、胃、肠等腹腔脏器的实质及血管分布情况，重点观察肝动脉、肠系膜上动脉、门静脉及肝内分支、肠系膜上静脉及属支、脾静脉及属支、CTPV 血管、胃周曲张静脉、肝内外胆管等几个方面。下面对照正常肝脏的 CT 表现，分析不同情况下 CTPV 侧支血管的 CT 表现。

1. 正常人群与 CTPV 患者肝脏及门静脉主要分支、属支表现

在肝脏 CT 横断面图像上，以第二肝门、第一肝门及肠系膜上静脉和脾静脉汇合处三个平面为重点观察部位，以每一层面的平扫、动脉期及门静脉期对照观察食管下段静脉、肝静脉、门静脉、肠系膜上静脉、脾静脉、肝动脉及异常血管情况。在门静脉期冠状面重建图像上，观察门静脉主干及左右分支、肠系膜上静脉及脾静脉。通过以上图像信息，基本能了解病变的大体情况，从而制订手术方案。下面通过对普通成人、纤细 CTPV 患者、粗大 CTPV 患者及门脉癌栓患者的肝脏三期及门静脉重建 CT 表现进行对照说明。

（1）普通成人肝脏及门静脉系统 CT 表现。

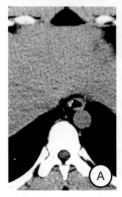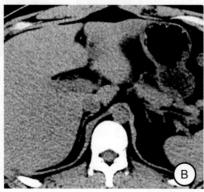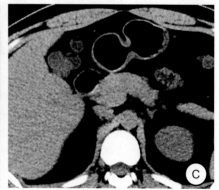

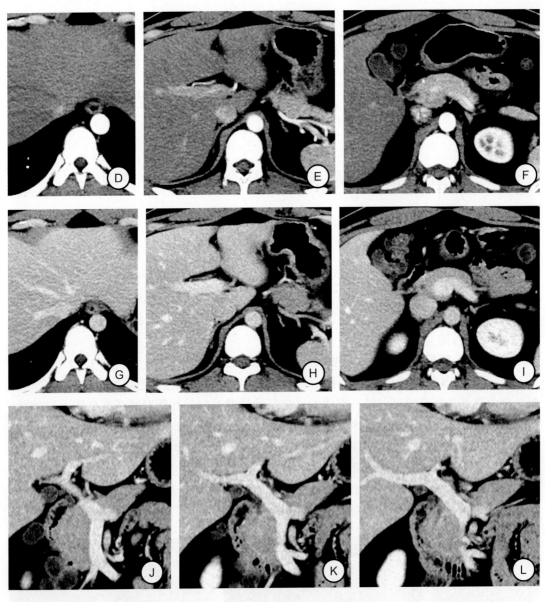

图 3-1 普通成人肝脏 CT 图像

A～C：平扫；D～F：动脉期；G～I：门静脉期，对照显示第二肝门、第一肝门及肠系膜上静脉和脾静脉汇合处
同一层面的血管，即肝静脉、食管下段静脉、肝动脉、门静脉及肠系膜上静脉和脾静脉；J～L：门静脉期冠状面重建
图像显示门静脉主干及左右分支、肠系膜上静脉和脾静脉近端。图 3-2、图 3-3 及图 3-4 与此处类同。依图序显示：
肝脏大小形态正常、边缘光滑、密度均匀、无异常密度或强化影；脾脏无异常（未全包入）；肝动脉、肝静脉走行、
分布基本正常；食管下段、胃周无曲张静脉影；门静脉主干及左右分支、肠系膜上静脉和脾静脉近端各血管充盈良好，
结构清晰，走行、分布自然，密度均匀，管径粗细渐变，未伴有异常密度影；胆管无扩张。

（2）纤细 CTPV 肝脏及门静脉系统 CT 表现。

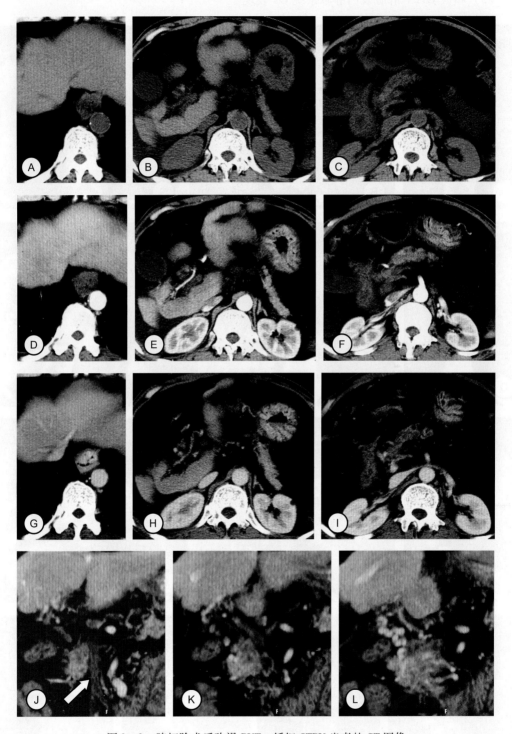

图 3-2 脾切除术后弥漫 PVT、纤细 CTPV 患者的 CT 图像

依图序显示：肝脏萎缩、形态失常、边缘凹凸不平；脾脏缺如；肝动脉、静脉走行、分布基本正常；食管下段静脉明显曲张；门静脉主干及分支未显示，肝门区少量纤细迂曲 CTPV 血管影，肠系膜上静脉管腔内低密度影（⇨），脾静脉缺如；胆管无扩张。

（3）粗大 CTPV 肝脏及门静脉系统 CT 表现。

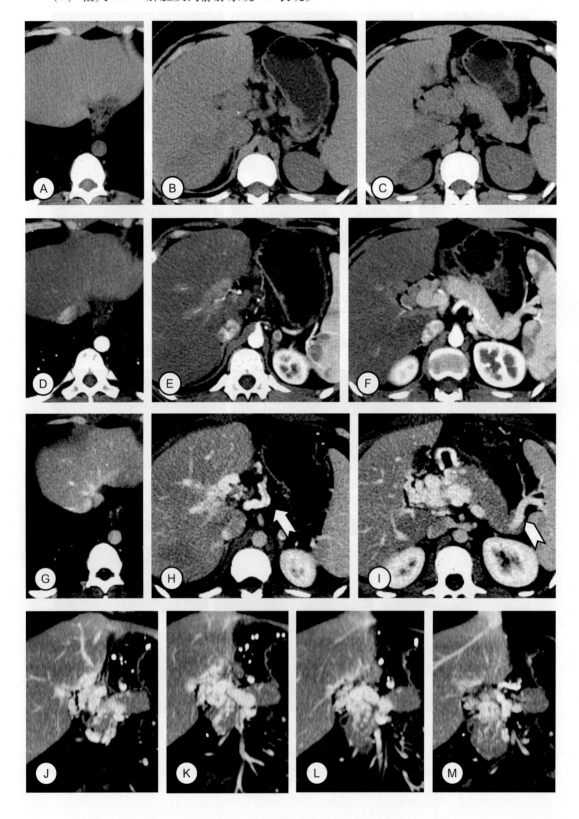

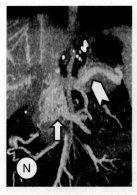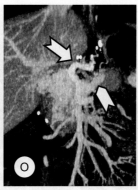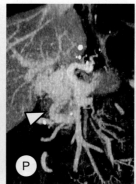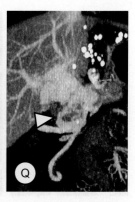

图 3 - 3　不明原因 CTPV、粗大侧支 CT 图像

　　依图序显示：肝脏大小形态基本正常、边缘光滑、密度均匀、无异常密度影；脾脏中度增大、形态基本正常；肝动脉、肝静脉走行、分布基本正常；食管下段、胃左静脉（⇨）曲张；门静脉主干及左右分支未显影，肝内分支管径变细；肝门区大量、粗大 CTPV 血管影；肠系膜上静脉和脾静脉（▷）中远段显影良好，近端分别通过起自肠系膜上静脉的胰十二指肠后（⇨）、前（△）静脉和起自脾静脉的胰头静脉经 CTPV 血管与肝内门静脉沟通；肝外胆管轻度扩张。肝胃区间点状高密度影为腹腔内不明原因钙化影。

　　（4）门静脉癌栓（PVTT）肝脏及门静脉系统 CT 表现。

　　在肝脏恶性肿瘤侵犯门静脉形成弥漫性 PVTT 患者中，皆可见充满栓子的、扩张的门静脉管腔。癌栓与新鲜血栓不同，癌栓是有活性的肿瘤组织，增强有强化，特征性表现为"轨道征"，而且部分门静脉管腔会随着肿瘤组织生长而扩张；新鲜血栓增强无明显强化，门静脉管腔一般不扩张，随着病情的进展反而萎缩。

　　此类患者如果合并门静脉高压症，均可通过常规途径直接穿刺充满癌栓的门静脉管腔行 TIPS 治疗，尽量全程使用覆膜支架防止肿瘤向支架内生长。

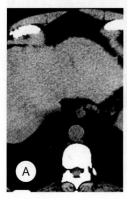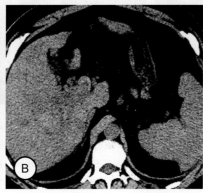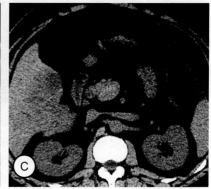

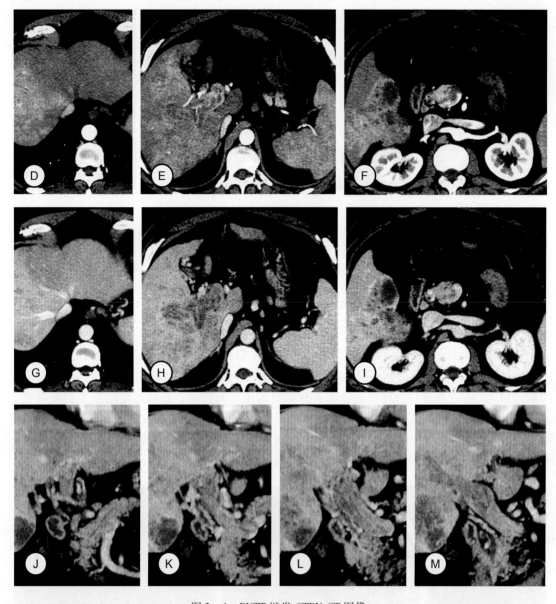

图 3 – 4　PVTT 继发 CTPV CT 图像

中年男性患者，乙肝、肝细胞癌、PVTT 继发 CTPV CT 图像。依图序显示：肝脏轻度萎缩，边缘不光滑；肝动脉增粗，肝静脉走行基本正常；肝脏右叶团片状混合密度影，强化呈"快进快出"表现；门静脉主干及分支管腔扩大，内充满混合密度影，主干可见"轨道征"，肝门区纤细 CTPV 血管；肠系膜上静脉和脾静脉近端充满栓子，中远段基本正常，胆管无扩张，脾脏轻度增大，胃周少量曲张静脉影。

2. 肝实质异常灌注

此与门静脉闭塞后肝实质缺血引起肝动脉扩张、血液重新分布有关，部分患者可见动静脉瘘表现。参考第六章病例 33。

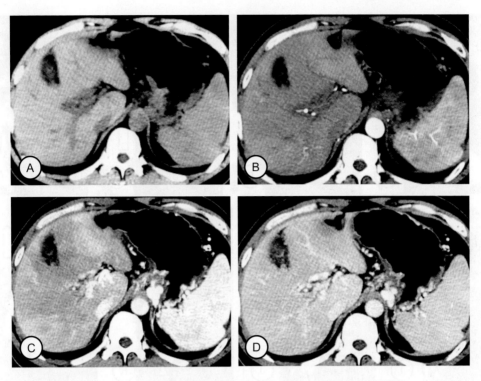

图 3-5　不明原因 CTPV 患者肝脏同一层面不同时期 CT 图像

A：平扫肝脏密度均匀，边缘基本光滑，左叶萎缩，肝裂增宽，脾脏增大，门静脉管腔萎缩。B、C：动脉期及门静脉期见肝脏强化不均匀，周边分布斑片状强化灶；正常门静脉结构显示不清，肝门区及胃周见迂曲扩张血管影。D：延迟期肝脏呈均匀等密度强化，肝门区、胃底及胃大弯侧见大量曲张静脉，胆管轻度扩张。

3. 腹腔其他部位门体侧支循环

CTPV 伴门静脉高压的患者，除了常见的胃左静脉、胃后静脉、胃短静脉及脐旁静脉曲张之外，肝胃十二指肠韧带、十二指肠、腹膜后及盆腔内可见到程度不等的迂曲扩张呈匍形走行的侧支循环血管，严重者呈团块状，增强扫描同门静脉强化方式基本一致。

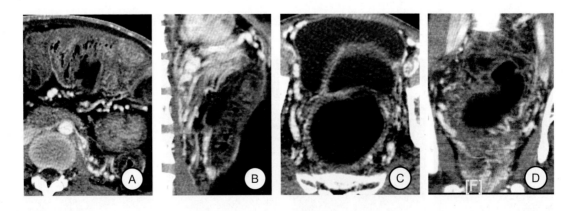

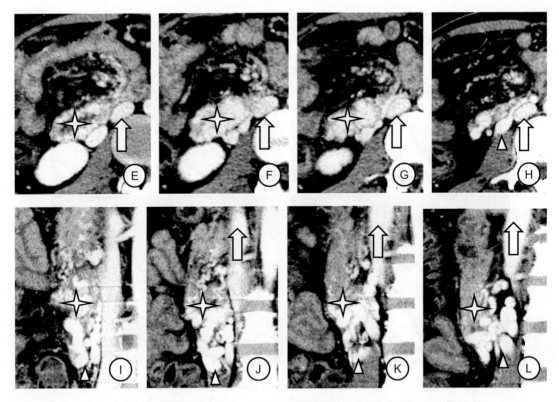

图 3-6 不同患者腹部增强 CT 扫描静脉期显示门体侧支循环图像

A～D：为同一患者图像（与第五章病例 13 为同一患者），其中，A、B 分别为中腹部横断面及冠状面局部图像，显示左侧腹膜后曲张静脉与椎旁静脉沟通；C、D 分别为盆腔横断面及冠状面局部图像，显示盆腔曲张静脉与髂静脉沟通。E～L：为同一患者图像（与第五章病例 10 为同一患者），其中，E～H 为中腹部横断面局部图像；I～L 为中腹部冠状面局部图像，显示十二指肠（✧）及腹膜后曲张血管（△）与下腔静脉（⇨）沟通。

二、腹部 MRI 表现

具有与 CT 相近的诊断价值，但显示血管整体结构不如 CT 清晰、直观，在鉴别门静脉栓子的良恶性上有更大的价值。

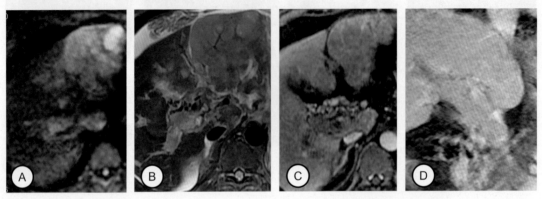

图 3-7 原发性肝癌、门静脉癌栓继发 CTPV 患者 MRI 图像

A：DWI 序列可见门静脉栓子及肝左叶病灶呈高信号；B：T2WI 显示栓子呈混合信号；C、D：T1WI 增强扫描静脉期，正常门静脉管腔显影不清，其内可见混合信号充盈缺损影，肝门部可见多发纤细迂曲 CTPV 血管形成。

三、血管造影表现

CTPV 血管主要由胆管周、胆管旁静脉丛构成，数量多少不一、管径粗细不等、走行方式及分布部位也有不同，因此血管造影表现形式多种多样。典型 CTPV 的间接或直接门静脉造影表现：正常门静脉结构显示不清，肝门区及胆囊窝分布丛状、网状或团簇状迂曲扩张的侧支静脉血管，多来自胰十二指肠前、后静脉网（图 3-8），部分来自脾静脉发出的胰背静脉，大部分伴有胃左静脉曲张。参考第五章和第六章病例。

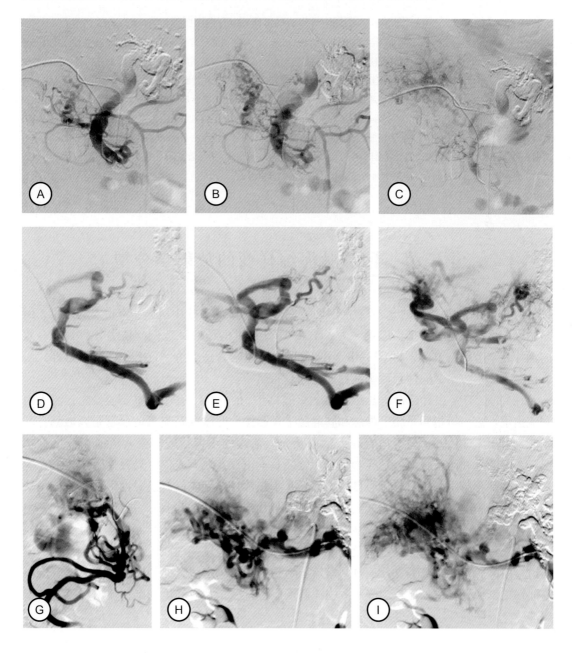

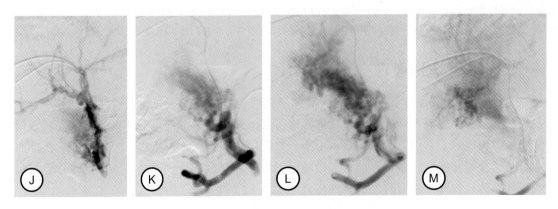

图 3 - 8　不同表现形式的 CTPV 血管造影图像

A～C：脾切除术后 CTPV 患者肠系膜上静脉造影，曲张胰十二指肠前静脉延续为纤细胆管旁静脉丛并与肝内门静脉分支沟通，粗大胃左静脉已用组织胶栓塞。D～F：脾切除术后 CTPV 患者肠系膜上静脉造影，曲张血管经胰背静脉与两条粗大的 3 点和 9 点胆管旁静脉相连并与肝内门静脉分支沟通，粗大胃左静脉已用组织胶栓塞，胃区仍见部分曲张静脉。G～I：不明原因 CTPV 患者肠系膜上静脉及脾静脉造影，肠系膜上静脉和脾静脉分别经胰十二指肠前静脉和胰腺下静脉与紊乱、粗大的胆管静脉、胆囊静脉相连，并与肝内门静脉分支沟通。粗大胃左静脉及胃短静脉已用组织胶栓塞。J～M：不明原因 CTPV 患者造影图像。J：为导管在门静脉主干造影显示门静脉管腔变窄、边缘毛糙、形态不规则，相连纤细胆管周围血管网；门静脉分支变细，形态不规则。K～M：为导管在肠系膜上静脉造影，胰十二指肠后静脉扩张并延续为 CTPV 血管，呈纤细血管丛并与肝内门静脉分支沟通。

（李名安　罗骏阳　张有用　邵　硕）

第二节　门静脉海绵样变的放射学分型

以 TIPS 技术为代表的介入治疗在症状性 CTPV 的临床治疗中占据非常重要的地位，但是手术难度大限制了其推广应用。为了扩展 TIPS 技术的适应证范围，使患者得到更有效的治疗，本节根据 CTPV 的 CT/MR 影像表现，按照是否适合介入治疗把患者分为两类，方便制订手术方案，病情预后则在后面论述。

在判断 CTPV 患者是否适合介入治疗及介入治疗的方式上有两个重要的概念：流入道和流出道。流入道指肠系膜上静脉和脾静脉，在影像上通过观察流入道血管是否通畅，基本能判断出 CTPV 患者是否适合介入治疗及介入治疗的预期疗效。流入道通畅分三种情况：①脾静脉和肠系膜上静脉显影良好、管径基本正常，内无或仅有局限性附壁血栓充盈缺损；②脾静脉主干大部分显影良好、管径基本正常，内无或仅有局限性附壁血栓充盈缺损；③肠系膜上静脉全部属支或主要属支（一般为空肠支）显影良好、管径基本正常，内无或仅有局限性附壁血栓充盈缺损。以上三种情况只要符合其中之一即可认为流入道通畅。流入道不通畅指脾静脉主干及肠系膜上静脉各属支明显变细或无正常的管腔结构。流出道指门静脉左右干及分支，通过观察流出道是否通畅决定适合何种介入治疗方案。流出道通畅指影像上能清晰显示门静脉分支血管形态、管径正常或轻度变细；流出道不通畅指门静脉分支明显变细或不能显示。

基于以上目的，我们按照介入手术方式、术后预期疗效把 CTPV 患者分为Ⅰ型、Ⅱ型和Ⅲ型。Ⅰ型和Ⅱ型流入道通畅，大部分患者介入术后预期效果可能较好，建议做介入手术。Ⅰ型只需门静脉成形术，Ⅱ型需要做 TIPS。Ⅲ型手术难以成功或者术后效果不佳，不建议做 TIPS。Ⅱ型和Ⅲ型再根据流入道血管的情况分为 6 个亚型。由于脾脏切除术后的 CTPV 所占的比例较大，此类患者缺少了经脾脏穿刺入路开通闭塞门静脉的机会，一定程度上降低了手术的成功率，因此，把脾脏切除术后的 CTPV 作为专门的亚型在Ⅱ型和Ⅲ型中论述。我们所见门脉性胆道病的患者不多，都显示有通畅的流入道和粗大的 CTPV 血管，介入治疗效果较好，归于Ⅱ型。

一、Ⅰ型：流入道、流出道通畅

门静脉主干闭塞，肝内分支结构清晰、管径基本正常或轻度变细；脾静脉和肠系膜上静脉结构清晰、管径基本正常。此型多见于肝胆外科术后门静脉吻合口狭窄、闭塞引起的 CTPV，以肝移植术后常见，由于患者大多无明显的肝硬化表现，且肝功能基本正常，长期效果较好。第五章病例 17 和 22 为此类型。

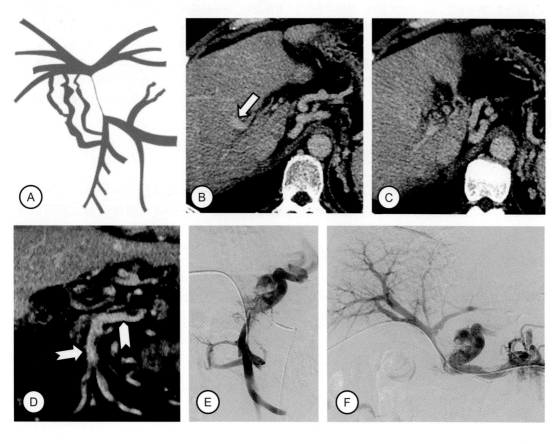

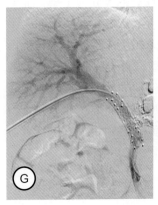
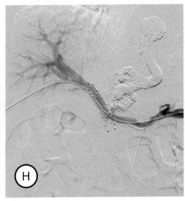
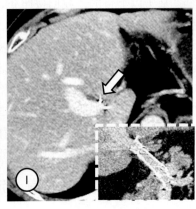

图 3 - 9　Ⅰ型 CTPV 示意图及病例图像

　　A：示意图，门静脉主干闭塞，CTPV 形成，肝内分支形态基本正常，肠系膜上静脉及脾静脉基本正常；B～I：肝移植术后 3 年伴发数次呕血的患者的 CT 及门静脉成形术图像。B～D：上腹部增强 CT 横断面及冠状面重建图像，门静脉右前支（⇨）管径轻度变细，右后支明显变细，主干显示不清，肠系膜上静脉（⇨）及脾静脉（▷）基本正常，肝门区少量 CTPV 血管。E：开通闭塞的门静脉后肠系膜上静脉造影，显示肠系膜上静脉主干及属支基本正常，胰十二指肠后下静脉代偿增粗，肝门区少量 CTPV 血管，胃左静脉曲张。F：以直径 5 mm 球囊扩张闭塞的门静脉后行脾静脉造影，显示曲张的胃左静脉，门静脉主干线样显影，肝内门静脉分支形态基本正常，管径变细。G、H：在门静脉主干植入 2 枚 10 mm×4 cm 的 E-Luminexx™ 支架后分别行肠系膜上静脉及脾静脉造影，肠系膜上静脉、脾静脉、支架、门静脉分支显影良好，门静脉分支管径增粗，胃左静脉已用组织胶栓塞。I：术后 4 年复查肝脏增强 CT 图像，与术前图 B～D 对照，门静脉右前分支（⇨）明显增粗；右下方虚框内为支架曲面重建，支架及前后相连的血管可见对比剂充盈良好。

二、Ⅱ型：流入道通畅，流出道不通畅

　　门静脉主干闭塞，肝内分支萎缩，至少有 1 条通畅的流入道血管：脾静脉或肠系膜上静脉全部属支或主要属支（以空肠支为主）。根据脾静脉和肠系膜上静脉受累及部位的不同，又分为 a、b、c、d 等 4 个亚型。

　　Ⅱa 型：脾静脉和肠系膜上静脉通畅，形态、管径基本正常。此亚型患者中鲜有腹腔炎症史，但接近一半患者合并肝硬化，可能是门静脉主干、分支局限性血栓闭塞继发的 CTPV。此亚型患者 TIPS 术后流入道有充足的血流冲刷，分流道产生血栓闭塞的概率较低，长期疗效较好。参考第五章病例 1、19、20，第六章病例 23、29、31、35。

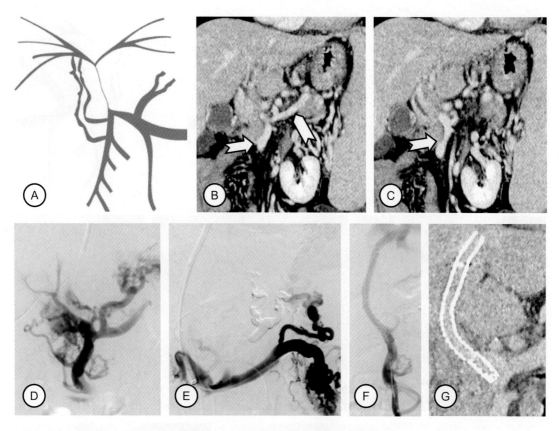

图 3-10　Ⅱa 型 CTPV 示意及病例图像

A：示意图，门静脉主干闭塞，分支纤细，肠系膜上静脉及脾静脉基本正常，汇合部无明显狭窄；B～G：不明原因 CTPV 患者 CT 及 TIPS 手术图像。B、C：上腹部增强 CT 冠状面重建图像，门静脉主干近、中段及肝内分支显示不清，远端可见；肝门区无粗大 CTPV 血管；肠系膜上静脉（▷）及脾静脉（▷）基本正常，胃左静脉曲张。肝外胆管轻度扩张、管壁明显增厚；脾大。D：经皮经肝穿刺打通闭塞的门静脉行肠系膜上静脉造影，门静脉主干及分支部分显影，肝门区多发紊乱 CTPV 血管；肠系膜上静脉及脾静脉基本正常，脾静脉及胃左静脉逆显影。E：以组织胶栓塞胃左静脉后脾静脉造影，显示脾静脉主干基本正常，脾门区多发侧支血管，胃短静脉曲张，门静脉主干远端显影，其余部位未显影。F：在分流道植入 8 mm×8 cm/2 cm VIATORR® 支架及 8 mm×5 cm VIABAHN® 支架各 1 枚后肠系膜上静脉造影，肠系膜上静脉及分流道充盈良好，脾静脉无返流显影。G：TIPS 术后 2 年复查腹部 CT 支架曲面重建图像，显示支架内对比剂充盈良好，肠系膜上静脉及脾静脉近端显影良好。

　　Ⅱb 型：脾静脉近端狭窄，肠系膜上静脉不同程度狭窄。此亚型患者中约 30% 既往有腹腔炎症或手术史，多为胰腺、胆道感染或手术史导致脾静脉、肠系膜上静脉汇合部受累、狭窄。另有约 20% 患者合并血液系统疾病，但这些患者的原发病大多获得确诊及相应治疗，这可能是未发展成Ⅲ型的原因。此亚型患者极少合并肝硬化。以静脉曲张出血为主要症状的患者，支架要延伸到脾静脉或者放置"人"形支架，尽量维持脾静脉的通畅。参考：①第四章图 4-20、图 4-21；②第五章病例 5～9、11、21；③第六章病例 27、30、33～34。

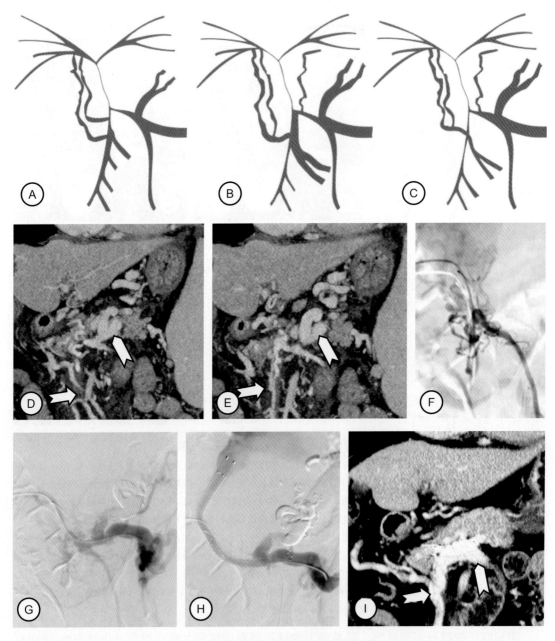

图 3 - 11   Ⅱb 型 CTPV 示意及病例图像

A～C：示意图，门静脉主干闭塞，分支纤细，脾静脉近端狭窄。A：肠系膜上静脉近端狭窄，远端属支基本正常；B：肠系膜上静脉回结肠支狭窄，空肠支基本正常；C：肠系膜上静脉全部属支狭窄。D～F：为乙肝肝硬化 PVT 后 CTPV 患者 CT 及 TIPS 手术图像，肠系膜上静脉流入道不通畅，支架连接到脾静脉。D、E：上腹部增强 CT 冠状面重建图像，门静脉主干及分支显示不清，肝门区无粗大 CTPV 血管，肠系膜上静脉（▷）断续显影，管径变细，其内见低密度血栓影，脾静脉（▷）开口部狭窄，远端基本正常，胃左静脉曲张，脾大。F：打通闭塞的门静脉行肠系膜上静脉造影，肠系膜上静脉显影紊乱，通过丛状 CTPV 血管与肝内门静脉沟通，肠系膜下静脉逆显影，脾静脉未显影。G：导管插入脾静脉远端造影，脾静脉中远段基本正常，近段狭窄，粗大胃左静脉已用组织胶栓塞，肠系膜下静脉逆显影，脾门区曲张静脉显影。H：在脾静脉至分流道内依次植入 8 mm×8 cm、8 mm×10 cm E-Luminexx™ 支架及 8 mm×8 cm Fluency™ 支架各 1 枚，脾静脉造影显示脾静脉及分流道充盈良好，侧支血管未显影。I：术后 4 年复查肝脏 CT 图像，脾静脉（▷）近端显影清晰，肠系膜上静脉（▷）近端明显增粗，仍可见曲张的胰十二指肠静脉，支架内对比剂充盈良好（未显示）。

Ⅱc 型：脾静脉闭塞，肠系膜上静脉主要属支通畅。此亚型患者在Ⅱ型中占比不到15%，但病情相对比较复杂、异质性较高，常合并形成 PVT 的全身性因素，术后分流道失功的发生率较高，疗效一般。在以静脉曲张出血为症状的患者中，症状是否复发要视 TIPS 术后脾脏的处理效果及原发病的控制情况。对脾大的患者可以结合多次脾栓塞减轻脾功能亢进、减少脾静脉的血流，从而在一定程度上降低脾静脉压力，延缓消化道出血的发生。在患者原发病因不清或者无特效药物控制的情况下，目前给予积极的抗凝、抗血小板等药物治疗，维持术后分流道通畅。参考第四章图 4－12 和第五章病例 4、24。

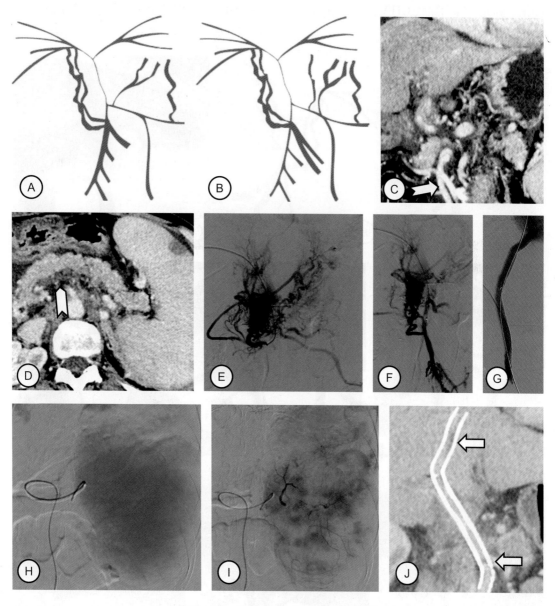

图 3－12　Ⅱc 型 CTPV 示意及病例图像

　　A、B：示意图，门静脉主干闭塞，分支纤细，脾静脉闭塞。A：肠系膜上静脉远端属支基本正常；B：肠系膜上静脉回结肠支狭窄，空肠支基本正常。C～J：不明原因 CTPV 患者 CT 及 TIPS 手术图像，因脾静脉闭塞，支架连接到肠系膜上静脉，并行部分性脾动脉栓塞术。C、D：腹部增强 CT 冠状面及横断面图像，门静脉主干显示不清，肝门区无粗大 CTPV 血管，肠系膜上静脉空肠支（⟹）基本正常；脾静脉显示腔内低密度血栓影（⟳）；脾脏巨大。E、F：经皮经肝穿刺开通闭塞的门静脉造影，门静脉主干及肝内分支未显示，肝门区丛状 CTPV 血管向肝内和胃区分流，肠系膜下静脉逆显影；肠系膜上静脉空肠支显影，管径变细；门静脉未显示。G：在肠系膜上静脉空肠支和门静脉分流道内植入 8 mm×8 cm VIATORR® 支架和 8 mm×10 cm VIABAHN® 支架各 1 枚后造影显示分流道充盈良好，侧支血管未显影。H、I：脾动脉栓塞前、后造影，显示脾脏栓塞面积为 60% 左右，脾静脉未显影。J：TIPS 术后 10 个月复查腹部 CT 支架重建图像，显示支架内对比剂充盈，两端腔内有低密度充盈缺损影（血栓形成，⟹）。

Ⅱd 型：脾切除术后，肠系膜上静脉主要属支通畅，多为空肠支通畅，此亚型多见于肝硬化、脾亢、脾切除致 CTPV 患者。此型大部分患者 TIPS 术后分流道失功发生率较低，长期疗效较好。参考第五章病例 2、3、12、13、15、16、18 及第六章病例 28、32、36、37。

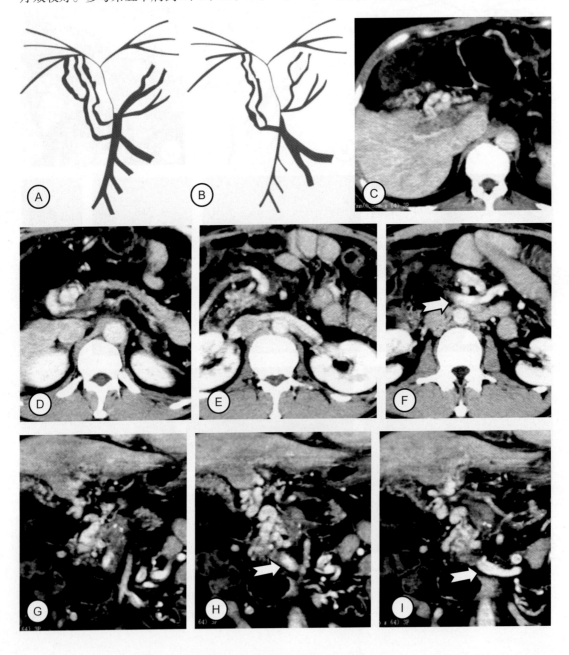

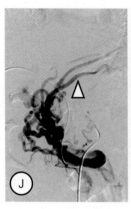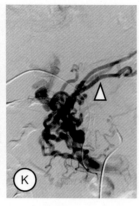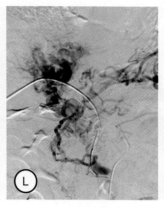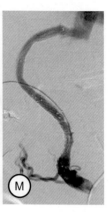

图 3 - 13　Ⅱd 型 CTPV 示意图及病例图像

　　A、B：示意图，门静脉主干闭塞，肝内分支纤细，脾静脉残端。A：肠系膜上静脉全部属支基本正常；B：肠系膜上静脉回结肠支狭窄，空肠支基本正常。C～M：乙肝肝硬化、脾大、脾亢、门静脉高压脾切除术后 CTPV 患者 CT 及 TIPS 手术图像。C～I：上腹部增强 CT 横断面及冠状面重建图像，正常门静脉管腔结构不清，肠系膜上静脉空肠支（⇨）充盈良好，回结肠支不清；肝门区大量粗大 CTPV 血管影。J～L：经皮经肝穿刺打通闭塞的门静脉后行肠系膜上静脉空肠支造影，显示其管径基本正常，曲张的胰十二指肠后静脉与胆管旁静脉沟通形成 CTPV 血管并与门静脉分支沟通，胃网膜右静脉（△）曲张；门静脉主干未显影。M：植入 2 枚 10 mm×10 cm E-Luminexx™ 支架及 1 枚 10 mm×8 cm Fluency™ 支架后造影，肠系膜上静脉空肠支及分流道显示良好，侧支血管明显减少。

　　Ⅱd 型中有部分患者因病史久，表现为粗大 CTPV 血管，并能显示变细的肝内门静脉分支，手术似乎容易，但由于门静脉完全闭塞且内膜化而找不到缝隙开通，易导致手术失败。笔者在手术中未能开通闭塞门静脉的病例主要为此类型的患者，见第六章病例 25、26。

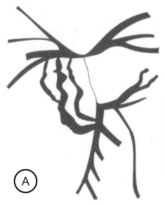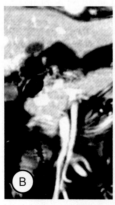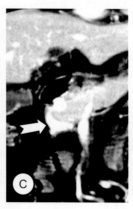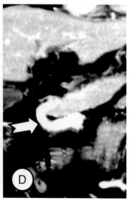

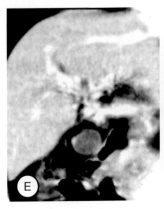
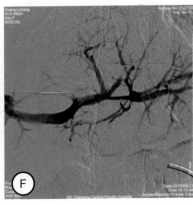
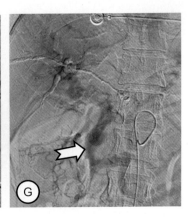

图 3-14　部分 Ⅱd 型粗大 CTPV 示意及病例图像

A：示意图，门静脉主干闭塞，肝内分支管径偏细，形态、结构基本正常，肠系膜上静脉基本正常，脾静脉残端；B～G：为乙肝肝硬化、脾大、脾亢、门静脉高压脾切术后 CTPV 患者 CT 及 TIPS 手术图像。B～E：上腹部增强 CT 冠状面重建图像，肠系膜上静脉显影基本正常，门静脉主干未显影，肝内分支变细；粗大胰十二指肠前静脉（⇨）延续为粗大 CTPV 血管并与肝内分支沟通，胆管轻度扩张。F：经皮经肝穿刺肝内门静脉右前支右斜位造影图像，显示肝脏右后叶及左叶门静脉分支形态基本正常，管径偏细，右前支显影差，门静脉闭合处光滑，未能探寻到缝隙，开通失败。G：经肠系膜上动脉造影静脉期，显示肠系膜上静脉空肠支、粗大胰十二指肠静脉及 CTPV 血管并与肝内门静脉分支沟通显影。

　　部分 Ⅱ 型患者的 CTPV 血管非常粗大，压迫胆管引起门脉性胆道病，如果患者未切除脾脏，表现为 Ⅱa 型；如果患者切除脾脏，表现为 Ⅱd 型。CTPV 并发胆管扩张的发生率为 80% 以上，5% 左右表现为胆道梗阻症状，在 PTCD 或 ERCP 缓解胆道梗阻后，再行 TIPS 控制门静脉高压，远期疗效较好。第四章第四节详细讲述了门脉性胆道病的临床表现、影像分型及治疗，图 3-15 病例为 Ⅱa 型，第五章病例 3 为 Ⅱd 型。

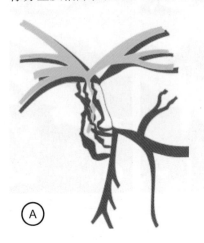
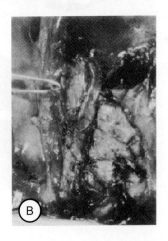
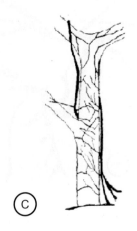

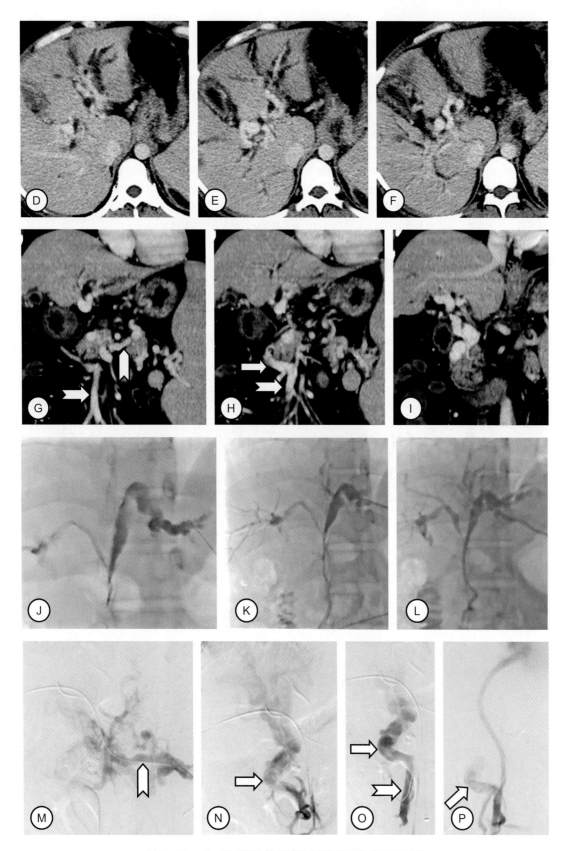

图 3 – 15　Ⅱa 型 CTPV 伴门脉性胆道病示意及病例图像

A：门脉性胆道病示意图，门静脉主干闭塞，肝门区粗大、迂曲 CTPV 血管缠绕在胆管周围，压迫肝外胆管并引起肝内胆管扩张。B～C：图片来源于 SAINT J H. The epicholedochal venous plexus and its importance as a means of identifying the common duct during operations on the extrahepatic biliary tract［J］. The British journal of surgery. B：肝脏手术标本图，显示肝门区组织，斜向走行为剖开一半的胆总管。C：胆管及胆管静脉丛示意图，胆管周静脉网及两条粗大胆管旁静脉围绕胆管。D～P：不明原因 CTPV、门脉性胆道病患者 CT、PTCD 及 TIPS 手术图像。D～I：上腹部增强 CT 横断面及冠状面重建图像，肝内胆管及肝总管扩张；门静脉主干显示不清，肝内分支萎缩；肠系膜上静脉近端狭窄，远端基本正常（⇨），胰十二指肠下前静脉（⇨）扩张延续为粗大胆管旁静脉丛并与肝内门静脉分支沟通，胆囊壁静脉曲张；脾静脉（▷）部分可见。J～L：PTCD 显示肝左叶胆管明显扩张，肝右叶胆管轻度扩张，肝总管及胆总管受压狭窄。M～O：打通闭塞的门静脉后脾静脉及肠系膜上静脉造影，脾静脉（▷）通过胰头部静脉与胆管旁静脉沟通，胃左静脉及胃后静脉曲张；肠系膜上静脉近端显示不清，远端造影良好（⇨），粗大的胰十二指肠前静脉向肝门区延续为胆管旁静脉并与肝内门静脉分支沟通。P：植入 2 枚 8 mm×10 cm E-Luminexx™ 支架及 1 枚 8 mm×10 cm Fluency™ 支架后肠系膜上静脉造影，显示肠系膜上静脉及分流道内对比剂充盈良好，侧支血管明显减少。

三、Ⅲ型：流入道、流出道不通畅

门静脉系统血管广泛闭塞，腹腔内分布大量纤细侧支血管。此型疗效不佳，不建议做 TIPS。

Ⅲa 型：无脾切除史，此亚型多见于全身因素诱发 PVT 再继发 CTPV 患者。参考第五章病例 10。

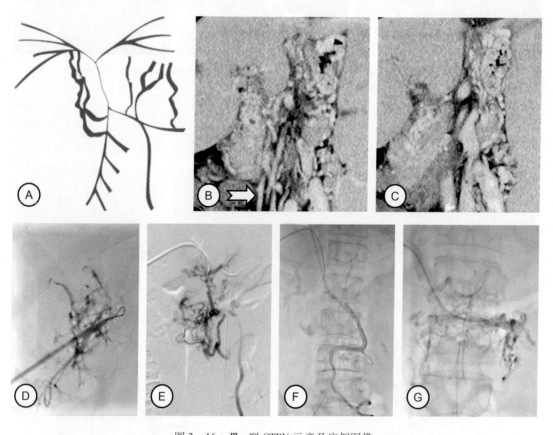

图 3 - 16　Ⅲa 型 CTPV 示意及病例图像

A：示意图，门静脉主干、分支、肠系膜上静脉及脾静脉广泛萎缩变细、狭窄闭塞，纤细 CTPV。B～G：骨髓异常增生综合征、食管胃底静脉曲张反复出血的 CTPV 患者 CT 及门静脉穿刺造影图像。B～C：上腹部增强 CT 冠状面重建图像，显示门静脉主干、肝内分支、肠系膜上静脉近中段及脾静脉显示不清，腔内低密度血栓影，肠系膜上静脉远端属支（⇨）变细；腹腔内大量纤细迂曲侧支血管影；巨脾。D：经皮穿刺肝内门静脉推注对比剂显示门静脉分支紊乱、管壁毛糙、管径变细。E：开通闭塞的门静脉后造影，肠系膜上静脉及门静脉主干未显示，走行区多发紊乱迂曲侧支血管，肠系膜下静脉逆显影。F：导管插入肠系膜上静脉空肠支"冒烟"显示血管迂曲，无扩张。G：脾静脉造影未显示主干管腔影像，代之以多发、纤细、迂曲血管，因无通畅的流入道未行 TIPS。

Ⅲb 型：有脾切除史，此亚型亦通常合并全身因素，CTPV 可于脾切除术前已经发生，或者脾切除术后所致。参考本章图 3－2 及第五章病例 14。

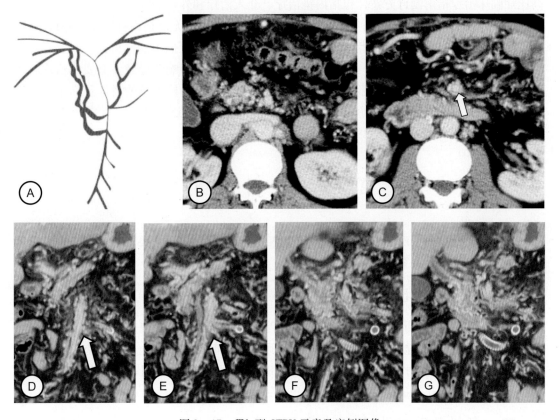

图 3－17　Ⅲb 型 CTPV 示意及病例图像

A：示意图，门静脉主干、分支及肠系膜上静脉广泛萎缩变细、狭窄闭塞，纤细 CTPV，脾静脉残端。B～G：乙肝肝硬化、门静脉高压、消化道出血外科断流、搭桥分流术后继发 CTPV、再发消化道出血患者 CT 图像，显示门静脉主干及分支、肠系膜上静脉及属支显示不清；腹腔内大量紊乱、纤细、迂曲侧支血管；肠系膜上动脉（⇨）管壁增厚，毛糙；搭桥血管内充满低密度血栓影；脾脏及脾静脉未显示。

　　结合第一章 PVT 的病因综合分析，CTPV 的放射学分型和病因有一定的关系，全身因素和腹腔感染所致的 CTPV，病情更复杂，疗效往往欠佳。从以上分型中可以看出，在未切除脾脏的 CTPV 患者中，脾静脉是否通畅及其通畅程度决定了 CTPV 的分型，并影响 TIPS 术后的疗效。因此，我们在术前判断 CTPV 患者 TIPS 术后的疗效时，要重点观察脾静脉的情况，并对脾静脉闭塞患者的治疗有一个相对清晰和完整的方案。

（李名安　罗骏阳　张有用　邵　硕）

第四章 治 疗 方 法

为了理解和治疗上的方便，依据临床症状把 CTPV 患者分为无症状和有症状两大类。无症状者的治疗以预防消化道出血为目的，同时兼顾预防血栓形成；有症状者按照门静脉高压症临床治疗指南制订方案，包括内镜治疗、介入治疗和外科治疗。

CTPV 作为一种病因、病情等各方面都非常复杂的疾病，无论是内科治疗、外科治疗，还是介入治疗都非常棘手，患者疲于寻求治疗方法，部分患者仍不能够得到及时、有效的治疗，并且由于观念上的误解，对无症状患者造成心理上的影响并导致不必要的治疗时有发生，尤其是对中青年患者的影响更大。近年来，随着 CTPV 检出率的增加及临床上对该病认识的深入，国内外学者创新了诸多治疗方法，治疗技术逐渐成熟，疗效也在不断提高，丰富了 CTPV 的临床治疗手段。

第一节 内 科 治 疗

内科治疗是大多数疾病的基础治疗，CTPV 也不例外，下面主要论述 CTPV 所致门静脉高压症的内科治疗方案。

一、静脉曲张出血一级预防

CTPV 患者均应行胃镜检查明确静脉曲张程度及有无红色征等以评估出血风险，对高风险患者应给予一级预防。一级预防可参照肝硬化食管静脉曲张出血治疗指南。在无禁忌证情况下可给予非选择性 β 受体阻滞剂（NSBB）进行一级预防。目前常用药物为普萘洛尔、卡维地洛，治疗剂量应使心率不低于每分钟 55 次。

二、急性静脉曲张出血治疗

CTPV 急性出血的治疗和其他病因所致的肝硬化门静脉高压出血一样，主要以生长抑素、特利加压素及奥曲肽等药物收缩内脏血管，降低门静脉及其侧支的血流量和压力，达到止血效果。内镜下对曲张静脉注射硬化剂、组织胶或套扎等手段阻断曲张静脉血流以达到止血的目的，文献报告有效率达 80%～96%。由于 CTPV 患者门静脉已经闭塞，侧支入肝血流不足，极易再次形成食管胃底静脉曲张，因此再出血率很高。内镜治疗简单、易行、创伤小，可反复应用。

三、静脉曲张出血二级预防

内镜及 NSBB 均可作为二级预防，但再出血率可高达 50% 以上。

四、腹水治疗

首要是限制钠盐摄入（4～6 g/d），血钠低于 125 mmol/L 时需限制水摄入量，否则不需要严格限水。药物治疗以联合口服螺内酯及呋塞米为主（比例通常为 100 mg∶40 mg），一般起始剂量为螺内酯 60 mg/d 和呋塞米 20 mg/d，逐渐加量，螺内酯最大剂量为 400 mg/d，呋塞米最大剂量为 160 mg/d。近年出现的高度选择性血管升压素 V2 受体拮抗剂，如托伐普坦，对肝硬化腹水和/或伴低钠血症患者、终末期肝病患者合并腹水或顽固性腹水均有较好的疗效及安全性。如药物及饮食治疗效果不佳可给予腹腔穿刺放腹水治疗，一般每放 1 000 mL 腹水，需要联合输注人血白蛋白 8 g。但长期利尿剂治疗可能出现利尿剂肾病导致肌酐升高，最终可能出现不可逆性肾损伤。

五、抗凝治疗

CTPV 多合并 PVT，或者来自 PVT，因此，讲到 CTPV 的治疗就要先说 PVT 的治疗。对于急性 PVT，早期积极抗凝治疗有效，文献报道经过半年到一年的积极抗凝治疗后，新鲜完全闭塞的血栓约 40% 可以再通。但是对于慢性血栓，尤其是已经形成 CTPV，长期抗凝患者获益情况存在很大争议。笔者经验：CTPV 患者，尤其侧支循环良好的患者，可不予抗凝治疗，长期抗凝治疗可能会增加出血风险。但是对于侧支循环形成不良尤其是脾切除术后 PVT 患者，抗凝治疗是非常有必要的。抗凝的主要目的是预防血栓的进一步加重，减少向肠系膜上静脉蔓延的风险。对于医源性门静脉闭塞患者，抗凝治疗可以预防血栓的形成。因此，PVT 患者无论是未形成 CTPV 还是已经形成 CTPV，抗凝治疗是规划整体治疗策略时必须考虑的要素。在形成 CTPV 之前的 PVT 抗凝治疗，以标准抗凝方案为主；在形成 CTPV 之后的抗凝治疗，以预防性抗凝为主，我们通常称为"半量抗凝法"。

目前有多种治疗 PVT 的抗凝药物，临床上没有统一的方案，主要根据患者使用的方便性和经济状况来选择。华法林在深静脉血栓中应用广泛，在 PVT 中也经常用到，应注意 1～2 周复查凝血功能，调节药物剂量使 INR 控制在 2.0～3.0。近几年以利伐沙班为代表的新型口服抗凝药物的应用逐渐增多，主要的优势在于使用的便利性，安全性也相对较高些，不需动态监测凝血指标调整药物剂量，但同样需要注意药物过量导致的出血风险。在需要接受长期抗凝的慢性 PVT 患者中，抗凝药物首选华法林更为合适。由于为预防性用药，INR 控制在 2.0 上下即可。在某些凝血功能差的患者，可考虑使用含有丹参成分活血化瘀之类的中成药，同时兼有改善肝功能的作用。不建议多种药物混合使用，可引起副作用的叠加效应，导致严重的出血风险。在临床中亦有少数使用氯吡格雷、阿司匹林等抗血小板药物治疗和预防 PVT，但缺乏临床数据。我们的经验是：在脾切术后和血液系统疾病血小板计数升高超过正常值范围的患者，可给予抗血小板治疗，对于血液系统疾病还应给予干扰素、羟基脲等综合治疗以控制血小板。羟基脲的使用需要谨慎，首先治疗前明确适应证，要排除血小板聚集功能的异常；其次需要持续口服药物并动态调整用药剂量，因此要求患者具有很高的依从性；最后还要考虑患者的生育意愿，以免药物的副作用导致畸胎。在这些专业性的问题之外，还要考虑到执业范畴和风险等常识性的问题。

临床上，相当部分 CTPV 患者在第一次就诊时无门静脉高压症状，此部分患者的病情进展、预后情况、是否需要预防性治疗以及对基础疾病的治疗，这方面反而是被忽视的，需要引起主诊医生的重视，应对患者制订一个详细的治疗、随访计划，避免出现不可控制的门静脉高压症。

（李　晖　吴　平　贺　立）

第二节　外科治疗

对如何通过外科手段治疗 CTPV 的探索由来已久，然而由于成人型 CTPV 患者腹腔内血管情况过于复杂，开放性手术的难度和风险高，疗效不佳，在这方面外科学尝试已逐渐减少。相对而言，在儿童肝外门静脉闭塞患者中的 Meso-Rex 转流术，以及个别手术者对成人型复杂 PVT 合并 CTPV 患者的肝移植个案探索，可能是当前在 CTPV 治疗领域里较有实际意义的。本节尝试对这方面和其他一些既往的探索进行简单的总结。

一、转流术

以 Meso-Rex（Meso 主要指肠系膜静脉）转流术为代表，通过自体血管或人工血管在门静脉左支或与之相连通的开放的脐静脉与肝外门静脉系统其他属支间转流，达到恢复正常向肝血流灌注、逆转门静脉高压和避免门 - 体静脉分流不良后果的目的。目前认为该术式是治疗肝外门静脉阻塞患儿的理想外科方式。请注意，此处 Meso-Rex 术式的应用范围常描述为肝外门静脉阻塞而不是 CTPV，由于一般认为 CTPV 在肝外门静脉阻塞后的早期即会发生，两者间具有相互参考的意义。Meso-Rex 转流术的术后出血症状控制率、术后血象及生化指标的改善率均优于外科门体静脉分流术，但该术式的成功仍受限于解剖及肝功能因素。

1. 解剖因素

该术式重建血流的流出道为汇入门静脉左支的脐静脉根部，位于肝内第Ⅲ段及第Ⅳ段之间，圆韧带根部的 Rex 隐窝，故此术式在解剖方面首先要求有通畅的向肝的脐静脉根部的血管，其次要求门静脉左支主干无闭塞或血栓存在，最后要求入路经过的肝脏组织无病变；该术式主要应用于儿科肝外门静脉闭塞患者，在成人的应用国际报道例数仅 3 例，且其中一例为脾静脉 - Rex 隐窝转流而非系膜静脉 - Rex 转流；同时解剖因素也决定了该术式的复杂性和相对较低的技术成功率，在有脐静脉插管史的患儿中该术式的技术成功率尤其偏低。

2. 肝功能因素

目前认为该术式及其他 CTPV 患者外科治疗方式的主要预后影响因素为肝功能，在肝功能不良的 PVT 患者中，目前认为预后最好的有创性解决方案可能是肝移植，尽管后者在面对严重的肝外门静脉阻塞伴 CTPV 时也存在其独特的挑战。

二、肝移植术

在肝移植术相关文献中，涉及 CTPV 的受体门静脉病变类型从属于复杂型 PVT 这一类型。目前在肝移植领域，PVT 共有 9 种分型体系，其中 Yerdel 分型、Jamieson 分型和 Charco 分型应用较广（表 4-1）。复杂型 PVT 的含义即囊括了上述 Yerdel 分型中的 4 型病变，以及 Jamieson 与 Charco 分型中的 3 型和 4 型病变。除此之外的 PVT 病变归类为非复杂型 PVT。

表 4-1 肝移植领域的 Yerdel、Jamieson 和 Charco PVT 分型法

PVT	Yerdel 分型	Jamieson 分型	Charco 分型
1 型	小于 50% 的血栓	局限于门静脉主干内的血栓	局限于门静脉内的血栓，不论完全闭塞与否
2 型	大于 50% 的血栓，伴或不伴部分血栓延伸至肠系膜上静脉	累及肠系膜上静脉近端的门静脉血栓	累及肠系膜上静脉近端，肠系膜上静脉与脾静脉汇合部通畅
3 型	门静脉和肠系膜上静脉近端血栓闭塞	广泛的内脏静脉血栓伴扩张的侧支血管	广泛的内脏静脉血栓伴扩张的侧支血管
4 型	门静脉和肠系膜上静脉的近中段血栓闭塞	广泛的内脏静脉血栓伴纤细的侧支血管	广泛的内脏静脉血栓伴纤细的侧支血管

注：表中标记为灰色的各单元格内描述的就是被肝移植领域文献划归为"复杂型 PVT"的类型。

由于非复杂型的受体 PVT 可在移植术中通过切栓方式解决，不属于本书讨论的 CTPV 的类型，故此处不做赘述。虽然肝移植语境下归类的复杂型 PVT 也并不等同于 CTPV，但是如前所述，考虑到 CTPV 常在门静脉闭塞后的早期即开始形成，我们认为二者间可以相互参考。在复杂型 PVT 患者的肝移植术中，患者预后主要取决于是否可以重建生理性向肝门静脉血供。此处所谓生理性向肝门静脉血供包含两个要素，首先要为供肝门静脉提供充足的入肝血流，其次该血流内需要包含来自肠系膜静脉、脾静脉或胃静脉的内脏静脉血液。生理性门静脉血供重建的优势较非生理性血供重建能更好地保护供肝和降低门静脉系统压力。其重建方式较常见的有利用现存（人造或自然形成的）脾-肾/胃-肾分流道、粗大的胃左静脉分流道，或在罕见的情况下粗大的胆道周围 CTPV 侧支血管，为供肝提供包含内脏静脉血液的流向肝门静脉血流；相对少见的方式则包括人工建立脾-肾/胃-肾分流道后通过上述方式重建生理血供，或者在部分有无法断流的肠系膜-腔静脉侧支的患者中建立腔静脉-门静脉分流道，以提供生理血供。然而上述术式多见于个案报道，或病例系列报道，且术后供肝生理门静脉血供通路并发症发生率、门静脉高压并发症发生率及死亡率报道不一，难以提供有价值的参考。非生理性向肝门静脉血供可来自腔静脉-门静脉分流或门静脉动脉化，但其预后均不理想，因此在复杂型 PVT 患者的术前综合治疗中，如何谨慎地选择治疗方案，为移植术保留可用的流向肝内的静脉血流通路就显得相对重要。比如，硬化治疗后闭塞或受损的自发性门体分流通路包括胃左静脉、胃后静脉、胃底静脉、脾-肾及胃-肾分流道血管等，丧失了为移植术者提供门静脉血供通路重建的机会。有鉴于此，有学者提出，欲行移植手术的患者行硬化治疗时可能需要注意保护必要的粗大分流道血管。即使如此，肝移植术在复杂型 PVT 患者中手术技术难度、并发症风险及

预后等各方面数据仍并不十分理想，且病例数量也过少，难以形成明确的推荐意见。目前该领域内权威文献的观点认为，从患者由肝移植中获益的可能性角度考虑，PVT 在肝移植领域的研究重点不应放在如何处理复杂型 PVT 患者，而应在于如何调整肝移植适应证和手术时机的选择方案，尽量避免非复杂型 PVT 患者进展为复杂型 PVT 的方面。

三、分流术

包括肠系膜上静脉 – 下腔静脉分流术、中心型脾 – 肾静脉分流术、远端脾 – 肾静脉分流术。外科分流术正如介入性分流术，可以降低门静脉压力，控制消化道出血，肝性脑病的并发症是一样的。但是对于大部分血管条件不理想的患者，或者既往有过腹部外科手术的患者，再行外科分流难度高，分流道术后闭塞的概率也高，尤其是对于 CTPV 患者，腹腔内复杂的血管情况使手术难度和风险更高，目前并不属于推荐的治疗方式。由于病例少，这方面的对照研究不多，相对数据量也不足，无法提供推荐性意见。

四、断流术

各种门 – 奇静脉断流术曾广泛用于治疗肝前性门静脉高压症，但疗效较分流术差。由于断流术很难将曲张静脉完全离断，即使离断的静脉也可能在压力差的作用下再次"沟通"，且断流还会破坏向肝性交通静脉，故很少作为首选的术式。在普通门静脉高压患者中，目前常用的有食管下端及胃底周围血管离断术，止血确切，术后也能保持门静脉系统血流的向肝性，然而在 CTPV 的门静脉高压患者中该术式的应用近年来已罕见报道。

五、脾切除术

针对脾大、脾功能亢进等并发症，脾切除术一般同断流术同时进行，曾经是治疗"普通"门静脉高压症患者的方式之一。但是脾切除术后发生 PVT 并诱发 CTPV 的概率高，这是医源性 CTPV 的最常见原因，我们的病例中脾切除术后发生的 CTPV 占医源性 CTPV 的 80% 之高。另外，对于介入医生来说，脾切除术后失去了一条经脾静脉治疗 CTPV 的入路。介入治疗 CTPV 门静脉高压症的手术，无论是曲张血管栓塞术还是门体分流术，均需要建立进入门静脉的通路，首选经肝入路，备选经脾入路。如果外科已行脾切除术，这一备用入路则不复存在，患者也可能失去了一次手术成功的机会。在合并有食管胃底静脉曲张上消化道大出血等急危重型门静脉高压并发症的 CTPV 患者，手术成功的机会显得弥足珍贵。因此对于已经发生 CTPV 的患者，应慎重考虑脾切除术的利弊。

六、联合治疗

长期临床研究发现，每种术式都有弊端，单纯脾切除术再出血率高达 90%，且可引起 PVT 等严重的并发症，应尽量避免应用。脾切除加断流术虽然对急性出血可起到立刻止血的作用，但由于门静脉不通畅、压力得不到有效缓解，日久必然会有新的侧支循环建立，再次发生出血难以避免。对于 CTPV 所致的肝前性门静脉高压症，只要患者病情许可，外科治疗可选择联合分流术（肠系膜上静脉与下腔静脉 C 型架桥）加断流术。若病情紧急，则先行脾切除加门奇静脉断流术控制出血，再加行肠系膜上静脉与下腔静脉 C 型架桥术。

通过解除脾功能亢进，降低门静脉压力达到快速止血和预防远期复发出血的目的。有文献提出，门体分流术加门奇断流术是治疗症状性门静脉高压的最佳外科选择，特别是脾切除＋贲门周围血管离断术＋食管下段胃底切除吻合（Phemister 手术），可能会获得较好的长久止血效果。然而如前所述，这类治疗在 CTPV 患者群体中疗效不如普通门静脉高压患者乃至合并有非复杂型 PVT 的门静脉高压患者理想，且手术风险较高，近年来已较少见于 CTPV 患者群体中实际应用的报道。作为介入及外科治疗重要的联合补充方案，内镜下硬化治疗对于出血量不大的部分患者可以在短时间内起到控制出血的作用，但如前文肝移植治疗简述部分所述，硬化剂治疗后的患者，不宜行分流术等有创性血管重建治疗。此外，在 CTPV 患者中硬化剂治疗并发症多，有一定的局限性，故此种方法不应作为首选，可作为综合治疗疗程内的一个组成部分。

总体来看，针对 CTPV 的外科手术方式虽有多种，但临床疗效并没有相应增长，应用也有减少的趋势；并且随着手术后继发 CTPV 患者增多，再次手术甚至肝移植的机会非常低，手术预后也不尽如人意，因此，外科手术逐步被介入手术所替代。

（王皓帆）

第三节　介　入　治　疗

介入治疗 CTPV 是指利用介入技术通过降低门静脉压力，达到缓解甚至消除门静脉高压症状。用于 CTPV 的介入治疗方法有：介入性门体分流术、门静脉支架成形术、介入性断流术（食管、胃底曲张静脉栓塞术）及介入性限流术（部分性脾动脉栓塞术）。由于介入技术的发展和普及，以 TIPS 为主的介入手术日渐成为症状性 CTPV 的主要治疗方法。第三章根据患者的 CT/MR 影像，视其是否具有介入治疗的适应证把 CTPV 分为三个类型，并列举了每一类型所适合的治疗方法。临床工作中可根据患者的病变类型尝试不同的治疗方法。

然而，由于 CTPV 患者的门静脉主干萎缩狭窄，甚至发生纤维化闭塞，致使手术的难度高、风险高、失败率高，因此国内外指南将 CTPV 列为介入治疗（指 TIPS）的相对禁忌证。为了攻克介入技术上的难关，我们将常规介入技术进行拆解并对关键技术做了改良，提高了介入治疗 CTPV 的安全性及成功率。本节介绍以 TIPS 为主的介入技术治疗 CTPV 的流程及其中的关键技术，以期介入技术能在该领域得到推广利用。CTPV 主要由 PVT 所致，CTPV 也可引起 PVT，本书主要讨论 CTPV 的介入治疗，至于 CTPV 合并急性 PVT 中针对 PVT 的介入治疗技术，本书未做论述。

一、适应证

合并门静脉高压症（静脉曲张破裂出血、顽固性腹水、肝性胸腔积液、顽固性腹泻等）的 CTPV 患者，只要影像学检查显示具有通畅的流入道，即 CTPV 分型中的 Ⅰ、Ⅱ型，均可考虑行介入治疗。

二、禁忌证

（一）绝对禁忌证

（1）充血性心力衰竭或重度瓣膜性心功能不全。

（2）难以控制的全身感染或腹腔炎症，尤其是近 1 个月内有胰腺炎病史。

（3）Child-Pugh 评分大于 13 分或者终末期肝病评分（MELD 评分）大于 18 分。

（4）重度肺动脉高压。

（5）严重肾功能不全（肝源性肾功能衰竭除外）。

（6）快速进展的肝衰竭。

（7）重度或顽固性肝性脑病。

（8）重度凝血病。

（9）肝脏弥漫性恶性肿瘤。

（10）不能纠正的对比剂过敏。

（二）相对禁忌证

（1）先天性肝内胆管囊状扩张（Caroli 病）、胆道阻塞性扩张。

（2）肝脏体积明显缩小或变形。

（3）多囊性肝病。

（4）中度肺动脉高压。

（5）轻 – 中度或可控的肝性脑病。

（6）总胆红素大于 51.3 μmol/L（3 mg/dL）。

（7）轻 – 中度凝血病。

（8）门静脉系统广泛闭塞。

三、术前准备

CTPV 患者在接受介入手术之前，必须做好充分的术前准备。

（1）详尽的现病史、既往史和家族史的采集，可帮助查找病因。

（2）实验室检查。三大常规、凝血功能、肝功能、肾功能、肝炎筛查、肿瘤筛查、D – 二聚体等为术前必备检查项目；CTPV 病因未明的患者，增加病因学检查。指南推荐所有布加综合征和非肝硬化 PVT 患者应该常规接受 JAK2V617F 基因突变的筛查，以便明确骨髓增殖性肿瘤的诊断。同时也要进行易栓症筛查（蛋白 S、蛋白 C、抗凝血酶、凝血因子 V Leiden 突变、凝血因子 Ⅱ G20210A 突变以及抗磷脂抗体）及血同型半胱氨酸水平；对血常规指标异常的患者进行必要的骨髓穿刺和基因检测有时可以帮助找到隐匿的病因。

（3）影像学检查。患者术前必须完善腹部 CT/MR 增强检查，尤其要有清晰的三期增强图像。术者需要反复、详细阅读患者的影像学资料，掌握以下信息：①肝脏大小、形态；②门静脉主干、分支、肠系膜上静脉及属支、脾静脉受累的范围和程度，有无通畅的流入道和流出道；③CTPV 血管是否丰富、最大血管的直径及走行情况；④食管、胃底曲张静脉的来源、严重程度，腹腔其他部位侧支循环情况；⑤胆管是否扩张，肝动脉、肠系膜上动脉、门静脉、CTPV 血管、肝静脉及肝段下腔静脉的空间位置关系；⑥肝脏周围器官组织的分布，有无间位结肠、胆囊的位置、肝脾外围有无走行的网膜血管及曲张静脉等。⑦通过心脏彩超评估心功能情况及排除潜在的异常分流。

（4）胃镜检查。术前胃镜检查了解食管、胃底及十二指肠静脉曲张部位、范围和程度，门脉高压性胃病情况，排除上消化道溃疡及恶性肿瘤，明确消化道出血的原因，必要时可做预防性治疗。

（5）向患者及其家属告知手术风险，签署手术知情同意书。术前与患者及其家属充分沟通，交代手术的必要性、手术风险、术中的不确定因素及手术失败等情况，尽量消除患者的疑虑，取得患者及家属的配合。对于未开展此项介入技术的单位，需要提交伦理审查并向医务主管部门备案。

（6）术前 6 h 禁食、禁水、备血。

（7）建立多条静脉通路，建议中心静脉置管，以备术中急救。

（8）胸、腹腔大量积液患者，置管引流胸、腹水，既能增加经肝/经脾穿刺的安全性和成功率，又能及时发现胸、腹腔出血。

（9）术前预防性静脉应用抗生素。

（10）术前及术中镇痛处理。有效的镇痛可以降低患者术中的不适感及恐惧感，对于不能配合的患儿，必要时给予全身麻醉以保证手术能够顺利进行。

对于检验、检查结果有异常者给予纠正后再行手术，其他基础疾病如糖尿病、高血压、病毒性肝炎等在药物治疗稳定的情况下可同时进行手术。

四、术中先期准备

开展一台复杂、完整的 CTPV 介入手术，至少要按照 3～4 台介入手术的要求来准备：①腹部血管造影、栓塞术，②经皮经肝穿刺术、经皮经脾穿刺术、曲张静脉栓塞术，③闭塞血管开通成形术/TIPS 术。具体包括：

（1）术野准备：腹股沟区、肝区、脾区及颈部消毒、铺巾。

（2）动脉入路：穿刺股动脉入路，依次行肠系膜上动脉、脾动脉及肝动脉造影，了解动脉分布，脏器染色，静脉回流，尤其注意观察肠系膜上静脉、脾静脉、胃部曲张静脉及CTPV 血管情况。

（3）静脉入路：穿刺颈内静脉置入普通血管鞘，造影导管插入下腔静脉窝（即第二肝门处）测量分流前中心静脉压力，并留置导管于下腔静脉肝后段或肝静脉。亦可直接插入 RUPS-100 长鞘进行上述操作，后面手术操作类同。

（4）经皮经肝穿刺入路：类同常规经皮经肝穿刺门静脉的操作，首选穿刺肝右叶门静脉分支建立路径。

（5）经皮经脾穿刺入路（必要时）：类同经皮经脾穿刺脾静脉的操作，在穿刺之前，把动脉内导管插入脾动脉合适的位置，定位并监测脾动脉有无被穿刺损伤出血，以备栓塞急救。

以上流程按部就班准备完善，对患者并没有增加太多的创伤和医疗费用，但对完成后续的操作增加了极大的便利，能大大提高手术的安全性和成功率。

五、介入治疗方式和关键技术

在肝脏疾病的介入治疗领域，TIPS 作为标志性的手术而备受广大介入医生的关注、推崇和向往，有资质的医生经过短时间的培训即能开展普通门静脉高压症的常规 TIPS 手术，但要在 CTPV 病变中开展 TIPS 手术，就像肝脏外科医生要开展肝移植手术一样，需要更专业的培训与学习。任何复杂的手术都离不开基本功的培训，扎实的基本功对于医生手术水平的提升能起到决定性的作用。下述介入治疗关键技术中的每一步骤皆由基本技术组成，我们对其拆分讲解。

（一）开通闭塞门静脉的技术

目前常用的门静脉开通方法包括经皮经肝途径导丝导管技术及经皮经脾途径导丝导管技术，通过单独或联合使用这两种技术，可以成功开通绝大部分闭塞的门静脉。然而，对于部分门静脉萎缩、纤维化严重的患者，单纯使用导丝导管技术无法开通。针对这种情况，近年来我们发明了经皮经肝途径腔内穿刺技术开通闭塞的门静脉，取得了成功。下面分别介绍三种门静脉开通技术。

1. 经皮经肝途径导丝导管技术

经皮经肝途径导丝导管技术是开通闭塞门静脉最常用的方式。手术基本步骤为在肝动脉造影及留置导管的引导下，经皮经肝穿刺肝内门静脉分支，导丝导管配合开通闭塞的门静脉进入通畅的肠系膜上静脉或脾静脉。如果闭塞的门静脉未发生纤维化，仍有潜在腔隙，导丝导管大多较易通过，开通并不困难；但如果门静脉管腔发生纤维化，开通时需要有一定的技巧，且存在开通失败的风险。下面对一些技术关键点和难点分别进行阐述。

1）手术器械的准备。

所用手术材料主要包括：22 G Neff Percutaneous Access Set（COOK），21 G SKATER™ Introducer Set（ARGON MEDICAL DEVICES），5F 或 6F 桡动脉鞘（TERUMO），5F KMP 导管（COOK），0.018 in 导丝（BOSTON SEITENFIC V-18）（图 4-1）。V-18 导丝配合 KMP 导管在开通闭塞的门静脉时比较有优势，V-18 导丝头端塑形成小弯有较强的"钻孔"能力，40 cm 长的 KMP 导管使用起来更加顺手方便。以上器材是我们多年临床使用的经验总结，虽不是无可代替，但确实有一定的优势，能增加手术的成功率并缩短手术时间。

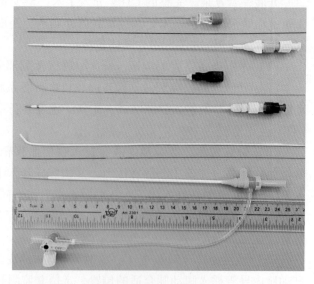

图 4-1　经皮穿刺及开通门静脉使用的主要器材

由上往下依次是 ARGON MEDICAL DEVICES 经皮穿刺导入器中的 21 G Chiba 穿刺针、导丝、扩张器，COOK 经皮穿刺导入器中的 22 G Chiba 穿刺针、导丝、扩张器，KMP 导管、V-18 导丝及桡动脉鞘管，最下方为参照标尺。

2）体表穿刺点和穿刺方向的选择。

如果单纯为了开通闭塞的门静脉，可选择穿刺肝右叶 S6 和 S5、S8 门静脉分支，并根据肝脏大小形态与周围组织器官的关系选择体表穿刺点及穿刺方向。穿刺点和穿刺方向是紧密相关的，穿刺方向尽量与预穿刺肝内门静脉分支的走向一致，这样穿刺到门静脉分支后导丝容易进入，因此要根据穿刺方向来定体表穿刺点。S7 门静脉分支向背侧走行，穿刺后不便于调整导管导丝及后续的操作，不建议选用。

结合肝动脉造影所显示的肝脏形态，透视下在体表选择穿刺点。采用 PTIPS 术式时一般选择 S6 门静脉分支，穿刺点位于第 8～9 或第 9～10 肋间隙的腋中线偏背侧水平；而穿刺第 5 或第 8 段门静脉分支时穿刺点在第 7～8 或第 8～9 肋间隙的腋中线水平（图 4－2）。

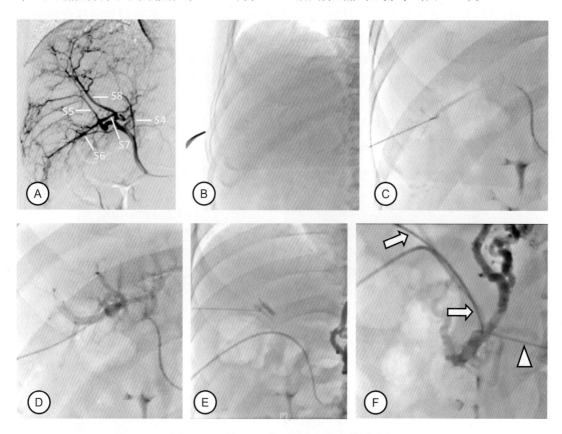

图 4－2　透视下经皮经肝穿肝内门静脉分支

A：肝右动脉造影图像，S5、S6、S7 肝动脉共干发自肝右动脉，S8 肝动脉单独发自肝右动脉，肝右动脉近端竖直向上走行为 S4 肝动脉分支；B：透视下按照肝脏阴影范围在体表放置血管钳定位拟穿刺的肋间隙及穿刺方向；C：由身体右下方向左上方经皮经肝穿刺 S6 门静脉分支，经穿刺针推注对比剂后可见纤细的门静脉分支显影；D：置入导管推注对比剂显示右后叶门静脉分支显影，经此路径未能打通闭塞的门静脉；E：水平偏下方向（向足侧）穿刺 S5 门静脉分支，推注对比剂显示部分 S5 门静脉分支浅淡显影；F：经 S5 门静脉分支鞘管内送入的 PTIPS 穿刺针（⇨），在经脾穿刺插入的脾静脉内导管（△）冒烟定位下，由上往下穿刺脾静脉。

3）穿刺肝内门静脉分支的方法。

对于肝内门静脉分支通畅的患者，穿刺成功并不困难，并且可以借助超声引导穿刺。

但大部分 CTPV 患者肝内门静脉纤细，超声定位引导也非常困难，如果按照常规思路穿刺门静脉，成功率低且易导致手术失败。成功穿刺纤细的门静脉分支是手术的关键点，掌握好穿刺方法能提高成功率。

选定了体表穿刺点和穿刺方向后，就开始穿刺肝内门静脉分支。嘱患者屏气或者随着患者的呼吸运动，在肝脏阴影的中外带穿刺门静脉分支，此处相当于门静脉 2 级以上分支的范围，理想的穿刺部位在第 3～5 级门静脉分支，即末梢门静脉分支。在门静脉主干闭塞的情况下，末梢门静脉分支是通畅的。因为肝动脉、门静脉及胆管三者并行于 Glisson 鞘内，通过肝动脉造影可以间接了解拟穿刺门静脉分支的大致位置，所以在相应肝段动脉内留置导管定位可以辅助确定穿刺目标和方向，提高穿刺成功率。当穿刺针至目标位置后，边退穿刺针边推注对比剂"冒烟"。若出现胆道分支显影，将穿刺方向往背侧调整（S6、S5 或 S8 门静脉分支通常在伴行的胆管背侧）。目标门静脉显影后，旋转 DSA 机架至左右斜位、头脚位等进行多角度造影观察，如果有任一角度显示穿刺针与门静脉血管未重合，表明未穿刺到门静脉管腔内（图 4－3）；如果多个角度都显示穿刺针始终与门静脉血管重合，表明穿刺到门静脉管腔，宣告穿刺成功（图 4－4）。穿刺成功后引入 0.018 in 导丝，经导丝置入 5F 或 6F 桡动脉鞘建立工作通路。注意：调整穿刺针重新穿刺时尽量不要退出肝包膜，避免反复损伤肝包膜引起肝脏出血。

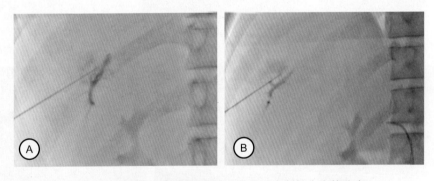

图 4－3　经皮经肝穿刺门静脉分支显示穿刺针未在管腔内

A：前后位造影显示穿刺针与门静脉血管影像重叠；B：左前斜位造影显示穿刺针与门静脉血管影像分离，位于腹侧（远离脊柱）。

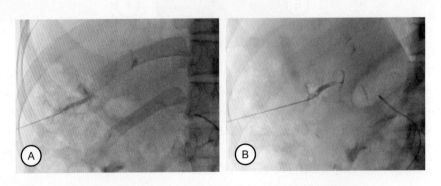

图 4－4　经皮经肝穿刺门静脉分支显示穿刺针在管腔内

A：前后位造影显示穿刺针与门静脉血管影像重合；B：左前斜位造影显示穿刺针与门静脉血管影像重合。

由于 CTPV 患者门静脉分支纤细，在未确定穿刺针是否在门静脉腔内时，尽量不要插入导丝，一旦损伤门静脉造成夹层或闭塞，再穿中的概率大大降低。同样道理，由于门静脉分支纤细，也千万不要错过一切机会，为了寻找一条"合适"的门静脉而反复努力尝试。会做 TIPS 不一定能做好经皮经肝穿刺操作。

强调穿刺 2 级以上门静脉分支是因为导丝顺着部分通畅的门静脉分支进入门静脉主干"真腔"的概率高、开通闭塞门静脉的成功率高，TIPS 术后分流道内的血流更直接、充分，分流道的通畅性更长久，而且此部位没有大的肝动脉及 CTPV 侧支血管，即使发生穿刺损伤出血也容易处理，风险可控。尽量不要向肝门区穿刺，此部位容易穿刺到 CTPV 侧支血管，此时穿刺针回血可能很好，"冒烟"显示血管内对比剂充盈良好，但导丝不易进入正常门静脉；即使导丝进入侧支血管，后续的操作也不方便、不安全。在 PVT 未完全机化、CT/MR 能显示门静脉管腔的情况下，可以尝试直接穿刺血栓开通闭塞的门静脉。一切穿刺操作以安全为前提，适时动脉造影，避免损伤大的肝动脉引起不可控制的出血。

4）闭塞门静脉的开通方法。

成功穿刺到肝内门静脉分支并置入鞘管建立通路后即进入了手术的难点：开通闭塞的门静脉（图 4-5）。

（1）首选 V-18 导丝配合 KMP 导管操作。V-18 导丝头端塑形成小弯，在 KMP 导管的配合下，轻柔地转动 V-18 导丝穿过闭塞的门静脉。如果导丝头端的支撑力不够使其严重弯折，可以配合使用微导管增加其支撑力，亦可以尝试使用 0.035 in 的"泥鳅"导丝开通闭塞的门静脉。

（2）导丝在前行过程中，同时跟进导管，观察导丝导管的位置与肝动脉内留置的定位导管是否有偏差，并及时经 KMP 导管"冒烟"了解开通方向及位置是否正确。当旋转导丝阻力变大时，及时退出导丝，重新调整导管导丝的方向更换开通路径，避免损伤血管内膜而出现夹层。在开通过程中，导丝进入假腔是很常见的，导丝导管技术经过假腔开通闭塞门静脉的成功率非常低，因此要及时撤出导丝，不要在假腔内反复尝试引起假腔扩大而降低开通真腔的概率。

（3）如果导丝有"突破感"，并能沿着血管的走向轻松进退，表明已经进入肠系膜上静脉或脾静脉内，可以进一步跟进导管并造影证实。如果导丝有"突破感"，但走行不规则，有"飘"的感觉，导丝可能钻出血管外进入腹腔。如果没有明显的腹腔内出血则重新调整导丝寻找门静脉"真腔"，如果有明显的腹腔内出血，则对损伤处血管以组织胶栓塞。

（4）导丝进入肠系膜上静脉或脾静脉后跟进导管并造影显示流入道及侧支血管情况，测量分流前肠系膜上静脉或脾静脉压力。对于大部分 CTPV 患者，通过此方法可以开通闭塞的门静脉而完成 TIPS 手术。

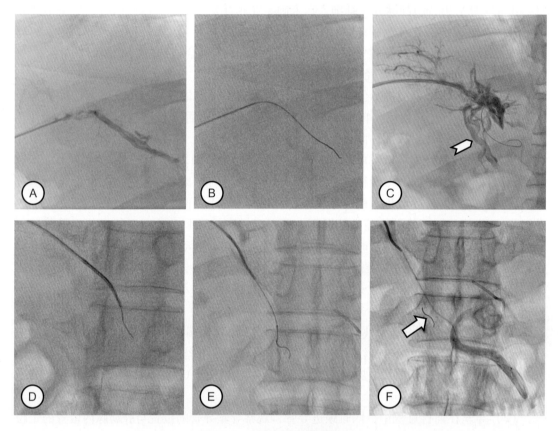

图 4 - 5　开通闭塞门静脉过程

　　A：经皮经肝穿刺门静脉分支，显示门静脉分支节段显影，萎缩变细，形态不规则。B：经穿刺针引入 0.018 in 导丝进入门静脉分支。C：导丝导管技术开通闭塞门静脉的过程中经导管"冒烟"，显示门静脉"鸟嘴样"闭塞，导丝与门静脉主干走行方向不一致。图像中导丝的左侧为 CTPV 血管（▷）。D：重新调整导丝及导管，旋转 DSA 机架显示导丝导管在门静脉主干路径上。E：沿着门静脉主干"真腔"的路径继续送入导丝，在旋转导丝的过程中感觉阻力增大，并发现导丝头端与主体分离，表明导丝头端断裂。F：更换导丝，以微导管辅助继续沿门静脉主干"真腔"向肠系膜上静脉插入，通过微导管造影显示肠系膜上静脉空肠支显影，证实已打通门静脉闭塞段。图像中间微导管旁可见断裂的导丝头端（⇨）。

　　门静脉闭塞开通技术同下肢动脉闭塞开通技术类似，唯风险更高，成功率更低。门静脉肝外段虽然有结缔组织包绕，但没有下肢肌肉组织密实，而且门静脉管壁薄、管腔大、非直线走行。这些特性导致在开通的过程中容易形成夹层并使导丝穿破管壁进入腹腔。在脾切除的患者，失去了经脾静脉途径开通的机会（相当于下肢动脉的逆穿会师技术），一旦经肝穿刺路径无法开通闭塞的门静脉，即宣告手术失败。

　　对于小部分门静脉纤维化闭锁、通过经肝途径导丝导管技术不能开通的患者，需要联合其他技术来完成开通闭塞的门静脉。

2. 经皮经脾途径导丝导管技术

　　对于未做脾切除且脾静脉通畅的 CTPV 患者，当经皮经肝途径导丝导管技术开通门静脉失败后，可以采用经皮经脾途径导丝导管技术开通闭塞的门静脉。门静脉主干闭塞后肝内门静脉分支萎缩变细，引起穿刺成功率降低，而脾静脉主干闭塞后未见脾静脉属支萎缩变细的情形，反而由于脾脏淤血、增大，脾内静脉属支增粗，应该更容易穿刺成功，我们在工作中也未出现脾静脉穿刺失败的病例，但这并不代表穿刺风险比经肝穿刺低。由于脾实质脆弱、脾脏淤血、脾静脉压力高，穿刺脾脏引起出血的风险更高。因此，经皮穿刺脾静脉首先要做好预防穿刺损伤出血的措施。一般情况下穿刺出血量比较少，经及时的处理不会引起严重的后果，如果处理不及时或者处理不当，会引起致命性的大出血。参考第五章病例 19、22 及第六章病例 31 穿刺损伤脾动脉和脾静脉的出血情况及处理方案。

一般把经皮经脾途径开通闭塞的门静脉作为备选方案，但对于技术熟练者，也可作为首选，这样能尽量减少穿刺对肝脏的损伤。手术基本步骤及所需材料同经皮经肝途径穿刺肝内门静脉类似，唯左右方向相反，技术要点及操作过程如下（图 4-6）：

（1）脾动脉内留置导管，术中造影定位并监测是否有穿刺出血。当怀疑出血时，及时对出血动脉进行栓塞。

（2）选择穿刺脾脏中、下极脾内静脉属支。由于脾脏增大，一般以第 9～10 肋间隙腋中线水平作为体表穿刺点。可选择超声引导定位，能清晰显示脾静脉属支的位置及走行，减少穿刺次数，降低出血风险，提高手术成功率。进行超声定位时只要在体表标记好目标脾静脉的肋间隙水平和其在脾内的走行方向即可，然后在透视引导下穿刺。

（3）穿刺针不宜刺入脾脏过深引起脾门处游离血管的损伤，如果发生此种情况，在治疗结束拔除鞘管时建议使用组织胶密实栓塞脾静脉穿刺点及穿刺道，避免发生致命性大出血。

（4）经穿刺针"冒烟"确认穿刺到脾内静脉属支，表现为对比剂在脾静脉内快速流失、在穿刺点无滞留。插入导丝顺畅进入脾静脉主干后再引入 5F 或 6F 桡动脉鞘，通过鞘管造影了解流入道及侧支血管情况，并测量分流前脾静脉或肠系膜上静脉压力。使用 KMP 导管结合 V-18 导丝由门静脉的起始部探寻其"真腔"，并由"真腔"开通闭塞的门静脉主干，进入肝内门静脉分支。后续操作一般会有以下三种情形：①如果只需做门静脉成形术，则经肝导管和经脾导管在肝内门静脉"会师"，由经肝导管使用抓捕器将导丝抓出使之贯通肝-脾增加其稳定性，由经肝路径使用球囊扩张闭塞的门静脉并完成后续的操作，参考第五章病例 22；②如果需要做 TIPS，导管导丝进入肝内门静脉分支后导丝由经肝鞘管引出体外，并在经肝鞘管内沿导丝引入直径 5 mm 或 6 mm 球囊对闭塞的门静脉扩张成形，以 RUPS-100 穿刺针由肝静脉穿刺门静脉内的球囊，继而完成 TIPS 后续的操作（图 4-6）；③如果经脾路径插入的导管导丝不能进入门静脉分支，但能确认其位于门静脉主干"真腔"内，以直径 5 mm 或 6 mm 球囊扩张之，再使用 RUPS-100 穿刺针由肝静脉穿刺球囊，完成 TIPS 后续的操作，参考第五章病例 19。

如果 V-18 导丝不够支撑力，可更换 0.035 in 超滑泥鳅导丝开通。在脾静脉迂曲的情况下，如果扭控导管导丝不能同步跟进，发生弯曲打折，可以使用长鞘辅助提高支撑力。在脾静脉过于迂曲的情况下，导管难以跟进至门静脉主干起始部，不要强行、暴力操作，一旦损伤脾静脉引起出血，其后果不可预测。第六章病例 27 就因为脾静脉过度迂曲致使导管导丝不能到位而放弃分流手术。

（5）手术结束后牢固栓塞脾脏穿刺道。以组织胶牢固栓塞脾脏穿刺道，并造影复查排除出血。

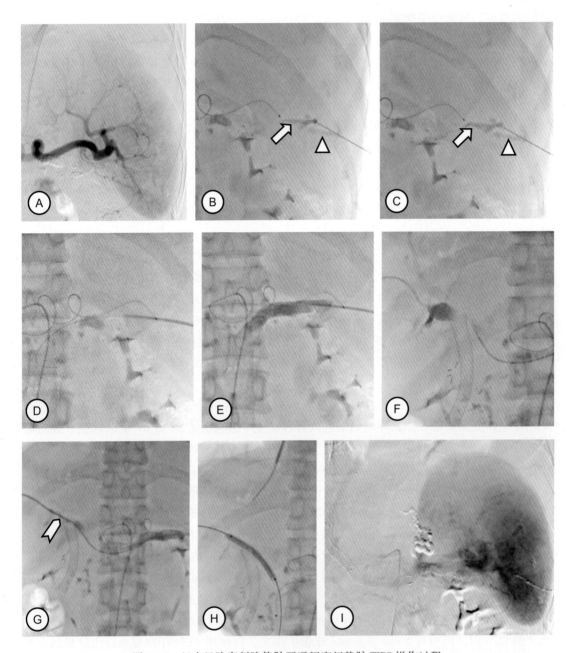

图 4-6　经皮经脾穿刺脾静脉开通闭塞门静脉 TIPS 操作过程

　　本图患者与第六章病例 34 为同一患者。A：脾动脉造影显示脾动脉分布、脾脏形态（末期可显示脾静脉）。B～C：经皮穿刺脾静脉下极属支，可见脾静脉显影（⇨），对比剂无滞留。穿刺针下方阴影（△）为脾实质内滞留的对比剂。D～E：插入导丝显示其沿脾动脉下方自然走行，无折曲，推注对比剂显示脾静脉显影，导丝在对比剂阴影范围内。F～G：导管导丝技术进入门静脉主干"真腔"；开通闭塞的门静脉后将导丝由经肝插入的导管（▷）引出体外，形成贯穿肝、脾的通路。图中网状影为前期植入的胆总管内支架影。H：将经肝鞘管内的导丝插入肠系膜上静脉，以直径 6 mm 球囊扩张闭塞的门静脉，RUPS-100 穿刺针由肝静脉穿刺门静脉内留置的球囊。I：建立分流道后使用组织胶栓塞经皮经脾穿刺道，脾动脉造影显示脾脏染色均匀，无对比剂外溢或滞留，脾静脉及支架分流道显影。

3. 经皮经肝途径腔内穿刺技术

CTPV 患者的闭塞段门静脉若发生纤维化闭锁，使用常规导丝导管技术难以开通，此时可以采用经皮经肝途径腔内穿刺技术开通。此方法引起腹腔出血及损伤周围组织器官的风险更大，对手术者的技术要求较高，所以只是作为介入治疗中"最后的办法"应用于通过其他方式均无法开通闭塞门静脉的少部分复杂患者，建议在经肝入路途径下使用。术中使用的 PTIPS 穿刺针为不锈钢材质，外径为 20 G，内径可通过 0.018 in 导丝（图 4 - 7）。

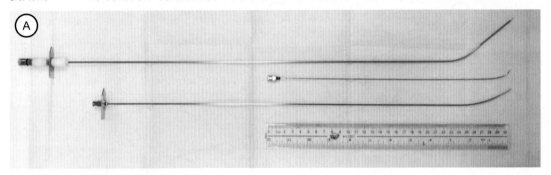

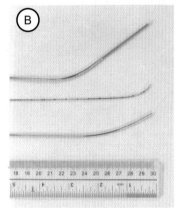

图 4 - 7　PITPS 穿刺针与 RUPS-100 和 RTPS-100 穿刺针对照图

A：全貌图；B：针尖局部放大图。由上往下排列依次为：RUPS-100 穿刺针，直径 0.97 mm 实心针，其套管为外径 1.72 mm 的 5.2F 导管；PTIPS 穿刺针，外径为 0.8 mm（20 G）；RTPS-100 穿刺针，外径为 1.6 mm（16 G）。下方为参照标尺。

手术基本步骤及技术要点（图 4 -8、图 4 -9）：

（1）在肝动脉内留置导管定位，选择经皮经肝穿刺肝右叶 S5 或 S8 门静脉分支，便于调控穿刺针方向自上而下顺势穿刺，并置入鞘管建立经肝穿刺入路。在未切除脾脏的患者可选择经脾静脉插入导管至门静脉汇合部定位。

（2）在经肝鞘管内引入导管并调整导管头端位置使其位于门静脉闭塞处，经导管导丝送入 PTIPS 穿刺针。

（3）PTIPS 穿刺针顺沿肝动脉内定位导管的走向，同时旋转 DSA 机架调整穿刺针的进针方向，使其与动脉内导管保持一定的距离而又不能偏离。在穿刺针与肝动脉内导管相交并证实未穿刺损伤肝动脉后，把导管插入肠系膜上动脉定位，对准肠系膜上静脉和脾静脉汇合部（若有经皮经脾静脉置入定位导管）缓慢推进穿刺针。边穿刺边推注对比剂，观察对比剂有无外溢（穿刺到门静脉外）或者快速流走（穿刺到动脉或侧支血管内）。注意：及时旋转 DSA 机架透视观察，不要使穿刺针和动脉内定位导管在各个角度都重叠，避免损伤肝动脉或肠系膜上动脉甚至腹主动脉。证实穿刺针位于靶血管内且位置合适后，引入导丝交换导管并造影显示流入道及侧支血管情况，测量分流前肠系膜上静脉或脾静脉压力，交换球囊导管对闭塞段门静脉进行扩张开通。

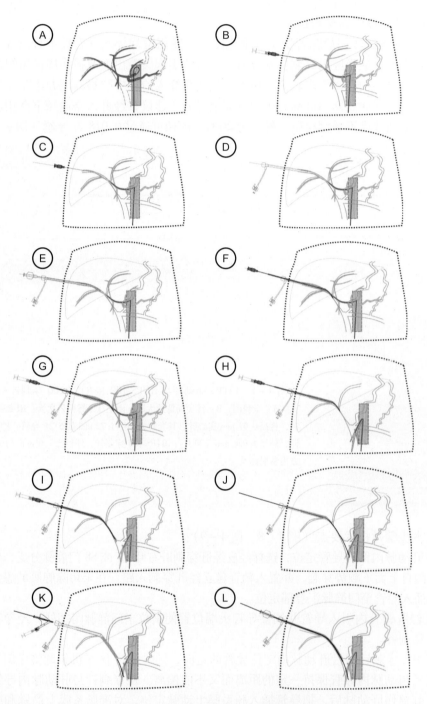

图4-8　经皮经肝途径腔内穿刺技术示意

A：肝动脉造影，了解肝动脉走行、分布，肝脏形态；B：把导管插入肝右动脉，经皮经肝穿刺S8门静脉分支；C：经穿刺针引入导丝进入门静脉分支；D：沿导丝置入鞘管；E：沿导丝在鞘管内置入导管；F：沿导丝在导管内送入PTIPS穿刺针，导管已截断为合适长度；G：在肝动脉内导管的定位下，PTIPS穿刺针沿门静脉主干"真腔"方向穿刺，边进针边推注对比剂；H：在穿刺针接近肝动脉内导管并与其相交叉时，若确认没有损伤肝动脉，把导管插入肠系膜上动脉定位；I：在肠系膜上动脉内导管引导下，继续穿刺；J：穿刺到肠系膜上静脉后引入导丝建立通路；K：经导丝引入球囊扩张门静脉闭塞段；L：经鞘管置入导管进行后续的操作。

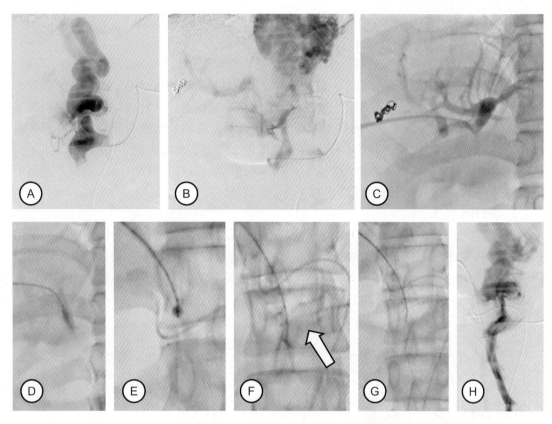

图 4 - 9　经皮经肝腔内穿刺技术开通闭塞门静脉

　　患者女性，44岁，因"肝移植术后1年，反复呕血3个月"诊断为：门静脉主干慢性闭塞，CTPV，门静脉高压症，食管、胃底静脉曲张出血。患者3个月前曾在外院经皮经肝穿刺试图开通闭塞的门静脉未能成功，此次直接经皮经脾穿刺脾静脉尝试开通闭塞的门静脉。A：经皮穿刺脾静脉造影显示脾静脉和肠系膜上静脉管径基本正常，汇合部圆滑，未见门静脉主干残迹，显示粗大迂曲胃左静脉。图像中央纵向走行的条状影为经股动脉插入的导管。B：造影末期图像可见肝内门静脉分支显影。经脾途径开通闭塞的门静脉失败。C：经皮经肝穿刺门静脉造影显示门静脉左右分支汇合部呈"鸟嘴状"闭塞。图像左侧高密度致密影为外院经肝穿刺后栓塞穿刺道所用弹簧圈。D：导丝导管技术未能开通闭塞的门静脉，导管内推注对比剂显示对比剂潴留。E：在导管内送入PTIPS穿刺针，边进针边推注对比剂显示对比剂滞留，穿刺针下方为肝动脉内定位导管。F：继续向前推进穿刺针，推注对比剂显示脾静脉（⇨）浅淡显影。G：经穿刺针引入导丝进入肠系膜上静脉。H：沿导丝插入导管进入肠行系膜上静脉造影，显示肠系膜上静脉、脾静脉近端及胃左静脉，开通闭塞段门静脉成功。

　　此技术要求流入道靶血管粗大、通畅而且穿刺路径不宜过长。粗大的靶血管能提高穿刺成功率，过长的穿刺路径容易引起穿出血管腔外而损伤腹腔脏器，因此闭塞段局限于门静脉主干是比较合适的。除了穿刺过程中损伤肝动脉、肠系膜上动脉或者CTPV血管等可见的风险之外，穿刺损伤胰腺是另一潜在的危险因素，门静脉、肠系膜上静脉及脾静脉三者包裹在胰头内，穿刺、扩张及植入支架后对胰腺的损伤是否会引起严重后果（例如胰瘘），需要进一步的观察，在我们现有的病例当中尚未出现损伤胰腺引起相应并发症者。

　　（二）门静脉成形术

　　Ⅰ型CTPV患者具有通畅的肠系膜上静脉和脾静脉流入道，肝内门静脉流出道通畅，在成功开通闭塞的门静脉后，可以选择门静脉成形术治疗方案。参考第五章病例17和22，比较详细地介绍了 CTPV 患者的门静脉成形术，在此不再赘述。

（三）建立 TIPS 分流道的技术

通俗地讲就是如何由肝静脉穿刺门静脉，这是 TIPS 的技术精华。如何安全、准确、便捷地把 2 条静脉血管贯穿起来，一直是术者追求的目标。2009 年至今，我们在开展介入治疗 CTPV 的过程中，采用了 PTIPS 技术、球囊定位穿刺技术、动脉内导管定位穿刺技术等手术方式建立 TIPS 分流道，通过不断积累病例资料，总结手术经验和教训，经历了由简入繁、由繁入简的过程，手术步骤也逐步规范。下面分别介绍不同方法建立 TIPS 分流道的技术。这些技术主要应用于 CTPV 等复杂门脉高压症患者的 TIPS 手术，也同样适用于普通门脉高压症患者的 TIPS 手术。

1. PTIPS 技术

经皮经肝肝内门体分流术（PTIPS）的技术核心是在开通闭塞门静脉的情况下，采用 PTIPS 穿刺针由狭窄的门静脉"顺行"穿刺通畅的肝静脉或肝后段下腔静脉，从而建立门体分流道。图 4-10 为 PTIPS 手术方式示意图，病例手术过程参照图 4-11，第五章病例 3、9～16 及第六章病例 23、24、32、35、36。

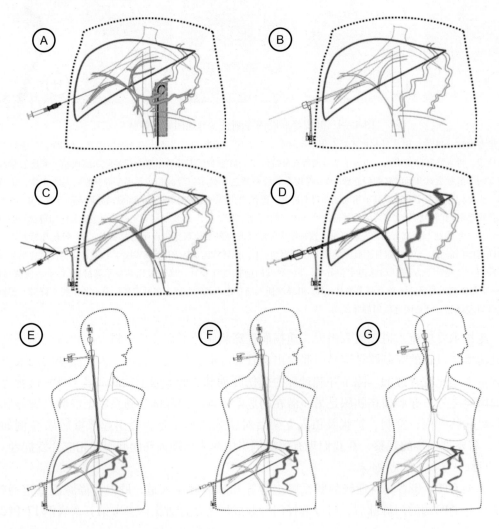

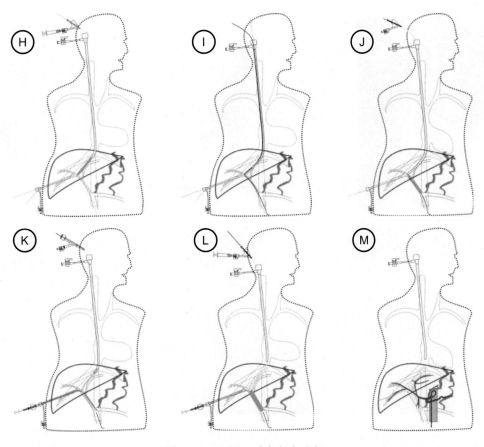

图 4 - 10 PTIPS 手术方式示意

A：在肝动脉造影定位下经皮经肝穿刺门静脉分支。B：插入导丝、置入鞘管。C：导丝导管技术开通闭塞的门静脉，并以球囊预扩张。D：栓塞曲张静脉。E：鞘管内保留 0.018 in 微导丝于肠系膜上静脉（或脾静脉）作为第 1 安全导丝。经右侧颈内静脉插入导管至肝静脉（或肝后段下腔静脉）定位，以 PTIPS 穿刺针由门静脉右干"顺行"穿刺目标肝静脉或下腔静脉。F：经穿刺针插入导丝进入上腔静脉。G：经颈静脉鞘管送入抓捕器并将导丝抓出体外作为第 2 安全导丝。H：沿第 2 安全导丝引入直径 6 mm 的球囊扩张肝内穿刺道。I：将颈静脉长鞘经肝内穿刺道插入门静脉，在长鞘内并行插入超滑导丝经门静脉主干"真腔"进入肠系膜上静脉（或脾静脉），把超滑导丝交换为 Amplatz 导丝作为工作导丝，建立颈静脉 - 肝静脉 - 肝实质穿刺道 - 肠系膜上静脉（或脾静脉）的工作通路。J：沿工作导丝以直径 6 mm 的球囊再次扩张门静脉闭塞段及分流道。K：在经肝导管造影定位下，经工作导丝在分流道内植入支架。L：以与支架同等直径的球囊扩张支架。M：分流道造影，栓塞经肝穿刺道，动脉造影未发现出血征象，患者生命体征稳定，结束手术。

　　PTIPS 手术方式采取的是先开通闭塞的门静脉，并顺势经门静脉穿刺通畅的肝静脉（或肝后段下腔静脉），手术成功率高，但手术过程比较复杂。PTIPS 技术当初是为 CTPV 患者所设计，亦可用于普通门静脉高压及其他复杂门静脉高压症患者，可以作为常规 TIPS 的有效补充，对于各种原因导致常规 TIPS 技术上难以完成的手术，PTIPS 可以为患者提供救治机会（图 4 - 11）。

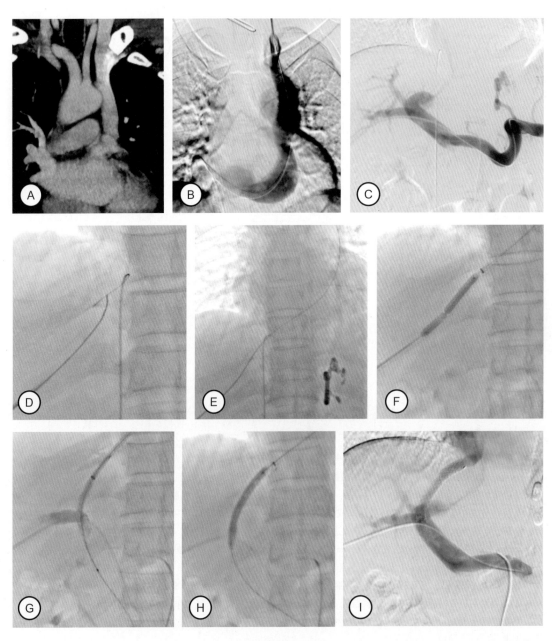

图 4 – 11 利用 PTIPS 技术治疗门静脉高压症合并左侧上腔静脉患者

患者男性，63 岁，因 "反复呕血、黑便 2 年余" 诊断为：乙肝肝硬化门静脉高压症，食管胃底静脉曲张破裂出血，永存左侧上腔静脉变异。在外院行多次内镜下套扎、硬化治疗。A：CT 血管重建显示上腔静脉位于心脏的左侧；B：经左侧颈内静脉造影显示左侧颈内静脉—左侧上腔静脉—右心房直接相连，导丝已经进入下腔静脉。由于路径迂曲，RUPS-100 穿刺套装不能进入肝静脉完成 TIPS；C：经皮经肝穿刺门静脉插入导管进入脾静脉造影，显示脾静脉、门静脉及分支结构基本正常，胃后静脉曲张；D：在经肝鞘管内送入 PTIPS 穿刺针并由门静脉右干穿刺肝静脉，图像右侧及穿刺针的上方为由股静脉插入肝静脉内定位的导管导丝；E：经门脉穿刺肝静脉成功后引入导丝并由左侧颈静脉拉出体外建立肝静脉至门静脉的通路；F：经导丝以直径 6 mm 球囊扩张肝实质穿刺分流道；G：在鞘管内冒烟定位下，在分流道内植入 1 枚 8 mm×7 cm/2 cm VIATORR® 支架；H：以直径 6 mm 球囊扩张支架分流道；I：植入支架后行脾静脉造影，显示脾静脉、门静脉分支及分流道内对比剂充盈良好。

由于在 CT/MR 影像上不能显示门静脉闭塞后的肝内分支,通常认为经皮穿刺肝内门静脉分支难以成功,手术亦无法实施。在临床实践中发现,对于门静脉闭塞的患者,即使在 CT/MR 影像上未能显示门静脉分支,但其末梢分支是通畅的,只是由于血流量小、血管萎缩变细、血流速度慢从而显示不清,但经皮经肝穿刺门静脉分支成功的概率还是比较高的,当然需要具有丰富经验的医生操作。CTPV 患者 TIPS 手术失败的主要原因在于由通畅的肝静脉不能成功穿刺到狭窄闭塞的门静脉,如果反过来操作,先经皮经肝穿刺开通狭窄闭塞的门静脉,再由门静脉穿刺通畅的肝静脉其手术成功率就显著提高了,此即为 PTIPS 的技术思路。

2. 门静脉球囊定位技术

在门静脉狭窄、闭塞的患者,先经皮经肝途径开通闭塞的门静脉,并以球囊扩张成形后留置定位,再通过常规 TIPS 途径由肝静脉穿刺门静脉内扩张后留置的定位球囊就相对容易,大大提高了手术的成功率,简化了操作步骤,宜于临床推广。手术步骤简述如下:

(1)经皮经肝入路(或经皮经脾入路)开通闭塞的门静脉后由鞘管引入直径 5 mm 或 6 mm 球囊扩张闭塞段门静脉,并留置定位。

(2)经颈静脉插入 RUPS-100 穿刺套装进入肝静脉,造影明确合适的肝静脉穿刺点,调整穿刺针方向由肝静脉穿刺门静脉内扩张后留置的球囊,穿中后可见球囊内对比剂外溢,门静脉分支显影。

(3)在 RUPS-100 导管内插入超滑导丝使其由门静脉主干"真腔"进入肠系膜上静脉(或脾静脉)并交换为 Amplatz 导丝,把经肝鞘管内的球囊置换为 KMP 导管并插入肠系膜上静脉(或脾静脉)做造影定位用。

(4)在颈静脉鞘管内插入直径 6 mm 球囊进一步扩张门静脉闭塞段及肝脏穿刺分流道,并将颈静脉鞘管引入至肠系膜上静脉(或脾静脉)。

(5)在 KMP 导管的造影定位下,在分流道内植入支架。

部分 CTPV 患者在 CT 图像上可见充满栓子的门静脉管腔,理论上按照常规 TIPS 方式直接穿刺门静脉"真腔"似乎比较容易,但仍要做好穿刺失败的准备,需要经皮经肝穿刺开通闭塞的门静脉方能完成 TIPS。图 4 – 12 中的病例展示了常规 TIPS 途径穿刺门静脉失败、改由经皮经肝穿刺开通闭塞门静脉并以球囊辅助定位方式完成 TIPS 的手术过程。

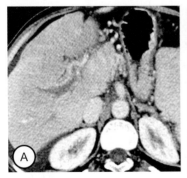
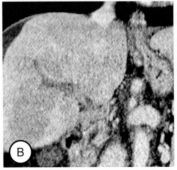
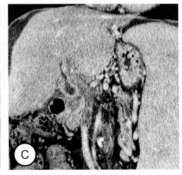

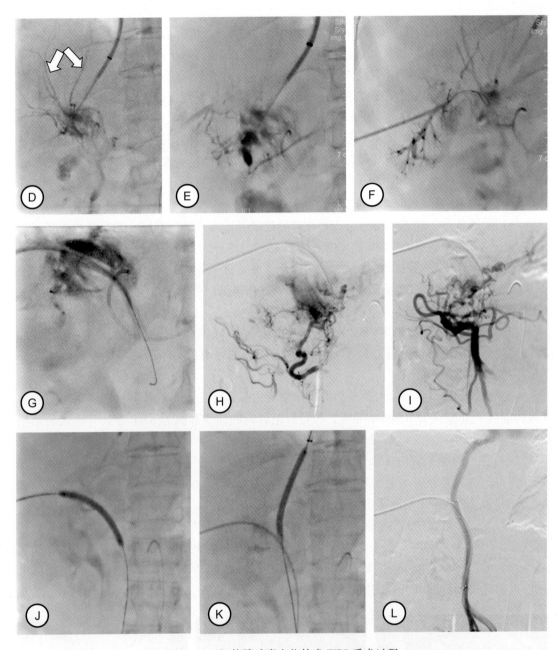

图 4 - 12　门静脉球囊定位技术 TIPS 手术过程

患者女性，59 岁。因"腹痛、腹胀、腹泻 1 个月余"诊断为：肝硬化，门静脉高压症，食管胃底静脉曲张，门静脉、脾静脉及肠系膜上静脉血栓形成、CTPV，腹水。患者有血吸虫病史，血吸虫性肝硬化可能是引起 CTPV 的原因。A～C：腹部 CT 图像显示门静脉左右支及主干、脾静脉及肠系膜上静脉近端充满低密度影，可见管腔形态；部分肝外胆管轻度扩张，管壁增厚。D～E：在肝动脉留置导管定位下，采取常规 TIPS 方式经肝静脉穿刺门静脉，未见门静脉管腔显影，对比剂在肝门区弥散分布，肝内胆管（⇨）显影。F：经皮经肝穿刺肝内门静脉分支显影，管径纤细，边缘毛糙。G、H：导管、导丝插入门静脉造影显示肝门区杂乱 CTPV 血管，局部对比剂聚集。I：开通闭塞的门静脉后导管进入肠系膜上静脉造影，显示肠系膜上静脉及胰十二指肠前静脉显影，肝门区无粗大 CTPV 血管。J：以直径 6 mm 球囊扩张门静脉闭塞段，再以穿刺针由肝静脉穿刺球囊。K：将导丝插入肠系膜上静脉以直径 6 mm 球囊扩张穿刺分流道。L：在分流道植入支架行肠系膜上静脉造影，显示支架分流道内对比剂充盈良好，侧支血管未显影。

3. 肝动脉导管定位技术

从图1－2可见，肝动脉、门静脉及胆管三者并行于 Glisson 鞘内，因此在肝动脉内留置导管可以间接提示门静脉的位置，此为肝动脉导管定位技术的解剖依据，在普通门静脉高压症患者的 TIPS 手术中可以应用，在 PVT 或 CTPV 患者中应用所起的作用更大。建议初学者在此项技术辅助下开展 TIPS，提高穿刺成功率，增加手术的安全性。

"典型 CTPV"的 CT 影像表现为门静脉主干萎缩闭塞、管腔消失，肝内分支显示不清；但有部分 CTPV 门静脉主干及分支管腔内呈现充满血栓的低密度影，管径轻度萎缩，对此部分我们称为"非典型 CTPV"，是处于 CTPV 形成的早期，PVT 未完全机化。肿瘤癌栓引起的 CTPV，门静脉管腔因肿瘤的生长不萎缩反而扩张（参见图3－4及第五章病例20）。非典型 CTPV 和癌栓所致 CTPV 可以按照常规 TIPS 方法由肝静脉直接穿刺充满栓子的门静脉"真腔"完成手术，或者在肝动脉置管辅助定位下穿刺门静脉"真腔"完成手术（图4－13）。

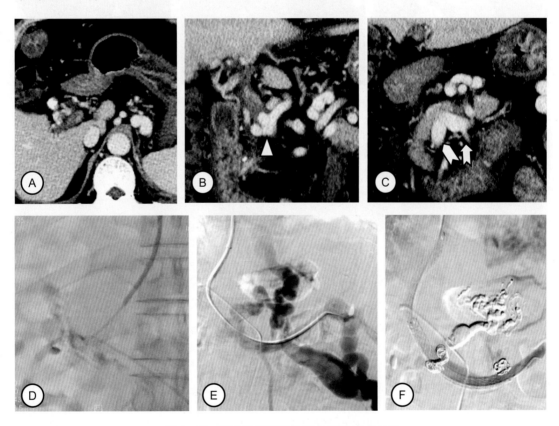

图4－13 肝动脉导管定位技术 TIPS 手术过程

患者男性，77岁，因"反复黑便、呕血1周"诊断为"丙肝肝硬化，门静脉主干及分支血栓形成，CTPV"，考虑为丙肝肝硬化引起 CTPV。A～C：腹部增强 CT 图像显示门静脉管腔内低密度血栓影，远端主干（△）显影并发出曲张的胃左静脉，肝门区可见 CTPV 血管，肠系膜上静脉（▷）及脾静脉（▷）近端显影良好；D：TIPS 术中由肝静脉穿刺门静脉推注对比剂显示对比剂沿门静脉"真腔"走行分布、滞留，图像右下方连续条状影为肝动脉内定位导管；E：开通闭塞的门静脉后插入导管行脾静脉造影，显示脾周、胃周大量曲张血管，脾静脉显影基本正常，门静脉未显影；F：在分流道植入支架后脾静脉造影显示分流道内对比剂充盈良好，曲张静脉已用组织胶＋弹簧圈栓塞。

4. 穿刺粗大 CTPV 血管技术

此技术同非典型 CTPV 的直接穿刺门静脉 "真腔" 不同之处在于，穿刺肝门区粗大的 CTPV 血管（胆管旁静脉或胰十二指肠静脉），要求流入道发出的侧支血管全程显示较粗的管腔进入肝门区。由于此种侧支血管走行迂曲且周围没有实质脏器包裹，呈游离状态，穿刺时容易移位而不易穿中，手术成功率低；侧支血管与胆管、动脉的关系更为紧密，穿刺损伤周围组织的风险更高。建议在肝动脉定位下穿刺，可提高手术的成功率（图 4 - 14）。

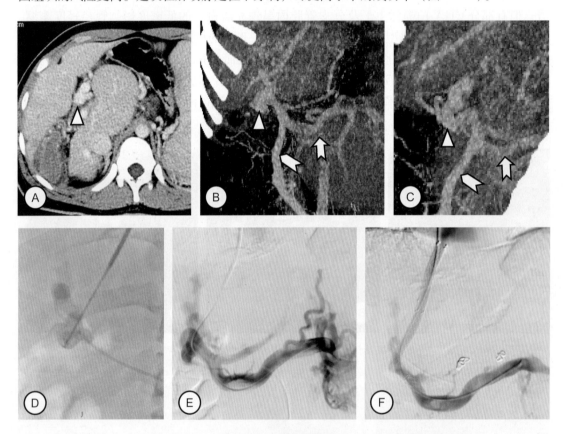

图 4 - 14   肝动脉定位下经肝静脉直接穿刺粗大 CTPV 侧支血管 TIPS 病例

患者男性，18 岁。因 "呕血、黑便半年" 检查诊断为 "肝硬化、PVT、CTPV、门静脉高压症，食管胃底静脉曲张出血"。患者既往曾有 "肝脓肿" 病史，考虑为炎症引起 CTPV。A～C：CT 图像显示肝左叶及尾状叶代偿性增大，肝右叶萎缩；门静脉左右支闭塞，门静脉主干远端与粗大 CTPV 侧支血管（△）直接相连；胃左静脉曲张、肠系膜上静脉（▷）及脾静脉（⇨）显影基本正常；巨脾。D：在肝动脉留置导管定位下，RUPS-100 穿刺针由肝静脉直接穿刺肝门区粗大 CTPV 侧支血管并推注对比剂 "冒烟" 证实。E：导管经 CTPV 血管进入脾静脉造影显示脾静脉及远端门静脉主干显影良好，门静脉主干远端与粗大 CTPV 侧支直接相连，肝内正常门静脉分支未显影；脾门区杂乱迂曲血管，胃左静脉及胃后静脉曲张。F：在分流道内植入 8 mm×8 cm/2 cm VIATORR® 支架及 8 mm×6 cm Fluency™ 支架各 1 枚后行脾静脉造影，分流道显影良好，CTPV 侧支及脾门区曲张血管明显减少，胃左静脉及胃后静脉已用弹簧圈栓塞。

附 1：经肝中静脉穿刺门静脉 TIPS 技术

TIPS 手术中最关键和最复杂的步骤为经肝静脉穿刺门静脉，经典 TIPS 的穿刺方法为经肝右静脉穿刺门静脉右支，在这基础上又延伸出了经下腔静脉穿刺门静脉（左支）、经肝静脉右支/左支穿刺门静脉左支、经门静脉左支穿刺下腔静脉等改良技术。由于部分术式的穿刺角度大，术中往往需要对穿刺器材重新弯曲塑形，无形增加了手术难度和风险。为了使具有资质的手术者掌握 TIPS 的关键穿刺步骤，更安全实施并推广该技术，我们提出了经肝中静脉穿刺门静脉的 TIPS 技术（图 4-15）。

解剖基础：在肝脏 CT 增强冠状面重建图像上，肝中静脉和门静脉右支基本是在同一平面上，即便肝脏萎缩变形，肝中静脉和门静脉左右支之间总有一幅图像显示其在一个平面。因此，穿刺针在一个平面上水平穿刺更易于调控方向，而且大多数情况下不需要对穿刺器材塑形，更容易传递穿刺力。以 RUPS-100 穿刺套装为例讲解经肝中静脉穿刺门静脉右支 TIPS 技术要点（与经典 TIPS 技术共同点在此不再赘述）。

1. 判断肝中静脉及肝中静脉的插管方法

我们首先要掌握在 DSA 图像上如何鉴别肝中及肝右静脉，只有正确无误地确定所选择的为肝中静脉，才能保证后面的手术能顺利地完成。肝中与肝右静脉的鉴别要点为：①汇入下腔静脉的位置不同，肝中静脉多与肝左静脉共同或单独汇入下腔静脉的左前壁（少部分单独汇入下腔静脉前壁），而肝右静脉多单独汇入下腔静脉的右后壁或右侧壁；②开口部形态不同，肝中静脉开口常常伴有生理性狭窄，而肝右静脉开口多较宽大；③走行方向不同，肝中静脉向右前平直走行，造影表现近似水平走行；而肝右静脉向右后斜向下走行，造影表现斜向右下走行。由上所见，导管导丝进入肝中静脉更加困难一些，初学者可以先采用造影导管进入肝中静脉后，利用导丝交换 RUPS-100 套装进入肝中静脉；熟练的术者直接使用 RUPS-100 套装选择进入肝中静脉更简单、方便。先将 RUPS-100 套装伸入下腔静脉，将加硬套管头端方向调至腹侧，后将其沿下腔静脉缓慢回撤至下腔静脉窝内即第二肝门附近，轻微调整加硬套管头端方向及位置来辅助导丝进入肝中静脉，引入穿刺导管进入肝静脉造影，明确为肝中静脉后即可进入下一步操作。

2. 经肝中静脉穿刺门静脉

将加硬套管引入肝中静脉后，根据术前影像上显示的肝中静脉与门静脉之间的空间解剖关系，引入穿刺针至预定肝静脉穿刺点（一般进入肝中静脉 1～3 cm 范围即可），调整穿刺针方向穿刺门静脉。因为在冠状面上，大部分患者门静脉右干和肝中静脉在同一平面，小部分位于肝中静脉稍背侧或稍腹侧，而门静脉左支横部和矢状部位于肝中静脉腹侧，所以经肝中静脉穿刺门静脉右支时，穿刺针方向先沿水平方向穿刺，如果未能穿刺到门静脉再稍向背侧或腹侧微调穿刺角度即可；若选择穿刺门静脉左支横部或者矢状部，则需要向腹侧穿刺。因为肝中静脉与门静脉的空间关系受肝脏形态、肝硬化程度及肝左右叶比例等因素影响，所以针对特定的患者，穿刺针进入肝静脉的深度及穿刺方向需要根据术前的影像进行判断。因为 RUPS-100 套装中穿刺针为 0.038 in 直径弹簧针，硬度偏软，在肝硬化较重、肝质地较硬的患者中穿刺时，穿刺针容易打弯，此时，需要将加硬套管顶入肝实质进行支撑，并以短促的力量进行穿刺。当穿刺过程中有"突破感"时，撤出穿刺针，经穿刺导管回抽见血时手推对比剂"冒烟"明确所穿刺的血管是主支还是分支，是否适合做分流道。一般经肝中静脉所穿中的门静脉血管都适合做分流道，而且分流道也不太迂曲，这是经肝中静脉穿刺的优点，所以即使穿中分支亦不要放弃，而去追求所谓"理想"的门静脉穿刺点。

3. 支架的放置

因为肝中静脉开口大多伴有生理性狭窄，术中放置支架时更加要求其近心端伸入下腔静脉，这样才能最大限度地避免因支架被肝静脉"盖帽"而引起分流道失功的风险。建议在术中使用标记导管或扩张球囊测量分流道长度（见附3），按照测量长度 + 2 cm 的原则来选择覆膜支架长度（非说明书上测量长度 + 1 cm 的原则），以抵消手术后期因支架为适应分流道及肝中静脉而缩短的部分长度，使其仍有足够的长度进入下腔静脉。

本书中的支架被"盖帽"与传统意义上的支架被"盖帽"有所不同，传统的"盖帽"指支架近端端口被肝静脉壁完全盖住引起狭窄、闭塞，导致分流道失功，主要见于使用覆膜支架的病例中；而本书中的"盖帽"泛指所有引起支架两端闭塞导致分流道失功的情况，范围更广，望读者理解。

在选择 VIATORR® 支架覆膜段长度时，说明书要求在测量长度的基础上增加 1 cm 来选择。我们在实际使用中，建议采用测量长度 + 2 cm 来选择，尤其在采用经肝中静脉穿刺门静脉 TIPS 技术中。因为覆膜支架释放后往往要伸入门静脉内 0.5 cm 左右，加上支架的回缩又减少了相应的长度，释放后实际进入下腔静脉的长度也就 1 cm 左右，因此按照测量长度 + 2 cm 的原则来选择覆膜支架的长度更能保证其进入下腔静脉，避免被肝静脉"盖帽"，从而维持分流道的通畅性。

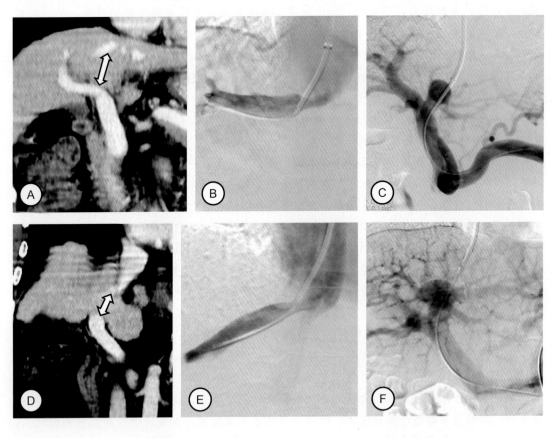

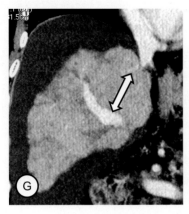 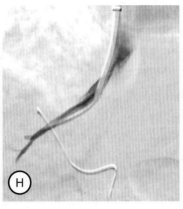 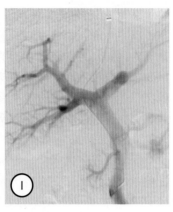

图 4 - 15　三种不同类型肝硬化患者经肝中静脉穿刺门静脉 TIPS 技术

A～C：普通肝硬化患者。A：术前增强 CT 冠状面重建图像显示肝中静脉与门静脉主干及右支在同一平面（⇔）；B：在肝中静脉造影显示其开口生理性狭窄，肝中静脉向右水平走行，RUPS-100 穿刺套装不容易进入；C：经肝中静脉穿刺门静脉成功后导管插入脾静脉造影，显示穿刺点位于门静脉右支起始部。

D～F：重度肝硬化患者。D：术前增强 CT 冠状面重建图像显示肝中静脉与门静脉主干及左支横部在同一平面（⇔）；E：在肝中静脉造影显示其约呈 30°向右下方走行，RUPS-100 穿刺套装比较容易进入；F：经肝中静脉穿刺门静脉成功后脾静脉造影显示穿刺点位于门静脉左支横部。

G～I：肝硬化合并大量腹水患者。G：术前增强 CT 冠状面重建图像显示肝中静脉与门静脉右支在同一平面（⇔）；H：在肝中静脉造影显示其约呈 45°向右下方走行，RUPS-100 穿刺套装比较容易进入；I：经肝中静脉穿刺门静脉成功后肠系膜上静脉造影显示穿刺点位于门静脉右干。

附 2：经下腔静脉窝穿刺门静脉 TIPS 技术

对于肝静脉完全闭塞的布加综合征患者行 TIPS 术，由于无肝静脉穿刺入路，故常常选择经下腔静脉穿刺门静脉完成，类似于目前所谓的 DIPS。DIPS 为经下腔静脉直接穿刺门静脉的门体分流术，手术方式是穿刺针在肝段下腔静脉经过肝尾状叶肝实质直接穿刺门静脉，将支架置放在尾状叶肝实质内建立贯通尾状叶的侧－侧门腔分流道。但此技术存在穿刺针在肝段下腔静脉不易固定、无穿刺着力点等缺陷。目前 DIPS 技术又有改进，从肝静脉开口处的下腔静脉穿刺门静脉左支，类似我们提出的经下腔静脉窝穿刺门静脉（图 4 - 16）。

下腔静脉窝的解剖：肝脏膈面至右心房段下腔静脉（肝上段下腔静脉）局部扩大呈漏斗状，称为下腔静脉窝，肝静脉开口于窝底。其上端为右心房，下端为膈肌、膈下静脉、肝静脉及下腔静脉肝段，长度约为 2.23 cm，直径约为 3.4 cm。穿刺时首先在下腔静脉窝内寻找肝中静脉开口残端，后经肝中静脉残端进针穿刺门静脉完成 TIPS 术。

技术要点包括：

1. 寻找肝中静脉开口残端

肝中静脉开口于下腔静脉窝底，在下腔静脉窝底寻找肝中静脉开口残端作为穿刺点，可保证穿刺路径在肝实质内，并且具有易固定穿刺针、穿刺方向平顺、支架不易被"盖帽"等优势。我们常常直接使用 RUPS-100 套装来寻找肝中静脉开口残端，将加硬套管头端方向调至向前（腹侧），在下腔静脉窝内即第二肝门附近轻微调整加硬套管头端方向及位置，以导丝辅助寻找肝中静脉开口残端，并"冒烟"显示，成功后将加硬套管跟进并使其固定于肝实质内，引入穿刺针调整方向后穿刺门静脉。如果未能找到肝中静脉开口，可将加硬套管固定于下腔静脉窝底前壁（相当于肝中静脉开口处，此处比较容易固定）作为穿刺点穿刺。

2. 经下腔静脉窝穿刺门静脉

BCS 患者常常合并门静脉管径纤细，为了提高穿刺成功率，建议预先在肝动脉内留置导管做间接门静脉定位，帮助术者调整穿刺方向及深度。因为大部分肝静脉完全闭塞型 BCS 伴有肝脏肿大，导致肝实质内穿刺路径较长，在穿刺过程中会出现穿刺针长度不够的情况，此时，需要在进穿刺针的同时跟进加硬套管，在动脉内导管定位下，边进针边调整穿刺方向和深度，直至穿刺到门静脉。

3. 支架的放置

因为此技术是经下腔静脉窝穿刺门静脉，所以支架近心端一定要延伸至下腔静脉内方可确保分流道通畅。另外大部分肝静脉完全闭塞型 BCS 伴有肝脏肿大，分流道较长（超过 10 cm），需要多枚覆膜支架进行拼接，建议在肝实质段使用直径 10 mm 的覆膜支架。

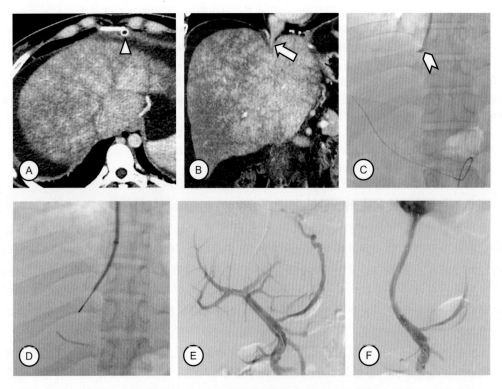

图 4-16 经下腔静脉窝穿刺门静脉 TIPS 病例

患者女性，26 岁，因"顽固性腹胀 6 个月"入院，外院诊断为：Budd-Chiari 综合征，肝静脉广泛闭塞，行门静脉-颈静脉转流手术，术后 1 周症状无好转而转入我院。A：TIPS 术前上腹部增强 CT 提示肝淤血、肿大、染色不均，肝静脉未显影，大量腹水。肝脏腹侧胸骨后为外科转流管（△），其内已形成血栓闭塞。B：冠状面重建图像显示下腔静脉窝（⇨）。C：将 RUPS-100 套管插入下腔静脉窝"冒烟"显示肝中静脉开口部残端（▷），肝动脉内已留置导管定位。D：经肝中静脉残端插入 RUPS-100 穿刺针，向肝动脉内定位导管的方向穿刺。E：肠系膜上静脉造影显示穿刺点位于门静脉左右干分叉部。F：支架植入后再次行肠系膜上静脉造影显示分流道通畅。

以前我们发明过改良 TIPS 技术（称为第一代改良 TIPS 技术，PTIPS 为第二代改良 TIPS 技术）治疗肝静脉闭塞型 BCS，具体方法参考相关文献。由于需要经皮经肝穿刺重新建立一条"肝静脉"，再按常规 TIPS 方式穿刺，手术过程较经下腔静脉窝穿刺操作复杂，现在已经不再应用，在此不再赘述。

附3：扩张球囊测量分流道长度及引入鞘管技术

穿刺门静脉成功后，要求先用标记导管造影、测量分流道长度以选择覆膜支架的长度。测量完数据后，有的手术者直接利用加硬套管扩张穿刺道将 RUPS-100 送入门静脉内，此种方法有撕裂门静脉引起出血的风险；有的术者采用把标记导管更换为球囊，扩张肝实质分流道后退出球囊，引入 10F 鞘管内芯，在内芯的支撑下将鞘管引入至门静脉内，此过程比较烦琐。

为了简化手术步骤、提高效率、做到安全的操作，我们采用扩张球囊测量分流道长度及在球囊支撑下引入鞘管技术，同样达到了选择、释放支架的技术要求，现介绍如下：

（1）经肝静脉穿刺门静脉成功后，引入导丝至肠系膜上静脉或脾静脉，退出加硬套管，经导丝引入 6 mm×6 cm（或 6 mm×8 cm）球囊于分流道内，球囊远端要求进入门静脉，扩张球囊过程中可以观察到上下两个"束腰"，即分别为肝静脉进针点及门静脉进针点。在"束腰"清晰的情况下，经鞘管手推对比剂造影显示肝静脉汇入下腔静脉入口位置，自门静脉进针点的球囊"束腰"至肝静脉汇入下腔静脉入口的距离即为分流道的长度，在此基础上 +2 cm 即为选择植入支架覆膜段的长度（图 4 - 17A、图 4 - 17B）。

（2）缓慢撤除球囊压力，同时向前推送鞘管使其包裹球囊，将二者一起推送至门静脉内，如此即把鞘管引入门静脉内（图 4 - 17C）。

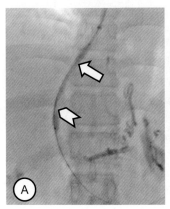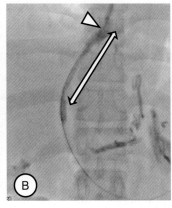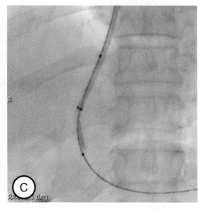

图 4 - 17 扩张球囊测量分流道长度及引入鞘管技术

A：在分流道内插入 6 mm×6 cm 球囊逐步扩张显示上下两个"束腰"征象，上面为肝静脉穿刺进针点（⇨），下面为门静脉穿刺进针点（⇨）；B：经鞘管"冒烟"显示肝静脉汇入下腔静脉位置（△），测量此点至下面束腰的距离（⇔）即为分流道的长度；C：缓慢降低球囊压力，并向前推进鞘管使球囊与鞘管一起进入门静脉。

附4：注射组织胶栓塞曲张静脉的"三个一"和"一个三"方法

在门静脉高压症的介入治疗中，经皮经肝穿刺曲张静脉栓塞术是常用的术式，创伤较 TIPS 小，疗效也较理想，常用弹簧圈或组织胶作为栓塞剂。对单一种材料来说，使用组织胶栓塞曲张静脉较弹簧圈更彻底，疗效更佳。使用组织胶最常见的并发症为异位栓塞，分为顺行异位栓塞和逆行异位栓塞。食管胃底曲张静脉粗大、组织胶通过曲张静脉进入肺内是发生顺行异位栓塞的主要原因，可以先用弹簧圈栓塞粗大曲张静脉减慢血流来预防。逆行异位栓塞是组织胶进入门静脉引起门静脉栓塞，与血液涡流及组织胶粘管被带出曲张静脉有关。为了预防逆行异位栓塞，我们以前曾提出了"三个一"的技术方法，通过不断地积累经验并做了改进，技术要点总结如下：①造影导管插入靶血管不小于 1 cm；②造影导管内插入微导管并超出造影导管头端 1 cm 以上；③组织胶近端距离造影导管不小于 1 cm 时停止注射（图 4 - 18）；④微导管在组织胶内同一部位滞留的时间不要超过 3 min。

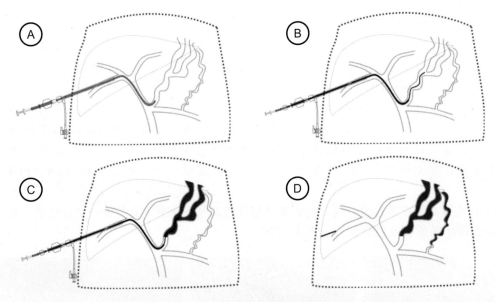

图 4 - 18 注射组织胶栓塞曲张静脉的"三个一"技术示意

A：经皮经肝穿刺门静脉插入5F 或4F 造影导管使其头端进入曲张静脉内 1 cm 以上。B：在造影导管内插入微导管使其超出造影导管头端 1 cm 以上，尽量深入曲张静脉内。C：在微导管内推注组织胶栓塞曲张静脉，组织胶近端返流距离造影导管头端 1 cm 时停止注射；微导管在组织胶内滞留的时间尽量不要超过 3 min，如果需要长时间注射，可以边退微导管边注射组织胶。D：栓塞曲张静脉后拔除导管、鞘管的同时用组织胶栓塞穿刺道。

注意：推注组织胶的速度必须慢！

组织胶与碘化油的混合比例视靶血管情况而定，不是影响栓塞效果的主要因素，一般建议组织胶：碘化油为 1：3 或 1：4。

尽量使用微导管超选择栓塞，微导管能更深地进入靶血管内，使栓塞更彻底，并增加了预防组织胶返流的安全保障。

不要追求"完美"栓塞，"完美"栓塞就是"过度栓塞"！由于组织胶的流动性，在其远端已经凝固、近端没有凝固的情况下，此时所栓塞血管近端的压力低，组织胶易向近端返流，血流的涡流会进一步带动组织胶返流到门静脉内引起异位栓塞。

在使用组织胶进行血管内栓塞治疗时，除了担心异位栓塞外，还担心组织胶粘管而导致导管拔不出。在脑血管内使用组织胶若发生粘管，后果非常严重，甚至会致命；在外周血管内发生虽然没有那么严重，但也要尽量避免。初学者往往担心粘管而在组织胶没有凝固的情况下拔管，此操作反而容易带动组织胶移位，引起异位栓塞，同时又可能导致栓塞不完全。在曲张静脉内注射组织胶时，当组织胶向近端返流，在其返流段长度不超过 3 cm

且距离造影导管不小于 3 cm 的情况下，可以暂停注射等待 1 min 左右，使组织胶部分凝固后再继续注射，使其向周围曲张血管内充分弥散，增大栓塞范围。

注射组织胶后多长时间拔出微导管，也就是说微导管能在组织胶内滞留多长时间而不被粘住？未见具体数据。我们发现，微导管与组织胶的黏附性与其品牌有关，而且差异较大，可能与微导管表面的涂层材料不同有关，当然也与微导管在组织胶内滞留的时间有关。黏附性强的微导管在拔管时会带出组织胶引起异位栓塞，甚至完全粘住而不能拔出微导管，造成微导管断裂在体内的情况。我们遇见两例分别使用泰尔茂微导管（Progreat® TERUMO®）和波科微导管（Renegade™ HI-FLO™ Kit Boston Scientific）注射组织胶时发生严重粘管而拔断的情况（图 4-19）。我们的经验：微导管在同一部位的组织胶内滞留时间不要超过 3 min，如果超过 3 min 仍未栓塞完全，可以向外拔动微导管使其脱离该位置的组织胶，重新调整位置继续注射，直至栓塞满意。

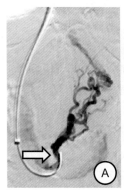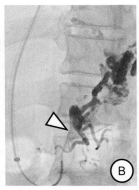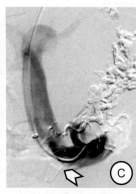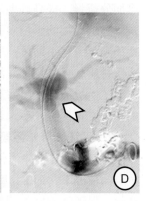

图 4-19　组织胶栓塞胃左静脉时粘管导致微导管被拔断

TIPS 术中使用造影导管辅助微导管注射组织胶栓塞曲张的胃左静脉，使用波科微导管（Renegade™ HI-FLO™ Kit Boston Scientific）插入曲张静脉内，组织胶（意大利 GEM S. R. L GLUBRAN® 2）与碘化油按 1∶4 缓慢注射，注射时间超过 5 min。A：显示造影导管进入胃左静脉（⇨）开口内超过 1 cm。B：微导管深入贲门区的曲张静脉内注射组织胶，组织胶返流至曲张静脉近端，距离造影导管超过 1 cm（△）。C：微导管粘管被拉断后，剩余部分一端埋在组织胶内，大部分（▷）漂浮在门静脉内。可见胃左静脉的盲端显影。D：在分流道植入支架后，断裂的微导管随血流移位至门静脉左支，未影响分流道及门静脉血流。

以上各种因素，都有可能影响手术的效果，术者视具体情况而定，谨记不必追求完美栓塞，毕竟在 TIPS 术中栓塞曲张静脉只是辅助手段。

（四）支架的选择及放置

CTPV 患者 TIPS 分流道需要贯穿：下腔静脉、肝静脉、肝实质、门静脉主干全程，甚至还要覆盖脾静脉或者肠系膜上静脉的一部分，分流道往往比较长，大多数超过 10 cm，需要不同型号的多枚支架进行组合拼接而成。当采用经皮经肝途径腔内穿刺技术开通门静脉闭塞段时，还存在穿刺、扩张闭塞血管时破裂出血的风险。因此，对分流道的要求既要保持其长期通畅性，又不能影响重要属支的血液回流及对曲张静脉的栓塞治疗，更要保证手术的安全，所以要合理搭配使用覆膜支架和裸支架，以起到最佳的效果。

1. 支架的选择

目前所使用的血管覆膜支架主要有 Fluency™、Wallgraft™、VIABAHN® 及 VIATORR®。VIATORR® 支架作为唯一一款 TIPS 专用支架，无论在支架的顺应性及分流道远期通畅率上均有其优势，为常规 TIPS 手术首选。VIATORR® 支架覆膜部分长度有 5 cm、6 cm、7 cm、8 cm 等不同规格，直径有 8 mm 和 10 mm 两种规格，常规 TIPS 每台手术使用一个支架即可。而 CTPV 患者 TIPS 分流道往往超过 10 cm，经常存在一个 VIATORR® 支架长度不够的情况。在肝组织坚硬、分流道折角、血流不顺畅的情况下，Fluency™ 支架提供了更好的支撑力，较 VIABAHN® 支架更为合适。

临床上常用直径 8 mm 的 VIATORR® 支架，在普通门静脉高压患者 TIPS 中是合适的。针对 CTPV 患者是否合适？我们的初步经验为：在分流道长度小于 10 cm 的患者，使用直径 8 mm 的覆膜支架；分流道长度大于 10 cm 的患者，建议使用直径 10 mm 的覆膜支架以增加分流量、提高远期通畅性。

远端续接的延伸向肠系膜上静脉或脾静脉流入道的裸支架的直径，选择与流入道血管直径同等或略小即可，避免直径过大刺激流入道的血管，导致内膜增生而发生闭塞。建议选择材质软、柔顺性好的支架，以免支架释放后的弹性回直与流入道血管成角，引起局部狭窄、血栓形成、闭塞。在使用多枚支架的情况下，如何组合使用，尚没有这方面的指南推荐及文献参考，手术者只能依据现有的支架合理地搭配使用。

2. 保证脾静脉通畅或合理减少脾脏血流

对于 CTPV 合并消化道出血的患者，在肠系膜上静脉和脾静脉流入道皆有血栓累及或狭窄的情况下，即Ⅱb 型患者，如果要保证一条流入道的通畅，建议将支架远端延伸至脾静脉，保证脾静脉的通畅、降低脾静脉压力，对后期预防出血更为有利，如图 4-20 所示，参考第三章图 3-11 及第五章病例 5、7、11、21。若脾静脉闭塞无法开通或通畅性不佳，即Ⅱc 型，可以联合部分性脾动脉栓塞术或外科脾切除术，减少脾脏来源的血流量从而降低再发出血的危险，参考第三章图 3-12 及第六章病例 24。

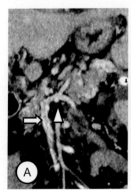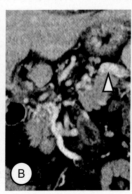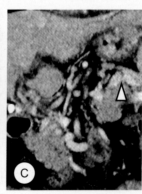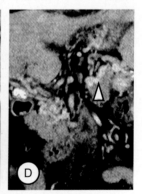

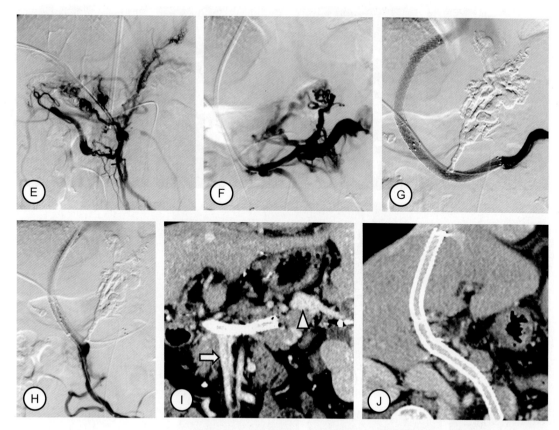

图 4-20 在 Ⅱ b 型 CTPV 患者 TIPS 手术中, 支架延伸到脾静脉建立分流道方式

患者男性, 37 岁, 因"反复呕血、黑便 3 年, 再发伴腹胀 1 个月"诊断为: 食管胃底静脉曲张出血、门静脉高压症、脾功能亢进、PVT、CTPV、溶血性贫血, 考虑患者 CTPV 与血液系统疾病有关。A～D: 腹部 CT 增强冠状面重建图像显示肠系膜上静脉内有线样低密度影 (⇨, 考虑为陈旧性血栓), 脾静脉 (△) 近端变窄、远端断续显影, 门静脉主干及分支未显影; E、F: 开通闭塞的门静脉后分别行肠系膜上静脉和脾静脉造影, 显示肠系膜上静脉和脾静脉近端管腔变窄、管壁毛糙, CTPV 侧支血管显影, 胃左静脉及胃后静脉曲张; G、H: 在脾静脉及分流道内依次植入 8 mm×8 cm E-Luminexx™ 支架、8 mm×8 cm VIABAHN® 支架及 8 mm×8 cm/2 cm VIATORR® 支架各 1 枚后脾静脉及肠系膜上静脉造影, 显示流入道及分流道充盈良好, CTPV 血管未显影, 胃左静脉已用组织胶栓塞; I、J: 术后 1 年复查腹部 CT 增强显示脾静脉 (△) 及支架分流道内对比剂显影良好, 肠系膜上静脉 (⇨) 显影较前改善。

3. "人"字形支架放置方式

同样在 Ⅱ b 型患者中, 若要保证 TIPS 术后脾静脉和肠系膜上静脉流入道均通畅, 可以采用"人"字形支架放置方式。操作方法: 在分流道内放置覆膜支架后, 远端续接裸支架至脾静脉, 再通过裸支架网孔植入同等直径的裸支架至肠系膜上静脉, 使用与裸支架同等直径的球囊依次扩张肠系膜上静脉和脾静脉支架 (反之亦可)。见本章图 4-21、图 4-29 及第五章病例 6、9 及第六章病例 30、34。

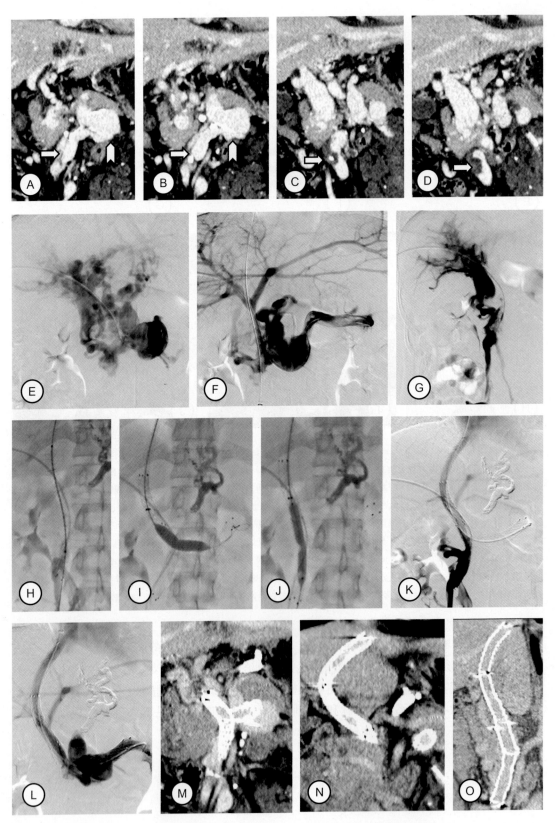

图 4 - 21　Ⅱb 型 CTPV 患者采用"人"字形支架放置方式的 TIPS 手术

患者女性，42 岁，因"反复呕血、黑便 2 年，再发 2 周"诊断为：乙肝肝硬化；慢性门静脉闭塞合并 CTPV；门静脉高压症：食道胃底静脉曲张破裂出血。考虑患者 CTPV 与乙肝肝硬化有关。A～D：腹部 CT 增强冠状面重建图像，显示肠系膜上静脉近端（⇨）血栓形成，脾静脉近端瘤样扩张（▷），粗大 CTPV 血管，肝内外胆管轻度扩张。E～G：开通闭塞的门静脉后造影，显示肝门区粗大 CTPV 血管，门静脉主干及分支纤细，脾静脉近端瘤样扩张，中远段形态基本正常，肠系膜上静脉形态不规则，可见充盈缺损影；胃左静脉曲张。H：在分流道近端植入 1 枚 8 mm×8 cm/2 cm VIATORR® 支架后在其远端至肠系膜上静脉植入 1 枚 8 mm×10 cm E-Luminexx™ 支架。I：通过支架网孔在脾静脉至分流道内植入 1 枚 8 mm×8 cm E-Luminexx™ 支架，并以直径 8 mm 球囊扩张。J：以直径 8 mm 球囊扩张肠系膜上静脉及分流道支架。K：肠系膜上静脉造影显示肠系膜上静脉及支架分流道显影良好，侧支血管消失，肝内门静脉分支浅淡显影。L：脾静脉造影显示脾静脉及支架分流道显影良好，近端仍呈瘤样扩张，曲张静脉已用组织胶栓塞，侧支血管未显示。M～O：术后 1 年复查 CT 显示肠系膜上静脉、脾静脉及支架分流道显影良好，脾静脉近端仍呈瘤样扩张。

文献中未见此种植入支架手术方式，我们将此主要应用于伴有消化道大出血（呕血为主）的 IIb 型 CTPV 患者中，此部分患者 TIPS 术后如不能保证脾静脉的通畅，可能达不到有效降低局部门静脉压力的目的。我们也发现部分脾静脉不通畅的 IIb 型患者（第五章病例 8），支架放在肠系膜上静脉近端，TIPS 术后经抗凝等综合治疗，能使脾静脉进一步开通；另有一部分肠系膜上静脉不通畅的 IIb 型患者（第五章病例 11），支架放在脾静脉，TIPS 术后抗凝治疗使肠系膜上静脉通畅性改善。故此，"人"字形支架放置方式是否必要？远期疗效是否更优？需要大宗病例对照研究。在此仅为大家展示一种手术方式，望大家对此种少见疾病一起研究，找寻更优的治疗方案。

（五）结束手术

植入支架后经导管直接肠系膜上静脉和脾静脉造影了解流入道、分流道通畅情况，食管胃底曲张静脉是否消失，并测量分流后肠系膜上静脉或脾静脉压力、中心静脉压力，并记录 PPG。以组织胶栓塞经肝、经脾穿刺道，动脉造影排除穿刺脏器出血，间接门静脉造影显示肠系膜上静脉及脾静脉回流情况并与分流前对照。如果患者无穿刺损伤出血征象，生命体征稳定，可按体重比静脉推注低剂量肝素（2 000～3 000 U），结束手术。

CTPV 患者 TIPS 手术流程

（1）颈静脉置管：测量分流前中心静脉压力。

（2）间接门静脉造影：经肠系膜上动脉和/或脾动脉行间接门静脉造影，了解门静脉系统侧支血管情况。

（3）动脉造影并留置导管定位：肝动脉造影并留置导管于肝右动脉定位（经皮经肝途径）；或脾动脉造影并留置导管于脾动脉内（经皮经脾途径）。

（4）开通闭塞段门静脉：选择合适的穿刺路径及体表穿刺点，经皮经肝穿刺肝内门静脉分支并以导丝导管技术开通闭塞段门静脉。若开通失败，针对脾静脉通畅的患者，采用经皮经脾途径导丝导管技术开通。若两种途径均失败者，可根据情况采用经皮经肝途径腔内穿刺技术开通。

（5）造影、测压：开通门静脉后行直接肠系膜上静脉和/或脾静脉造影并测量分流前门静脉压力。

（6）扩张、栓塞：以直径 5～6 mm 球囊扩张闭塞段门静脉，栓塞食管胃底曲张静脉；球囊扩张后留置于门静脉内作为穿刺目标。球囊扩张和栓塞曲张静脉此两步可以交叉进行。

（7）穿刺门静脉建立工作通路：RUPS-100 穿刺针由肝静脉穿刺门静脉内留置的球囊，插入导丝导管至肠系膜上静脉或脾静脉，并交换为 Amplatz 导丝建立工作通路。以直径6 mm 球囊全程扩张分流道，把 10F 鞘管引入至分流道远端。

（8）释放支架：在经肝或经脾导管造影定位下，在分流道内植入合适直径和长度的支架，并以同等直径的球囊扩张支架。

（9）造影、测压：肠系膜上静脉或脾静脉造影观察分流道血流情况，测量分流后肠系膜上静脉或脾静脉压力及中心静脉压力。

（10）栓塞穿刺道：拔除经肝或经脾鞘管的同时以组织胶全程牢固栓塞穿刺道。

（11）动脉造影复查：肝动脉及脾动脉（穿脾患者）造影，排除肝（脾）穿刺出血；间接门静脉造影了解门静脉系统及支架分流道血流情况。

（12）结束手术：患者生命体征稳定，拔除鞘管压迫止血，结束手术。

以上介入技术并非一成不变，尤其在 CTPV 的 TIPS 手术中，除了规范应用基本的诊疗技术之外，随机应变、交替应用多种技术、细心、坚持是手术成功的重要因素。在打通闭塞门静脉的过程中，往往在准备放弃的时候，"突然"就成功了。

六、术后处理

（一）术后监测及治疗

监测患者生命体征及血液指标。术后心电监护 12～24 h；即刻复查血常规、凝血功能、肝肾功能及 D-二聚体，视情况每天或者隔天复查相关指标直至出院；及时行腹部彩超检查有无腹腔出血及其他手术相关并发症，并记录支架内血流速度；必要时腹部增强CT 复查。静脉应用护肝、质子泵抑制剂及支持治疗的药物，口服乳果糖预防肝性脑病，根据血液指标及患者反应调整药物剂量及使用时间。

（二）术后抗凝治疗

为避免穿刺损伤引起腹腔、胸腔出血，术后当天暂不予抗凝治疗。

因为 CTPV 患者 TIPS 分流道较长、多枚支架拼接，且大部分患者存在血栓形成的易发因素，所以术后支架内血栓形成、闭塞的概率比普通 TIPS 患者高，在无抗凝禁忌的情况下，建议长期抗凝治疗。

第 2 天复查血常规、凝血功能，如果患者血红蛋白无下降，生命体征稳定，给予标准剂量低分子肝素或新型口服抗凝药（利伐沙班、达比加群等）抗凝。出院后继续口服抗凝药，可选用维生素 K 拮抗剂（华法林）或新型口服抗凝药。使用华法林时，控制 PT-INR值在 2.0 上下，因华法林起效较慢，需与低分子肝素重叠使用 3～5 天。利伐沙班起始剂量 10 mg q.d.，达比加群 150 mg b.i.d.。药物剂量根据凝血功能结果及个人副反应调整。由于术后的抗凝以预防血栓形成为主，在分流道通畅无血栓形成的情况下，不需要足量口服抗凝药物，通常情况下，华法林每天半粒至 1 粒，新型抗凝药以预防剂量即可，我们称之为"半量抗凝法"。

对于合并血液系统疾病的个别患者，可能需要长期使用低分子肝素方可达到有效预防血栓的效果。对于脾切除术后血小板升高超过正常值的患者同时口服阿司匹林 0.1 g q.d.抗血小板聚集；血液系统疾病引起血小板升高的患者，需要应用干扰素、羟基脲或靶向药物才能有效地控制病情、降低血小板，维持分流道的长期通畅性。

如果患者的凝血功能差，或者不能耐受抗凝治疗，可给予口服活血化瘀之类的中成药辅助治疗。

在抗凝治疗的情况下，即使发生分流道失功，也能一定程度上避免分流道及流入道内长段血栓形成，方便失功分流道的修复，参照第五章病例 5 和第六章病例 32。

七、并发症及处理

下面论述与手术密切相关的并发症，至于肝、肾功能等出现异常情况按内科治疗方案处理。

（一）腹腔出血

腹腔出血是 TIPS 常见且严重的并发症，第六章病例 28 ～ 32 详细介绍了 TIPS 术中、术后不同类型的出血并发症及处理措施，可供参考，在此不再赘述。

（二）分流道失功

分流道失功是指由分流道狭窄、闭塞或其他原因引起分流量减少、门静脉压力升高，导致门静脉高压症状复发的表现。据文献报道，采用 Fluency™ 支架 TIPS 术后 1 年、2 年、5 年的分流道失功率分别为 12%～ 19%、20%～ 30%、30%～ 40%。随着 TIPS 专用支架的应用，TIPS 术后分流道失功率明显下降，术后半年、1 年、2 年的累计一期通畅率分别为 91.5%、86.2%、83.1%。以上数据来自普通门静脉高压患者 TIPS 资料，对于 CTPV 患者，TIPS 分流道较长，且需要多枚支架拼接，大部分患者还存在易形成血栓的因素，所以术后分流道失功的发生率较普通患者为高，由于没有大宗病例报道，暂无分流道失功的相关数据。我们的资料显示术后半年、1 年、2 年、3 年累计一期通畅率分别为 77.5%、71.7%、63.4%、54.4%，累计二期通畅率分别为 87.0%、84.7%、79.0%、74.7%。

CTPV 患者 TIPS 术后分流道失功的主要原因包括：①流入道血流不足，支架内无充足血流冲刷而易形成血栓闭塞。②支架近端位置不当，覆膜支架近端靠近肝静脉穿刺点，内膜增生引起支架近端狭窄、闭塞；或者覆膜支架位于肝中静脉开口处，由于此处生理性变窄，支架受到血管的包裹发生内膜增生而引起狭窄、闭塞。③支架远端位置不当，见于 VIATORR® 支架远端覆膜部分未进入通畅的流入道、未完全覆盖血栓，引起血栓长入分流道。④流入道端裸支架选择不当，裸支架的直径超过流入道血管的直径 20% 以上或裸支架硬度较大，刺激血管内膜增生引起局部狭窄、闭塞，并继发血栓形成。⑤患者自身合并的"易栓"因素使支架内血栓形成的风险大大增加。⑥抗凝药物使用不当。

TIPS 术后分流道失功的处理方案包括：①接触性溶栓，必要时抽栓，适用于术后早期形成的新鲜血栓。②对原分流道进行球囊、支架成形术，即导管导丝通过闭塞的原分流道进入通畅的流入道后，经导丝引入球囊对分流道进行扩张，一般选择与支架同等直径的球囊。球囊扩张后若血流仍不通畅，则于原分流道内植入支架进行修复，可以选择裸支架或覆膜支架，远端使用材质较软的裸支架或者覆膜支架，此为主要的修复方法，安全、快速、有效。当然也有其缺点，分流道内再次植入支架以及其内的血栓或增生的内膜减小了分流道内径，降低了分流量。③平行 TIPS 治疗，即重新建立新的分流道，参考第五章病例 14，这是我们仅有的 1 例以平行 TIPS 技术修复 CTPV 患者失功分流道。CTPV 患者原本就是通过闭塞的门静脉建立 TIPS 分流道，平行 TIPS 在技术上有困难，因此主要选择对原分流道进行修复。④增加抗凝药物的剂量或更换抗凝药物，根据患者的病情不同选择使用低分子肝素、华法林及新型抗凝药物。

TIPS 术后支架内血栓形成是分流道失功的最常见原因，对于局限性、未影响血流、无症状的新鲜血栓，加强抗凝治疗可使血栓溶解消失；对于引起门静脉高压症状或者有潜在脱落危险的栓子，则需要更积极的手术治疗。如果患者无继发消化道出血，可以对血栓进行接触性溶栓、抽栓及球囊扩张碎栓等交替进行，溶栓药物可以选择尿激酶，以 10 万单位（U）q. 3. h.～ q. 8. h. 持续滴注，根据患者纤维蛋白原浓度（Fib < 2.0 g/L 减量，Fib < 1.0 g/L 停药）、临床症状及时调节药物的剂量（图 4 - 22）。如果溶栓 72 h 效果不佳，或者为亚急性及慢性血栓，给予支架成形术。

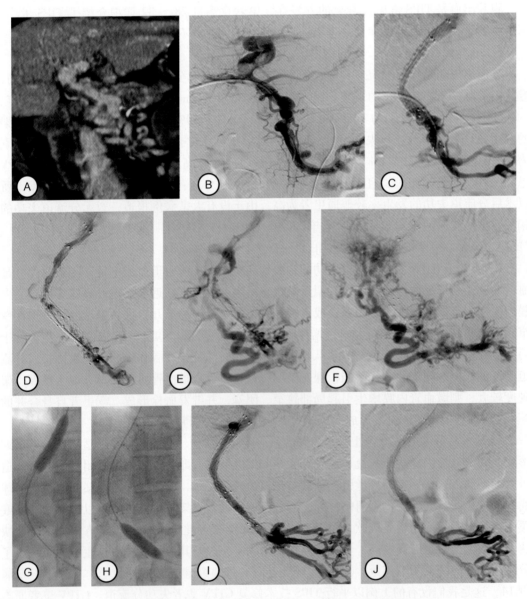

图 4 - 22　CTPV 患者 TIPS 术后支架内血栓形成溶栓治疗

患者女性，29 岁，因"脾切除术后 5 年，呕血伴黑便 3 个月"诊断为：门静脉血栓形成、CTPV，门静脉高压症，食管胃底静脉曲张出血，脾切除术后。考虑患者 CTPV 为脾切除所致。A：肝脏 CT 重建图像显示门静脉主干管腔变细，形态不规则，可见附壁低密度血栓影，门静脉右支显示不清，左支可见，肝门区迂曲 CTPV 血管显影。B：经皮经肝穿刺导管插入肠系膜上静脉造影显示肠系膜上静脉空肠支显影，近端扭曲；门静脉主干变细，形态不规则，边缘毛糙，左支可见低密度充盈缺损影；肝门区纤细 CTPV 血管影。C：在分流道内植入 10 mm × 8 cm 和 10 mm × 10 cm E-Luminexx™ 支架各 1 枚，并以直径 8 mm 球囊扩张后造影显示肠系膜上静脉及分流道充盈良好。D～F：术后第 3 天复查彩超发现分流道内无血流信号，直接插管至分流道内造影显示支架内对比剂断续显影，多发不规则充盈缺损，肝门区粗大 CTPV 血管影，源自胰十二指肠后下静脉。G、H：在支架内以直径 10 mm 球囊扩张。I：球囊扩张后即刻造影显示大部分管腔内对比剂充盈，局部仍见充盈缺损。J：以尿激酶 10^5 U q. 6. h. 溶栓 3 天后造影，显示分流道内充盈缺损基本消失，侧支血管未显影。

图 4-22 的患者术中使用直径 10 mm 的裸支架，以直径 8 mm 的球囊扩张，支架没有完全膨胀，分流道直径偏小；从第三幅图中可知支架中间接近直角；术后又未及时抗凝。受到以上几种因素影响，导致分流道血栓形成、失功。因为患者近期无出血症状，所以发现血栓后给予接触性溶栓治疗，达到了较好的效果。第六章病例 29 同为术后短期内形成的新鲜血栓，由于该患者术中发生出血并发症，发现 PVT 后采取了在分流道内再次植入支架的方式，既达到了疗效又保证了安全。

第五章病例 2、4、6～7、9～10、14、16 及第六章病例 23、33～34、37 在术后中、远期随访时发现分流道内血栓形成，病例 2、4、7、9、14、16、23、37 通过支架成形术再次达到比较好的近、中期效果，而病例 33～34 治疗效果不佳。本组 CTPV 病例 TIPS 术后分流道血栓形成的比率较高，与病情复杂、临床经验等各种因素有关，如何预防血栓形成，提高疗效，成为我们目前面临的主要问题之一。

附 5：经皮经肝穿刺支架修复失功分流道技术

在对闭塞失功的分流道进行修复的过程中，导丝导管成功进入分流道是关键步骤。大多数情况下经颈静脉入路通过导丝导管配合能成功进入分流道完成修复，少数情况下，如支架伸入下腔静脉过长、支架肝静脉端内膜增生导致完全闭塞等，导管导丝难以通过支架近端开口进入分流道，此时，可以采取经皮经肝穿刺支架修复失功分流道技术完成。

该技术要点如下：由肝脏右下缘斜向头侧穿刺支架中上部分管腔，穿刺成功后引入导丝，由于穿刺方向与导丝行进的方向一致，因此导丝具有足够的支撑力使其在支架内由下往上穿出支架端口，再在颈静脉鞘管内插入抓捕器在下腔静脉窝、右心房或者上腔静脉内抓捕导丝建立通路完成后续的操作，具体操作方法如图 4-23 所示。

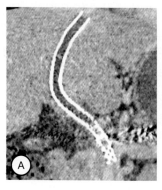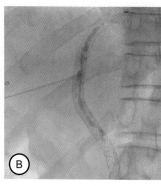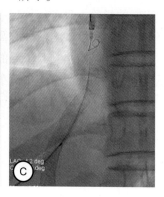

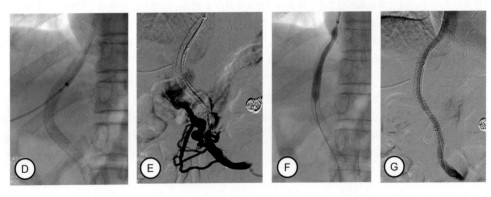

图 4-23　经皮经肝穿刺支架修复失功分流道病例

A：不明原因 CTPV 患者 TIPS 术后 10 个月肝脏增强 CT 重建图像显示支架内全程血栓低密度影；B：因经颈静脉途径导丝导管未能进入闭塞的支架，以 21 G Chiba 针经皮经肝穿刺支架中上段，"冒烟"显示支架内断续线样对比剂显影；C：经穿刺针引入 V-18 导丝穿出支架近心端并使用抓捕器由颈静脉鞘管拉出体外；D：以直径 6 mm 球囊扩张支架近端开口后沿导丝将鞘管引入至原分流道支架内；E：插入导管至肠系膜上静脉造影，空肠支及粗大 CTPV 血管显影，分流道内无对比剂充盈；F：以直径 8 mm 球囊扩张分流道支架远端显示球囊"腰征"；G：在分流道内植入 1 枚 8 mm×15 cm VIABAHN® 支架，使支架两端覆盖狭窄闭塞处，再次肠系膜上静脉造影显示分流道通畅，侧支血管未显影。

第五章病例 5 分流道失功的修复方法与此相同。此方法开通闭塞分流道简单易行，手术成功率高，创伤不大，为大家提供借鉴。

（三）肝性脑病

TIPS 术后肝性脑病是广大医患共同担忧的问题，影响患者生活质量甚至生存期，成为影响 TIPS 技术推广的重要因素。普通门脉高压患者 TIPS 术后肝性脑病的发生率为 10%～50%，CTPV 患者的发生率文献未有详细的报道，我们的数据约 14.9%，多数症状轻微，仅有 2 例因为分流量过大需要介入限流术治疗。对 TIPS 术后肝性脑病治疗中的共性问题可参考各临床指南，其中术后饮食及药物治疗是基础，此处介绍介入技术方面预防与治疗肝性脑病的方法。与介入技术相关的肝性脑病主要是由支架分流道直径粗，引起分流量过大所致。此种情况大多发生于普通肝硬化、门静脉高压的患者，肝硬化重、肝功能差、分流道短，术后容易发生肝性脑病，需要通过缩小分流道直径即限流术来治疗。对易发生肝性脑病的患者，我们术中采取预限流技术来限制分流道直径，对于降低肝性脑病的发生有显著的临床价值。如何判断患者是否需要预限流来预防肝性脑病，又不致引起分流量不足？我们的经验：患者年龄超过 75 岁，Child-Pugh 评分大于 9 分（肝功能 C 级），且以消化道出血为主要症状的门静脉高压症患者，建议给予 TIPS 分流道预限流。在肝功能指标中，通过胆碱酯酶来判断患者的肝功能代偿能力、TIPS 术后是否易发肝性脑病比较简单、直观、可靠。如果胆碱酯酶值小于 2000 U/L，术后发生肝性脑病的概率较高，建议术中预限流；如果小于 1000 U/L，不建议做 TIPS。

附 6：TIPS 分流道限流术

TIPS 术后肝性脑病与分流道直径粗、分流量大有关者，可考虑通过分流道限流术治疗。与上面提到的术中预限流术相比，TIPS 术后的限流术也可称为后限流术。分流道限流术是指通过各种方法将分流道直径缩小，减少门静脉血分流量来控制肝性脑病。分流道限流方式目前尚无标准的方法，手术医生根据实际情况随机应变。国内部分学者采用植入"缝扎法"自制的限流支架于分流道内，即将直径 8 mm 或 10 mm 的覆膜支架在体外用缝线缝扎出 6 mm 束腰，此方法制备限流支架的过程较为复杂，难以推广。我们采取在原分流道内直接植入较小直径（6 mm）覆膜支架的方法亦达到限流的作用，此法手术过程简单，且临床疗效较为肯定，现介绍如下。

手术要点：①经颈静脉途径将导丝导管沿原支架分流道插入肠系膜上静脉或脾静脉，行分流道造影并测量限流前门体压力梯度；②经导丝引入直径 6 mm 覆膜支架于原支架分流道内并释放；③再次行分流道造影并测量限流后门体压力梯度，结束手术（图 4-24）。一般情况下，经过限流手术处理后患者肝性脑病均可得到有效的控制，第六章病例 35 采用了如上的限流技术达到了目的，第五章病例 13 则采用了另一种限流技术，可供参考。

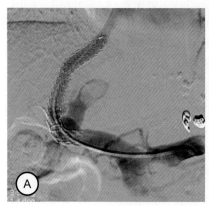
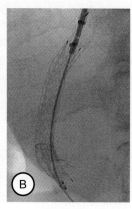
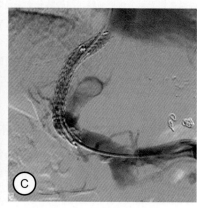

图 4-24　普通肝硬化门静脉高压症患者 TIPS 分流道限流手术

患者男性，43 岁，因"肝硬化，反复消化道出血"行 TIPS，术中使用 8 mm×7 cm/2 cm VIATORR® 支架，术后半年内反复发作显性肝性脑病，药物治疗效果不佳，行分流道限流术治疗。A：造影导管经原分流道进入脾静脉造影显示分流道通畅，门静脉左支主干显影，内可见充盈缺损影，测得限流前门体压力梯度为 9 mmHg；B：于原分流道中段拐弯处植入 1 枚 6 mm×6 cm Fluency™ 支架进行分流道限流；C：限流后再次行脾静脉造影显示分流道血流通畅，测量限流后门体压力梯度为 11 mmHg。

因为在直径 8 mm 的分流道内放置直径 6 mm 的支架理论上存在支架移位的风险，所以在支架的选择及定位上有一定的要求。建议选择径向支撑力较强的支架作为限流支架，我们常规选择 6 mm×6 cm Fluency™ 支架作为限流支架，此支架的两端呈喇叭口状，张开后能插入原支架内起到固定作用，一定程度上避免了支架滑动。手术中放置支架时，利用原 TIPS 分流道的弧度，将限流支架稳定置于原 TIPS 分流道拐弯处，这样可以避免支架脱出原分流道而进入心脏引起严重并发症。

另外亦可在分流道内两个支架之间再插入一根导管，先释放限流支架，再通过导管内送入合适直径的弹簧圈使其撑在限流支架与原支架之间，辅助固定限流支架（图 4-25）。

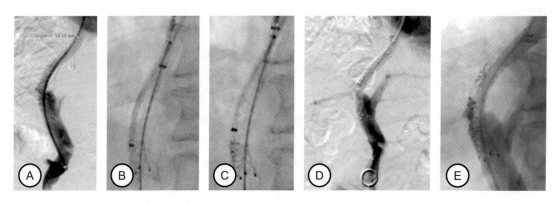

图 4-25 TIPS 分流道限流术

患者男性，66 岁，因"乙肝、肝硬化，反复消化道出血"行 TIPS，术中使用 8 mm×7 cm/2 cm VIATORR® 支架，术后 5 个月发作显性肝性脑病，药物治疗不佳，行分流道限流术治疗。A：经右锁骨下静脉插入 6F 鞘管进入肠系膜上静脉造影显示分流道通畅，门静脉分支未显影。下腔静脉上端可见经右颈静脉插入的 9F 鞘管。B：将 9F 鞘管插入分流道内，在其内引入 8 mm×6 cm Fluency™ 支架，自分流道远端预释放约 2/3，再把 6F 鞘管回撤至 2 个支架之间。C：在 6F 鞘管内插入 5F 导管并在两层支架之间填充弹簧圈。D：填充弹簧圈后释放限流支架，在肠系膜上静脉内造影显示分流道通畅，门静脉左右支显影。E：未减影图像可见两层支架之间的弹簧圈影，限流支架局部管径缩小，直径约为 6 mm。限流支架内充盈对比剂。

附 7：TIPS 分流道预限流技术

分流道的直径直接决定了分流量的大小，这是引起肝性脑病发生的主要因素。目前 TIPS 专用 VIATORR® 支架最小直径为 8 mm，国内各中心在 TIPS 术中亦多选择直径 8 mm 支架建立分流道。患者一旦因为分流量大而术后出现顽固性肝性脑病，则需要通过各种限流手段来缩小分流道直径纠正肝性脑病（如上附 6）。近年来，我们针对术前肝功能较差、预计术后出现肝性脑病风险较高的普通门静脉高压症患者，在 TIPS 术中进行预限流，将分流道直径缩小为 6 mm，大大降低了此类患者术后肝性脑病的发生率，下面简介此项技术。

手术要点：①分流道通路建立后，经导丝引入 1 枚 6 mm×4 cm 金属裸支架（限流支架）于肝实质段分流道内，限流支架远心端平齐门静脉壁缓慢释放，并以直径 6 mm 球囊扩张支架；②经导丝再次将 RUPS-100 的 10F 鞘管通过限流支架送入门静脉主干内，在鞘管内常规引入直径 8 mm 的 VIATORR® 支架释放在分流道内，使限流支架箍在 VIATORR® 支架外形成"束腰"，再以直径 6 mm 球囊充分扩张支架分流道。这样直径 6 mm 的分流道就建立完成（图 4-26）。

注意事项：①限流支架不宜过长，我们常选择 4 cm 长度的金属裸支架，当然亦可选择其他规格的支架，如直径 5～7 mm 的肾动脉球扩支架，长度更短，可能更合适，唯操作更复杂些。②限流支架远心端尽量不要进入门静脉腔内，否则会影响 VIATORR® 支架的释放及定位。临床中偶尔会碰到 VIATORR® 支架绑线卡住限流支架头端导致 VIATORR® 支架无法释放的情况，此时建议通过旋转鞘管及支架推送杆来改变 VIATORR® 支架的位置将其绑线与限流支架头端分离，切忌暴力操作以免导致严重后果。③切记在引入

VIATORR®支架之前要将10F鞘管通过限流支架送入门静脉主干超过限流支架2 cm处；④VIATORR®支架两端覆膜段长度要超过限流支架长度，覆膜段完全覆盖限流支架。

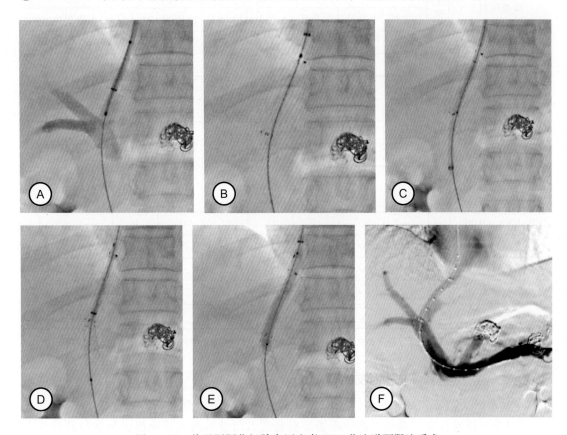

图4-26 普通肝硬化门脉高压患者TIPS分流道预限流手术

A：于肝实质段分流道内引入1枚6 mm×4 cm E-Luminexx™支架作为限流支架，通过鞘管"冒烟"定位，使支架远心端平齐门静脉上壁，不要进入门静脉腔内；B：释放支架；C：将10F鞘管通过限流支架送入门静脉主干内超过限流支架2 cm处，并向鞘管内插入8 mm×6 cm/2 cm VIATORR®支架；D：鞘管内VIATORR®支架覆膜部分平齐门静脉上壁释放；E：以直径6 mm球囊充分扩张支架分流道；F：植入支架后脾静脉造影显示门静脉左右支及支架分流道显影良好，分流道通畅。

八、随访及处理

在预防分流道失功、提高远期疗效、发现肝脏相关的其他病变方面，密切的随访是至关重要的。建议患者分别在TIPS术后1个月、3个月和6个月复查各项指标，血液指标包括血常规、凝血功能、肝肾功能、电解质、血浆氨、D-二聚体、肝癌筛查，肝炎患者复查病毒定量，腹部超声，并至少复查1次胃镜。以后每隔半年复查1次腹部超声和/或腹部增强CT检查，了解分流道及其他情况（表4-3）。如果发现分流道内血栓形成或者闭塞失功、患者门静脉高压症状复发，按照上述分流道失功处理方案执行。在患者分流道通畅的情况下，对临床症状、血液指标异常及罹患肝脏肿瘤的患者，给予针对性治疗。

表4-3 中山大学附属第三医院介入科 CTPV 患者 TIPS 随访流程

检查项目	术前	术后								
		住院期	1 个月	3 个月	6 个月	12 个月	18 个月	24 个月	每半年*	每半年*
体格检查	√	√	√	√	√	√	√	√	√	√
血常规	√	√	√	√	√	√	√	√	√	√
凝血功能	√	√	√	√	√	√	√	√	√	√
肝肾功能	√	√	√	√	√	√	√	√	√	√
血浆氨	√	√	√	√	√	√	√	√	√	√
D-二聚体	√	√	√	√	√	√	√	√	√	√
甲胎蛋白	√	—	—	—	—	—	—	—	—	—
HBV-DNA（乙肝）	√	—	√	√	√	√	—	√	—	√
HCV-RNA（丙肝）	√	—	√	√	√	√	—	√	—	√
腹部超声	√	√	√	√	√	√	√	√	√	√
腹部 CT 或 MR	√	—	√	—	√	√	—	√	—	√
上消化道内镜	√	—	√	—	√	√	—	√	—	√
肝性脑病检测	√	√	√	√	√	√	√	√	√	√

注：*24 个月后，每半年交替进行表中第 10、第 11 列所列"√"项对应的检查。

附 8：告门静脉海绵样变病友书

尊敬的病友，您目前所患"门静脉海绵样变"，是一种非常复杂的"疾病"。

"门静脉海绵样变"是指门静脉阻塞后引起进入门静脉的血流受阻，导致门静脉压力增高，为改善门静脉供血而在肝门区形成海绵状迂曲的侧支血管。这是人体一种自我保护的代偿性改变。当代偿良好的时候，可无任何临床症状，此时无须担心，定期复检，防患于未然即可。当代偿不够的时候会引起门静脉高压的症状，主要有下述情况：

（1）消化道出血：可为呕血、黑便或便血。

（2）腹水：出现少量至大量腹水，甚至顽固性腹水。

（3）脾大及脾亢：脾大压迫周围器官引起不适，脾亢引起血小板降低及凝血功能差。

（4）黄疸：身目黄染、尿黄，大便变白。

引起门静脉海绵样变的病因有很多，最常见的是门静脉血栓后遗症，引起门静脉血栓的疾病有肝硬化、脾切除、腹部炎症、腹部手术、腹腔肿瘤、血液系统疾病、使用某些药物等，最常见脾切除术后，也有部分为先天性门静脉发育异常。

门静脉海绵样变的治疗有很多方法：

（1）药物：抑制胃酸、保护胃黏膜药物，如奥美拉唑、胃舒平等；普萘洛尔减慢心率从而减少门静脉血流量降低门静脉压力，减少静脉曲张破裂出血的风险。

（2）内镜：可对食管胃底的曲张静脉进行预防性或治疗性的套扎、硬化剂或组织胶注射，降低出血风险。由于本病复杂，有效的治疗手段不多，受各地医疗水平所限，大多数患者采用以上相对保守的治疗。

（3）介入治疗：以门体分流术 TIPS 为主，部分患者需联合脾栓塞，这是目前最理想的治疗方法。对于药物联合内镜治疗后仍反复出血或不适宜内镜治疗者，可考虑 TIPS。TIPS 手术有助于降低门静脉压力，控制胃出血，同时缓解腹水。对于门静脉海绵样变者，由于手术的复杂性，能有效开展 TIPS 的单位不多，是否需要、是否合适进行 TIPS，需要有经验的医生结合临床症状并充分阅读腹部 CT/MR 片后，方能做出决定。强调一点，患者能做 TIPS 的先决条件是存在通畅的肠系膜上静脉和/或脾静脉流入道。

（4）外科搭桥转流手术及肝移植：对血管条件要求高，能接受该手术的患者极少。

门静脉海绵样变 TIPS 的预后，主要与原发病症有关，总体上说预后较好。肝昏迷（肝性脑病）是所有 TIPS 术后患者所面对的共同问题，通过饮食控制及药物辅助治疗，是可防可控的，无须闻之色变。门静脉海绵样变患者 TIPS 术前的入肝血流有限，所以术后肝昏迷的发生率更低，基本不用担心。

针对我国存在大量门静脉高压患者，门静脉海绵样变发病率也越来越高，而且大部分为中青年，甚至为儿童患者。针对这一临床难题，中山三院介入科经过多年潜心临床研究，创新了多种技术，攻克了多项难关，来打通闭塞的门静脉，每年为大量复杂患者完成 TIPS 或 PTIPS，从 4 岁的幼儿到 80 多岁的老人，手术成功率超过 90%，取得了满意的临床疗效，各项指标居于国内外领先水平。

希望此文对您了解该病有所帮助，祝您健康！

附 9：门静脉海绵样变患者 TIPS 术后宣教

由于 CTPV 病情复杂、严重，术后一定要注意以下问题：

1）术后短期内静养、休息，终身禁酒！可从事适度体力活动，术后短期不宜驾驶或从事高空作业。遵医嘱按时服药，定期或按需复查。

2）术后 1 个月是肝昏迷（肝性脑病）的高发时期，轻度发作时表现为性格改变、行为异常、睡眠倒错、反应迟钝等，严重时可表现为嗜睡甚至昏迷。肝昏迷有许多诱因，常见有高蛋白饮食、便秘、感染、消化道出血、药物反应等，以下具体交代：

（1）饮食：高蛋白饮食是 TIPS 后肝昏迷的最主要诱因，因此要特别注意饮食。以精细粮食、产气少的食物为主，如米饭、面条、藕粉、南瓜、青菜水果等，低盐低油清淡饮食。尽量少食多餐。手术 1～2 周后，如医生无特殊交代，可以开始适量摄入蛋白食品。起始 1 周蛋白食品摄入量控制在每天 20 g 以内（4 钱），每日三餐均衡分配，之后可逐渐增量至每天 50 g 左右（1 两）。进食蛋白应以植物蛋白为主（如豆腐等），动物蛋白（荤）需严格控制，因荤菜（猪肉、牛肉、羊肉尤甚！）是诱发肝昏迷的重要因素；荤菜中以鱼（注意鱼刺）、牛奶、去皮鸡鸭肉较好。如果没有肝昏迷，进食动物蛋白的量可逐渐、少量增加，进食量以不感到头晕、嗜睡、迷糊为度，这个过程需患者及家属共同摸索。

（2）便秘：注意保持大便通畅（每天 2 次成形软便为宜），因为便秘会诱发肝昏迷。在不发生腹泻的前提下，每天服用乳果糖，以保证大便通畅及"肠道清洁"，具体用量可在医生交代的基础上自行摸索调整。术后可多吃新鲜蔬果，促进排便。

（3）注意防寒添衣，避免感冒发烧。

（4）药物：若发生轻度肝昏迷，可按医嘱口服门冬氨酸鸟氨酸颗粒剂（瑞甘），若症状仍不能缓解请及时到就近医院的介入科/消化科/感染科/肝病科就诊，或与主诊医师联系，或至本院急诊科就诊。术后服用的其他药物主要有：护肝、退黄、预防血栓等多种，根据病情不同，每个人并不一样；而且每个人在不同的时期，根据检查结果不同，也需要调整服用药物的剂量和种类。不要盲目服用保健品或偏方。术后若有其他疾病需要用药或手术，要遵从相关专科医师指导，就诊时要说明做过门体分流手术而且在服用抗凝药物。

3）部分患者要术后抗凝治疗。服用抗凝药物的目的是预防血栓形成，保持支架通畅。若服用华法林，则至少服用半年，每天服用1次，剂量因人而异，详见"TIPS术后患者口服华法林注意事项"。其他新型抗凝药物则相对简单，按医嘱服用即可。

4）术后需要复查的项目有：血常规、凝血功能、肝肾功能、肝脏彩超、腹部CT等，以评估病情变化，指导后续治疗。

5）部分患者术后会出现手、腿肿的现象，可能是肝功能减退导致白蛋白降低或回心血流增多致心功能变差的缘故，可以在当地医院检查心脏、肝肾功能后评估是否需要补充白蛋白或服用利尿片，晚上睡觉时脚下垫个枕头抬高脚有助于改善水肿。如果肿胀仍较严重，就要注意是否发生了支架堵塞，要尽快返院复诊。

附10：TIPS术后患者口服华法林注意事项

目的：预防分流道血栓形成。

（1）华法林用法：每天1次，起始每次半片至1片（国产规格为2.5 mg，进口规格为3 mg），每天定时服用，定期复查凝血功能，并根据医师指导动态调整口服华法林剂量（每次加减四分之一片为宜）。

（2）口服华法林后需到就近医院复查凝血功能，重点监测凝血酶原时间（PT）及国际标准化比值（PT-INR），保持PT-INR在2.0上下（具体需遵医嘱），并每周复查凝血功能。PT-INR超过3.0时需停服药1次，1天后以原剂量的一半开始服药；PT-INR未达标时需加量。每次调整华法林剂量后需于3～5天复查凝血功能，若复查2次以上凝血功能达标，可每1～2月复查1次。

（3）服药期间若出现少量口腔黏膜、鼻腔、皮下出血，不必惊慌；若出血量较多，或发生明显便血、血尿等情况，请到就近医院就诊，并与主管医师取得联系。

（4）服药期间需保持饮食规律，因食物及药物会对华法林的药效带来影响，若饮食发生较大变化，需及时复查凝血功能。

（5）服药期间，避免剧烈运动及磕碰。

（6）华法林存在致畸可能，服药期间如需怀孕，请听从专科医师指导。

（李名安　罗骏阳　张有用　邵　硕　刘　涛）

第四节 门脉性胆道病及其治疗

门脉性胆道病是指胆管受周围海绵样变血管压迫而引起的胆道梗阻表现，如反复发作的胆管炎、梗阻性黄疸、胆石症等。肝脏 CT/MR 及胆道造影表现为肝外胆管受压，呈现出扭曲、变形、粗细不均等多种病变形态。在 CTPV 患者中，胆管扩张的发生率约占80%，大部分患者无症状，只有5%左右表现为胆道梗阻症状，本组病例门脉性胆道病的发生率约为3%。

一、门脉性胆道病的分型

Chandra 等人曾提出一种基于胆道造影形态异常表现的门脉性胆道病分型。Ⅰ型病变仅累及肝外段胆管；Ⅱ型仅累及肝内段胆管；Ⅲa 型累及肝外胆管和一侧肝内胆管；Ⅲb型累及肝外胆管和双侧肝内胆管，临床上多见Ⅰ型和Ⅲ型。

Vikram Bhatia 则认为门脉性胆道病存在 7 种典型的胆道造影表现：

（1）外缘压迫/凹陷：可见胆道壁光滑的指压状压迹，其轮廓呈结节样，每个凹陷的深度超过对比剂充盈的胆道宽度的1/4，可有多个凹陷/压迹（图 4-27A）。

（2）浅凹陷/压迹：胆道造影可见沿胆总管壁分布多个光滑的不连续的凹陷，每个凹陷的深度不足对比剂充盈的胆道宽度的1/4（图 4-27B）。

（3）不规则的管壁轮廓：由连续的深度不超过管径1/4的浅凹陷造成的胆总管形态改变，为不规则细波浪状，有时与第 2 种表现混淆。

（4）狭窄：狭窄病变长短不一，判断是否狭窄一方面根据病变段胆道管径与病变远端正常充盈的胆道的相对管径宽度而定（图 4-27C），另一方面狭窄病变可伴有近端胆道的扩张，而且在引入球囊并扩张球囊使其达到工作压过程中显示狭窄段病变压迫球囊形成的"腰征"。根据狭窄程度相对于相邻的正常段胆道是否超过2/3，可将狭窄病变分为轻到中度和重度两类，多与狭窄共同存在。

（5）近端扩张：当近端胆道管径相对于临近正常段胆道宽径超过 1.5 倍时，将其定义为近端胆道扩张，这种扩张也可以根据扩张段胆道管径是否超过 2 倍正常管径分为轻到中度和重度两类。

（6）充盈缺损：在这类患者中，常可在胆道造影图像上看到圆形、椭圆形或长条状等多种形状的充盈缺损病变，之所以认定其为充盈缺损，是因为这些病变的三面或周围都是对比剂，形成充盈缺损征象的可以是结石，也可以是突出于管腔内的曲张血管，也可以是血凝块（图 4-27D）。

（7）胆道成角：胆道成角通常是由于 CTPV 的侧支循环中沟通胰十二指肠前上静脉和胰十二指肠后上静脉的血管沿着胰头部上缘走行导致胆管扭曲而致（图 4-27E）。

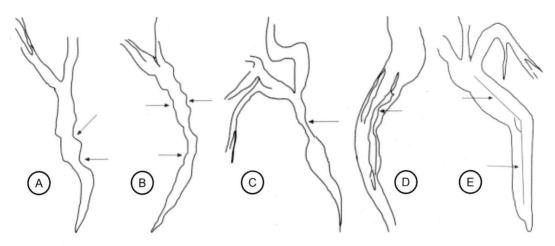

图 4 - 27　Vikram Bhatia 分型门脉性胆道病胆道造影表现示意

A：外缘压迫/凹陷；B：浅凹陷/压迹；C：狭窄；D：充盈缺损；E：胆道成角。VIKRAM B. Endoscopic retrograde cholangiography in portal cavernoma cholangiopathy-results from different studies and proposal for uniform terminology [J]. Journal of clinical and experimental hepatology, 2014（4）：S37 - S43.

二、门脉性胆道病的治疗

在门脉性胆道病的治疗上要兼顾门静脉高压症和胆道梗阻，由于肝门区域、胆管周围和整个肝十二指肠韧带有丰富的曲张静脉，如果按照一般原则进行胆道外科手术解除胆道梗阻，手术时易引起这些曲张壁薄且压力高的静脉破裂，止血困难，手术难以进行。作为整体的治疗，无论普通外科还是肝移植，疗效皆不佳。ERCP 植入胆道支架并对食管胃底曲张静脉硬化套扎适用于门脉性胆道病患者的治疗（图 4 - 28），以 PTCD + TIPS 为主的综合介入治疗在理论上更具优势，PTCD 先控制胆道梗阻症状，TIPS 降低胆道周围曲张静脉的压力而减轻对胆道的压迫，能更有效地治疗门脉性胆道病（图 4 - 29）。

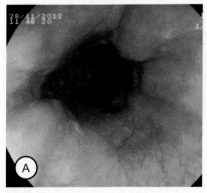
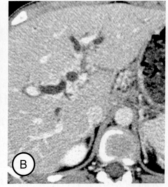
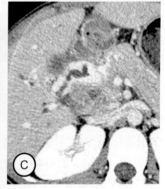

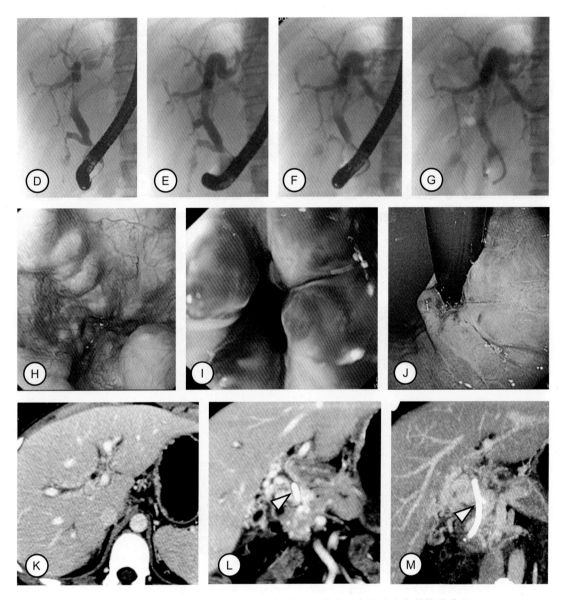

图 4-28　ERCP 植入胆道支架治疗门脉性胆道病及套扎治疗食管静脉曲张

　　患者男性，15 岁。因"身目黄染伴脐周隐痛 2 周"于 2013-01-01 入院，诊断为：CTPV，梗阻性黄疸。患者无可追溯的常见引起 CTPV 的病因，因此其 CTPV 病因未明，由于年龄较小，可能为先天性。A：2012-11-28 胃镜检查显示食管下段静脉轻度曲张，红色征（-）；B、C：2012-11-30 胸部 CT 检查发现肝内外胆管、胆总管扩张，CTPV；D~G：2013-01-06 ERCP 显示胆总管狭窄，肝总管轻度受压，肝内胆管扩张，在胆管受压狭窄段植入塑料支架；H~J：2013-04-23 复查胃镜检查显示食管下段重度静脉曲张，红色征（+），胃底贲门处重度静脉曲张，红色征（+），给予套扎治疗；K~M：2013-04-25 上腹部 CT 显示肝内胆管扩张程度减轻，胆管周围大量海绵样变曲张静脉丛，支架管（△）在位。

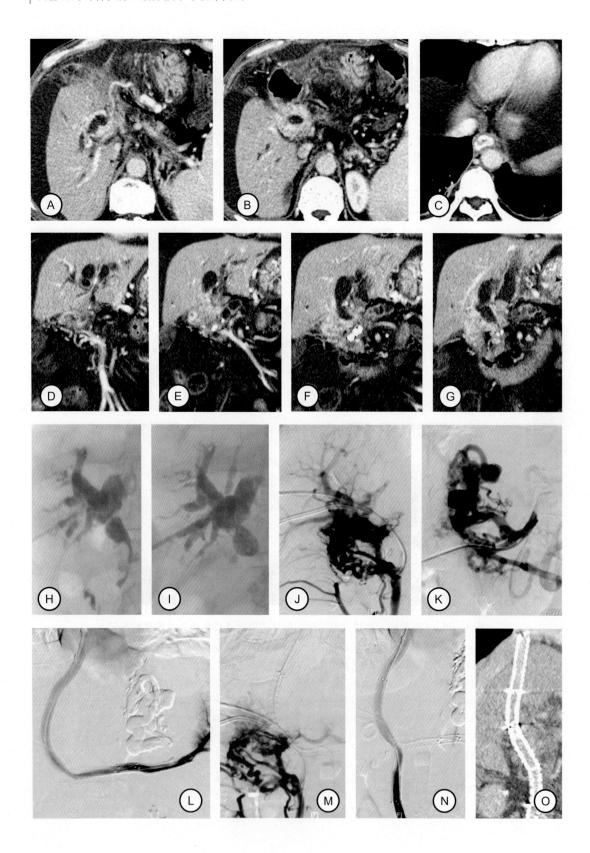

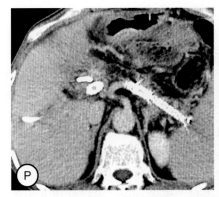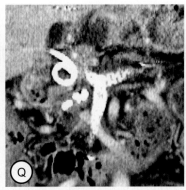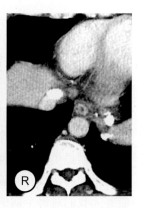

图 4 - 29　PTCD + TIPS 治疗门脉性胆道病及消化道出血

　　患者男性，51 岁。因"反复呕血、黑便 2 年，再发 2 周"诊断为：慢性门静脉闭塞，CTPV；门静脉高压症，脾大，食道胃底静脉曲张破裂出血，腹水；梗阻性黄疸，胆总管多发结石，胆囊切除术后；自身免疫性胰腺炎。考虑患者 CTPV 与胆囊手术及胰腺炎有关。A～G：为腹部 CT 图像，显示门静脉主干、脾静脉及肠系膜上静脉近端闭塞，CTPV；食管下段静脉呈环形强化曲张；胆总管、胰管多发结石影并肝内外胆管、胰管重度扩张，胰腺萎缩；腹腔大量水样密度影。H、I：经皮穿刺肝内胆管造影并置管引流，显示肝内胆管扩张，肝总管局限性狭窄与扩张，胆总管长段受压狭窄。J：经皮经肝穿刺肝内门静脉分支并开通闭塞的门静脉主干后肠系膜上静脉造影，门静脉主干未显影，肠系膜上静脉显影，曲张的胰十二指肠静脉延续为胆管旁静脉丛在肝门区聚集，肝内门静脉分支显影。K：导管插入脾静脉远端造影显示胃周曲张静脉丛。L：以组织胶栓塞胃部曲张静脉后，自脾静脉至下腔静脉分流道内植入 6 mm×6 cm 及 8 mm×8 cm E-Luminexx™ 支架及 8 mm×8 cm/2 cm VIATORR® 支架各 1 枚，并以直径 6 mm 球囊扩张支架后造影，显示脾静脉及分流道内对比剂充盈良好，侧支血管消失。M：导管插入肠系膜上静脉造影未见分流道内对比剂充盈，CTPV 侧支血管显影。N：在肠系膜上静脉至分流道内"人"字形方式植入 1 枚 8 mm×8 cm E-Luminexx™ 支架，以直径 8 mm 球囊扩张后造影显示肠系膜上静脉及分流道内对比剂充盈良好，侧支血管消失。O～R：术后 1 个月复查腹部 CT 图像，显示支架分流道内对比剂充盈良好；右肝胆管无扩张，左肝胆管仍有扩张，胆管内可见引流管影，胆总管内可见高密度结石影；食管下段曲张静脉显影范围明显减小，密度降低；腹腔水样密度影消失。患者门静脉高压症状消失，为后期治疗胆道结石提供了条件。

　　一般情况下，门脉性胆道病患者 TIPS 术后影像上显示扩张的胆管回缩并不明显，只要症状消失即达到治疗目的。若分流术后胆道梗阻症状仍然不能缓解，不能拔除引流管，可以对狭窄部位反复球囊扩张或者植入胆道支架治疗。

（王皓帆）

第五章　介入治疗病例集锦

我们把在临床诊疗过程中接受介入治疗的 CTPV 病例按照病因进行分类，并尽可能对每一类型提供典型病例、复杂病例或有并发症的病例。由于受到多方面因素的限制，我们所提供的病例没有涵盖全部病因，但这并不影响读者对介入技术的理解及在临床应用中的借鉴。我们对每个病例尽量提供详细的病史、术前检查资料、手术过程、术后处理方法及随访结果；每一个病例后附有小结，围绕该病因导致类似病例的处理方法、存在问题进行分析，供大家一起研究解决；尤其对出现的并发症及预后不好的患者探讨其发生的原因、应对措施及预防方案，从而在开展类似病例介入治疗的过程中少走弯路，减少并发症。由于我们对 CTPV 病例存在逐步认识的过程，一边治疗一边总结，早期的病例遗漏了一些检查项目，导致漏诊、误诊，甚至治疗方法也有待商榷，一定程度上影响手术效果及病情预后，期望能为读者诊治类似病例提供借鉴，望大家理解。

第一节　全身因素所致门静脉海绵样变病例

一、先天性因素

通常于儿童和青少年时期发病。病因可能是门静脉先天发育异常或闭锁导致肝门部门静脉主干及其分支的缺失，并在静脉导管闭塞后出现脐肠系膜－肝静脉之间的静脉丛异常增生，以代替闭塞的门静脉。有些患者除了 CTPV 以外，还同时患有淋巴管或其他脉管畸形。近期有研究证实了 DDX24 基因突变是导致家族性内脏血管畸形的重要因子，并将该病命名为多器官静脉淋巴管畸形综合征。因此，对此类患者可行基因检测以进一步明确诊断，并进行相应的靶向治疗。

病例 1　先天性门静脉发育异常致 CTPV

【病例介绍】

1. 病史

患者女性，11 岁。主因"呕血、黑便 3 年余，再发呕血 1 周"于 2018 - 02 - 23 入院。患者 3 年前（2014 年）无明显诱因出现食欲不振，多次在当地医院就诊，上腹部彩超检查考虑为 CTPV，一直未予特殊处理。2014 - 10 - 10 患者呕吐鲜红色血液 1 次，量约 100 mL，后排黑便数次，当地医院内镜检查提示：食管胃底静脉曲张，予以药物止血治疗后至我院就诊。2014 - 10 - 13 上腹部 CT 检查提示：门静脉左右分支闭塞，CTPV，食管下段、胃底静脉曲张，胃 - 肾分流，脾大（图 5 - 1）。血常规提示：白细胞 2.37×10^9 L^{-1}，红细胞 3.12×10^9 L^{-1}，血红蛋白 106 g/L，血小板 83×10^9 L^{-1}，为缓解脾功能亢进及门静脉高压遂于 2014 - 10 - 22 在我院行部分性脾动脉栓塞术，栓塞范围大约 60%（图 5 - 2），2015 - 03 - 19 复查上腹部 CT 提示：脾脏明显缩小，其余与前次 CT 检查变化不大（图 5 - 3），血常规提示：白细胞 6.20×10^9 L^{-1}，红细胞 3.29×10^9 L^{-1}，血红蛋白 119 g/L，血小板 193×10^9 L^{-1}。此后患者一直在当地医院随诊。此次入院 1 周前患者进食后再发呕血，量约 600 mL，至当地医院经输血、药物止血治疗后转入我院。患者足月顺产，否认脐带、腹腔感染病史，否认肝炎、肺结核等传染病史，否认外科手术史，未到过疫区。

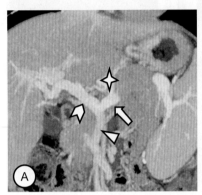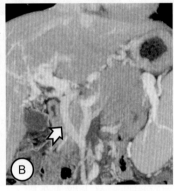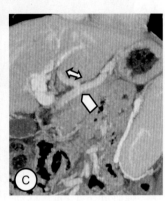

图 5 - 1　2014 - 10 - 13 上腹部 CT

　　依图序显示：肝脏大小形态基本正常，脾脏增大；肠系膜上静脉（△）与脾静脉（⇨）汇合成门静脉主干（▷），在肝门区通过吻合支与肝内门静脉分支沟通，正常门静脉左右干未显示；胰十二指肠前静脉（⇨）延续为胃右静脉（▷），并发出侧支（⇔）与左肝内门静脉分支沟通，胃左静脉（✧）发自脾静脉。

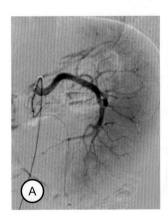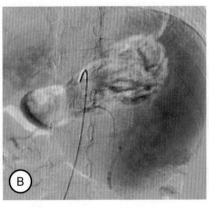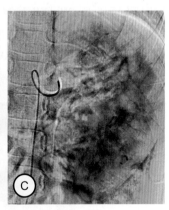

图 5 - 2　2014 - 10 - 22 部分性脾动脉栓塞术

　　A、B：栓塞前脾动脉造影，显示脾动脉走行、分布基本正常，静脉期可见浅淡脾静脉及 CTPV 血管显影，脾脏显影增大；C：栓塞后造影显示脾脏花斑状染色，染色缺失主要位于外带，范围大约 60%。

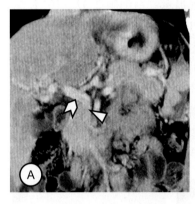
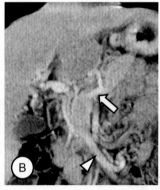
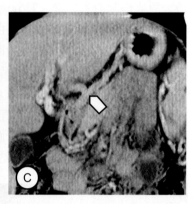

图 5 - 3   2015 - 03 - 19 脾栓塞术后上腹部 CT

依图序显示：肠系膜上静脉（△）、脾静脉（⇨）、门静脉（▷）、胃右静脉（▷）及 CTPV 血管同图 5 - 1 基本一致（重建方式不同），脾脏明显缩小。

2. 体格检查

发育正常，神志清醒，对答切题，贫血貌，全身皮肤、巩膜无黄染，肝掌征阴性，未见蜘蛛痣，未见瘀点或瘀斑，颈静脉无怒张，腹部平坦，未见胃肠形或蠕动波，未见腹壁静脉曲张，腹壁柔软，无波动感，全腹无压痛或反跳痛，Murphy's 征阴性，肝脏肋下未触及，脾脏肋下 1 cm，移动性浊音阴性，双下肢无水肿。

3. 辅助检查

（1）实验室检查（2018 - 02 - 23）：白细胞 4.19×10^9 L^{-1}，红细胞 2.2×10^9 L^{-1}，血红蛋白 85 g/L，血小板 178×10^9 L^{-1}；谷草转氨酶 29 U/L，谷丙转氨酶 20 U/L，白蛋白 37.4 g/L，总胆红素 17.6 μmol/L，直接胆红素 6.9 μmol/L，胆碱酯酶 4004 U/L；凝血酶原时间 15.6 s，PT-INR 1.24；D - 二聚体 0.85 μg/mL；血同型半胱氨酸 4.37 μmol/L；乙肝表面抗原阴性，丙肝抗体阴性，抗 - HIV 阴性；甲胎蛋白 2.1 ng/mL。

（2）CT 检查（2018 - 02 - 24）：门静脉左右干及其分支闭塞，CTPV；门静脉高压：食管胃底静脉、脾周静脉曲张，胃 - 肾分流；脾栓塞术后改变（图 5 - 4）。

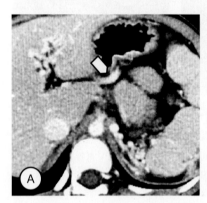
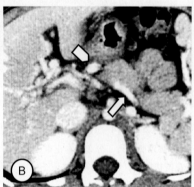
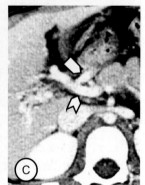

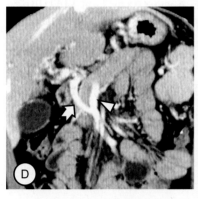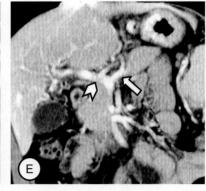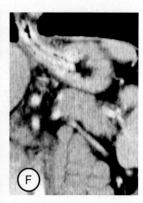

图 5 – 4　上腹部 CT（2018 – 02 – 24）

依图序显示：肝脏大小形态基本正常，门静脉左右干及肝内分支显示不清；肠系膜上静脉（△）与脾静脉（⇨）汇合成门静脉主干（▷）在肝门区通过吻合支与肝内门静脉分支沟通；肠系膜上静脉发出粗大胰十二指肠前下静脉（⇨）构成主要的 CTPV 侧支血管，并延续为胃右静脉（▷）；食管下段及胃底重度静脉曲张；肝内外胆管轻度扩张；脾脏较前缩小，脾周多发迂曲血管影。

（3）胃镜检查（2018 – 02 – 27）：①食管、胃底重度静脉曲张，红色征（＋）；②轻度门静脉高压性胃病。

4. 术前诊断

门静脉海绵样变（Ⅱa 型）；门静脉高压症：食管胃底静脉曲张；部分性脾栓塞术后。

5. 术前肝功能评分

Child-Pugh 评分 5 分（A 级），MELD 评分 13 分。

6. 手术经过

患者于 2018 – 02 – 28 在全麻下行 TIPS 手术，步骤如下（图 5 –5）：

（1）经右侧股动脉入路依次行肠系膜上动脉及肝动脉造影，各期影像可见：肠系膜上静脉及门静脉主干显影良好，门静脉主干通过吻合支与肝内门静脉分支相连，胰十二指肠后静脉延续为胆管旁静脉及胃右静脉，胆管旁静脉丛与肝内门静脉分支沟通；肝动脉分支僵硬、迂曲。留置导管于肝右动脉。

（2）因患者门静脉主干通畅，为了简化手术过程，减轻肝脏损伤，尝试以常规 TIPS 方法建立分流道。经右侧颈内静脉插入 RUPS-100 于下腔静脉窝，测量分流前中心静脉压为 6 mmHg，经肝静脉反复尝试多次未能成功穿刺到合适的门静脉支。

（3）经右侧腋中线第 9 肋间隙以 22 G Chiba 针穿刺肝右叶门静脉分支，导丝导管技术开通闭塞的门静脉并进入肠系膜上静脉，造影表现与 CT 及间接门静脉造影表现一致，测量分流前肠系膜上静脉压力为 32 mmHg。脾静脉造影显示多发迂曲侧支血管。

（4）将导管超选择插入胰十二指肠前下静脉并进入胃右静脉，以组织胶栓塞之。

（5）以直径 5 mm 球囊扩张门静脉闭塞段，并将球囊留置于门静脉作为穿刺定位标识。

（6）以 RUPS-100 穿刺针由肝静脉穿刺门静脉内留置的球囊，插入工作导丝使其经门静脉主干"真腔"进入肠系膜上静脉。

（7）沿工作导丝以直径 6 mm 球囊扩张分流道，在分流道肝实质段植入 1 枚 6 mm ×

4 cm E-Luminexx™支架施行预限流，在限流支架内植入 1 枚 8 mm×6 cm/2 cm VIATORR®支架，使用直径 6 mm 球囊扩张支架。肠系膜上静脉造影示分流道通畅，侧支血管未显影，测量肠系膜上静脉及中心静脉压力分别为 13 mmHg 及 8 mmHg，PPG 由分流前 26 mmHg 下降至分流后 5 mmHg。

（8）由经皮经肝穿刺道穿刺数条肝组织活检，以组织胶栓塞经皮经肝穿刺道，肝动脉及肠系膜上动脉造影未发现出血征象，患者生命体征稳定，结束手术。

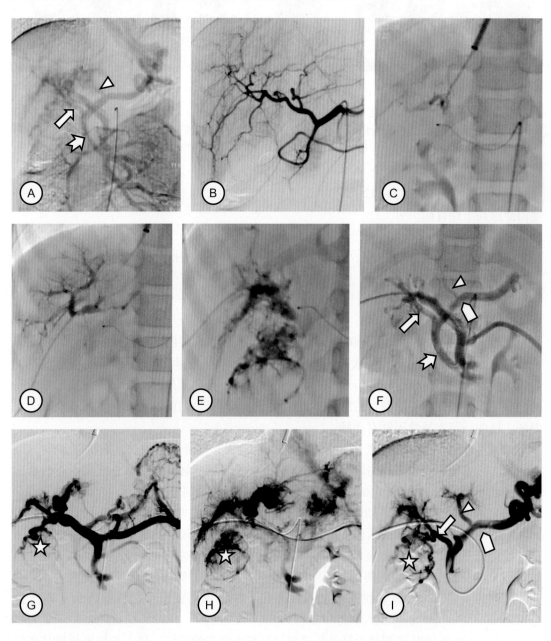

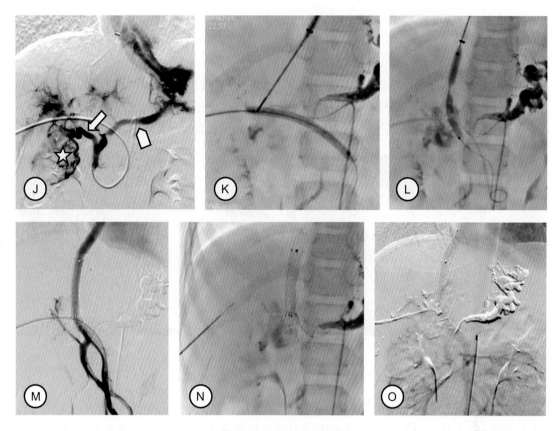

图 5 - 5　TIPS 手术过程

　　A：经肠系膜上动脉造影静脉期，肠系膜上静脉及门静脉主干显影良好，门静脉主干在肝门区未分出左右干，通过吻合支与肝内分支相连。胰十二指肠前静脉（⇨）延续为粗大胆管旁静脉（⇨）及胃右静脉（▷），胆管旁静脉再分出胆囊静脉，其余静脉丛与肝内门静脉分支沟通，胃右静脉再发出侧支（△）与左肝内门静脉分支沟通。肝内门静脉分支显影紊乱。B：肝动脉造影显示肝动脉僵硬、扭曲，小分支边缘毛糙。C：经肝静脉穿刺门静脉，未能穿刺到合适的门静脉分支并进入门静脉主干。D：经皮经肝穿刺肝右叶门静脉分支插入导管推注对比剂，显示部分门静脉分支，一、二级分支管径变细，末梢形态基本正常。E：在肝门部门静脉血管内推注对比剂显示杂乱分布的 CTPV 血管，胆囊窝静脉丛显影。F～J：肠系膜上静脉、脾静脉及胰十二指肠前下静脉（⇨）造影，显示肠系膜上静脉与脾静脉汇合成门静脉主干，未进一步分出正常门静脉左右干，经肝门区吻合支与肝内分支沟通；胃左、胃短静脉曲张与脾静脉相连；胰十二指肠前静脉向肝延续为胆管旁静脉（⇨）、胆囊静脉、胆囊窝静脉丛（☆），向胃延续为胃右静脉（▷）及粗大的食管胃底曲张静脉丛，并发出分支（△）与左肝内门静脉分支沟通。K：RUPS-100 穿刺针经肝静脉穿刺门静脉内扩张后留置的球囊，图像右侧可见胃右静脉栓塞后的组织胶影。L：以球囊扩张穿刺分流道。M：于分流道内植入支架后肠系膜上静脉造影显示肠系膜上静脉及分流道充盈良好，侧支血管大部分未显影。N：经肝鞘管穿刺肝组织活检。O：经肠系膜上动脉造影静脉期显示肠系膜上静脉属支及支架显影良好，侧支血管大部分未显影。

7. 术后处理

　　术后常规处理，第 2 天开始皮下注射那屈肝素钙 0.28 mL q. d. ，同时桥接口服华法林 1.5 mg q. d. 。肝穿刺组织活检病理结果：肝小叶结构保存，肝细胞部分水样变性，部分区域肝窦明显扩张伴肝细胞变性、坏死；门管区未见明显扩大，小叶间静脉扩张，散在少许淋巴细胞浸润，未见碎片状坏死及桥接坏死，纤维组织增生不明显，小胆管无明显增生损伤，结合免疫组化、特殊染色结果及临床，考虑门静脉病变引起的肝组织继发改变（G0-

1S0）。第 5 天复查肝功能等各项指标基本正常，PT-INR 2.2，患者一般情况良好出院，并长期口服华法林抗凝治疗。

8. 随访结果

患者按计划复诊，定期复查凝血功能调整华法林用量，维持 PT-INR 在 2.0 上下。术后 1 年（2019 - 01 - 21）上腹部 CT 提示：肝脏大小形态基本正常，脾脏较前缩小，支架分流道通畅（图 5 - 6），彩超示支架血流速度 v_{max} 为 94 cm/s。肝功能及血常规指标均在正常范围内。

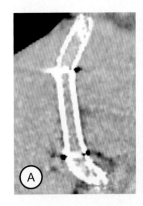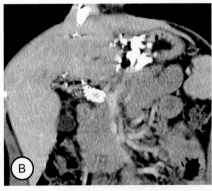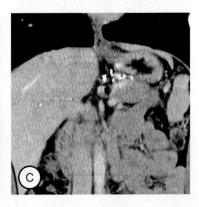

图 5 - 6 术后 1 年上腹部 CT

图序显示：支架分流道显影良好，其内未见充盈缺损，食管胃底静脉无明显曲张。

随访期间患者未再发生消化道出血等门静脉高压症状，亦无显性肝性脑病，实验室检查（2020 - 01 - 19）：白细胞 4.23×10^9 L^{-1}，红细胞 4.30×10^9 L^{-1}，血红蛋白 127 g/L，血小板 233×10^9 L^{-1}；谷草转氨酶 32 U/L，谷丙转氨酶 27 U/L，白蛋白 39.5 g/L，总胆红素 16.4 μmol/L，直接胆红素 3.5 μmol/L，胆碱酯酶 5425 U/L；凝血酶原时间 22.8 s，PT-INR 1.95；血浆氨 19.8 μmol/L。患者一般情况良好，发育基本正常，继续随访中。

【病例小结】

患者自 7 岁首次发病，检查未发现肝炎、腹腔炎症等病史，首次腹部 CT 及血管造影均显示 CTPV、食管胃底静脉曲张，而且胃右静脉发自胰十二指肠前静脉，考虑为先天变异。此患者门静脉系统血管结构的异常及并发的 CTPV，考虑为先天性因素所致。

因无儿童专用 TIPS 手术器械，需用成人手术器械完成，增加了手术难度。考虑到患者年龄及体型较小，直径 8 mm 的 TIPS 支架所建立的分流道对该患者可能过大，所以术中我们先放置直径 6 mm 的支架对分流道进行预限流，再在限流支架内套入常规直径 8 mm 的 TIPS 支架。此方法既可以控制分流量，又可以保证分流道的通畅性。此限流方法对于肝功能差、高龄等预计 TIPS 术后肝性脑病发生率较高的患者同样适用。

目前已有少量回顾性的研究证实了 TIPS 治疗儿童门静脉高压症的安全性及有效性。本例患者术后随访至今已 2 年余，一般情况良好，发育基本正常，近中期疗效满意，但远期疗效有待进一步观察。随着 TIPS 技术的成熟，临床经验的积累，儿童门静脉高压症患者 TIPS 治疗的成功率及远期疗效必能逐渐提高，将使更多的患者受益。

（病例收集：周楚人 整理：罗骏阳）

病例2 先天性门静脉发育异常致 CTPV

【病例介绍】

1. 病史

患者男性，14岁。主因"反复黑便8个月"于2017-03-30入院。8个月前患者因发热服用"布洛芬"后出现黑色柏油样便，无伴头晕、黑蒙、冷汗。5天前再因发热服用"布洛芬"后再次出现柏油样黑便，症状同前。于当地医院就诊，化验提示"中度贫血""大便潜血（+）"，经输血等治疗后好转。患者8年前因"左腹部包块"于外院诊断为：巨脾、脾功能亢进、CTPV，门静脉高压症，食管胃底静脉曲张，并于6年前行"脾切除术"。患者足月顺产，否认脐带、腹腔感染病史，否认肝炎等传染病史，未到过疫区。

2. 体格检查

发育正常，神志清醒，对答切题，贫血貌，全身皮肤、巩膜无黄染，肝掌征阴性，未见蜘蛛痣，未见瘀点或瘀斑，颈静脉无怒张，腹部平坦，左上腹部见长约20 cm陈旧性手术瘢痕，未见胃肠形或蠕动波，未见腹壁静脉曲张，腹壁柔软，无波动感，全腹无压痛或反跳痛，Murphy's征阴性，肝脏肋下未触及，移动性浊音阴性，双下肢无水肿。

3. 辅助检查

（1）实验室检查（2017-10-16）：白细胞5.45×10^9 L^{-1}，红细胞1.8×10^9 L^{-1}，血红蛋白79 g/L，血小板75×10^9 L^{-1}；谷草转氨酶27 U/L，谷丙转氨酶24 U/L，白蛋白42.9 g/L，总胆红素21.2 μmol/L，直接胆红素8.1 μmol/L，胆碱酯酶5526 U/L；凝血酶原时间17.8 s，PT-INR 1.48，D-二聚体0.6 μg/mL；血同型半胱氨酸6.2 μmol/L；肌酐114 μmol/L，尿素氮11.45 mmol/L；乙肝标志物HBsAg（-），HBsAb（+），HBeAg（-），HBeAb（-），HBcAb（-）；丙型肝炎抗体阴性，抗-HIV阴性；甲胎蛋白1.9 ng/mL。

（2）特殊查因检查：铜蓝蛋白、G6PD+地贫常规未见异常，元素六项铁1.4 μmol/L（我院正常值为11.0～27.0 μmol/L），铜16.9 μmol/L（我院正常值为11.0～23.6 μmol/L）。游离三碘甲腺原氨酸2.53 μmol/L（我院正常值为3.5～6.5 μmol/L）。

（3）CT检查（2017-04-08）：①CTPV，考虑肝门部局部门静脉闭塞可能；食管下段-胃底静脉、胃左静脉重度曲张。②肝内胆管轻度扩张。③脾切除术后缺如（图5-7）。

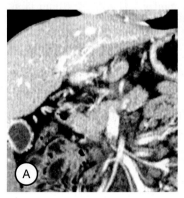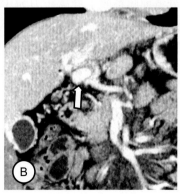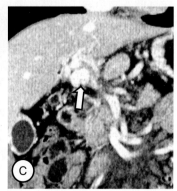

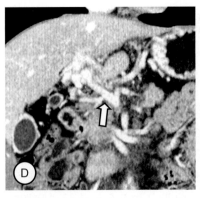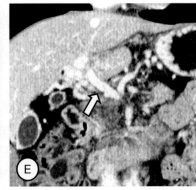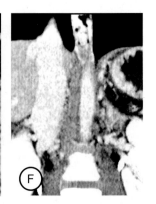

图 5-7 术前上腹部 CT

A～E：为冠状面重建连续图像，肝脏大小、形态基本正常，正常门静脉主干、左右干及分支未显示；肝门区见大量粗大扭曲变形、瘤样扩张的 CTPV 血管影（⇨）；胆囊窝及胆囊壁静脉曲张；肠系膜上静脉及属支显影良好；脾脏、脾静脉未显示。F：食管下段、胃底贲门区静脉曲张。

4. 术前诊断

门静脉海绵样变（Ⅱd 型）；门静脉高压症：食管胃底静脉曲张；脾切除术后。

5. 术前肝功能评分

Child-Pugh 评分 6 分（A 级），MELD 评分 8 分。

6. 手术经过

2017 - 04 - 12 全麻下完成 TIPS 手术，步骤如下（图 5 - 8）：

（1）经右侧股动脉入路，肝动脉造影未见特殊，留置导管于肝右动脉定位。

（2）以 22 G Chiba 针穿刺门静脉右支后插入导管在门静脉左右干汇合部造影，显示门静脉左右干及分支通畅，门静脉主干完全闭塞，导管导丝技术未能开通闭塞的门静脉主干。

（3）经肠系膜上动脉间接门静脉造影显示原门静脉主干周围大量 CTPV 侧支血管并与肝内门静脉分支沟通；并见粗大迂曲胃左静脉及属支逆显影。

（4）在肝动脉及肠系膜上动脉内导管定位辅助下，采用经皮经肝途径腔内穿刺技术开通闭塞的门静脉主干，在经肝鞘管内以 PTIPS 穿刺针由闭塞的门静脉"真腔"穿刺肠系膜上静脉，边穿刺边"冒烟"，及时调整穿刺针的方向和深度，确认穿刺成功后插入导丝、导管进入肠系膜上静脉，测量分流前肠系膜上静脉压力为 35 mmHg。使用直径 6 mm 球囊扩张门静脉闭塞段，插入导管进入胃左静脉并以组织胶栓塞。

（5）经右侧颈内静脉引入 RUPS-100 至下腔静脉窝，测量分流前中心静脉压为 5 mmHg。穿刺针由肝静脉穿刺门静脉内留置的球囊，经门静脉主干"真腔"插入工作导丝使其进入肠系膜上静脉。

（6）沿工作导丝以直径 6 mm 球囊扩张肝内穿刺道，在分流道内植入 1 枚 8 mm × 8 cm/2 cm VIATORR® 支架，以直径 6 mm 球囊扩张支架，肠系膜上静脉造影显示分流道通畅。测量分流后肠系膜上静脉及中心静脉压力分别为 16 mmHg 及 5 mmHg，PPG 由分流前 30 mmHg 下降至分流后 11 mmHg。

（7）以组织胶栓塞经皮经肝穿刺道，肝动脉造影排除肝脏出血，患者生命体征稳定，结束手术。

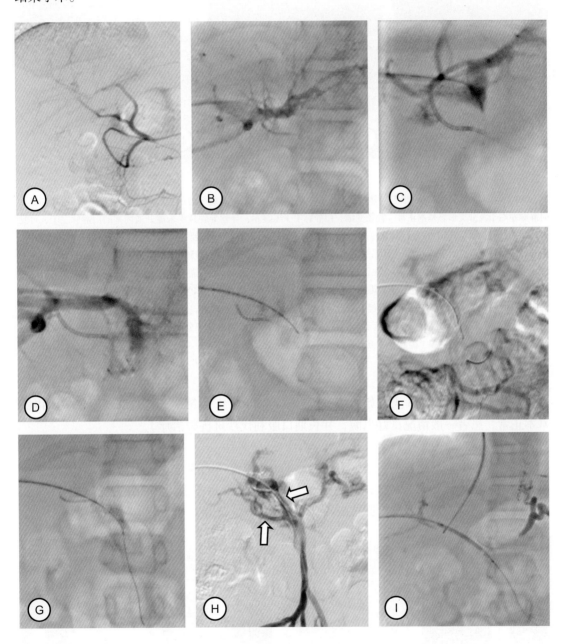

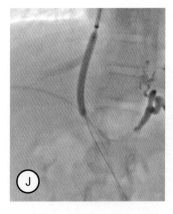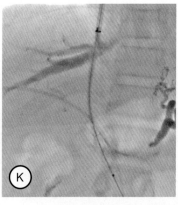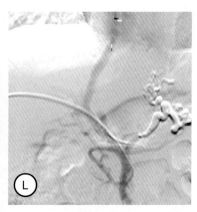

图 5 - 8　TIPS 手术过程

A：肝动脉造影显示肝动脉形态、分布基本正常。B～D：经皮经肝穿刺肝内门静脉分支插入导管推注对比剂显示门静脉左右干及分支形态基本正常、管径变细，门静脉主干未显示。导丝导管技术未能开通闭塞的门静脉主干，可见对比剂在肝门区滞留。E：在经肝鞘管内送入 PTIPS 穿刺针由门静脉主干"真腔"向肠系膜上静脉穿刺，当穿刺针接近肝门内导管时，停止进针。F：经肠系膜上动脉造影静脉期显示肝门区、门静脉主干走行区内留置导管的周围大量曲张的 CTPV 血管，胃左静脉曲张。G：在经皮经肝鞘管内插入 PTIPS 穿刺针经门静脉主干"真腔"穿刺肠系膜上静脉并插入导丝。H：肠系膜上静脉造影显示其主干及属支充盈良好，肝门区粗大 CTPV 血管（⇨）显影，胃左静脉、食管胃底静脉曲张。I：以 RUPS-100 穿刺针经肝静脉穿刺门静脉内留置的定位球囊，可见球囊内对比剂外溢。胃左静脉已用组织胶栓塞。J：以球囊扩张穿刺分流道。K：在肝静脉"冒烟"定位下，于分流道内植入支架。L：植入支架后肠系膜上静脉造影显示肠系膜上静脉及分流道充盈良好，侧支血管明显减少。

7. 术后处理

术后常规处理，第 3 天开始口服利伐沙班 10 mg q. d. ，第 9 天复查肝功能等各项指标基本正常，患者一般情况良好出院，并长期口服利伐沙班抗凝治疗。

8. 随访结果

患者术后 1 个月复查上腹增强 CT 提示：TIPS 分流道内少量附壁血栓形成，食管静脉曲张较前明显减轻（图 5 - 9）；彩超提示支架内血流显示不清。因 CT 见静脉曲张减轻，且患者无不适，遂嘱其继续口服抗凝治疗及按期复诊。

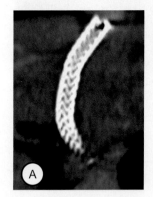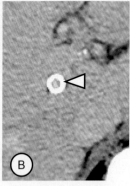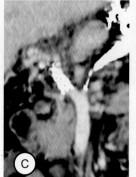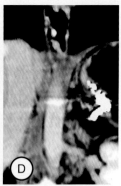

图 5 - 9　术后 1 个月上腹部 CT

依图序显示：支架中段环形低密度附壁血栓影（△），肠系膜上静脉显影良好；食管下段仍见曲张静脉影，较术前明显减轻。

　　术后 3 个月复查上腹部 CT 提示 TIPS 分流道闭塞（图 5 - 10），患者无消化道出血等门静脉高压症状。

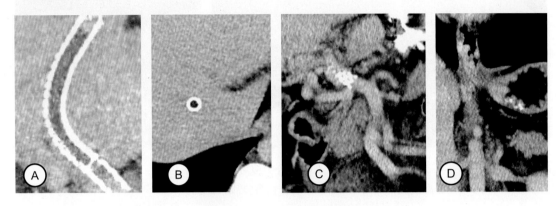

图 5 - 10　术后 3 个月上腹部 CT

　　依图序显示：支架内充满低密度血栓影，未见对比剂充盈，肠系膜上静脉显影良好；食管下段静脉曲张较上次加重。

　　为预防再发消化道出血，于 2017 - 07 - 27 行分流道修复术（图 5 - 11）。

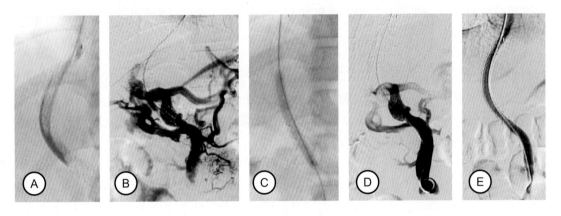

图 5 - 11　修复失功分流道

　　A：导管于支架内造影显示对比剂滞留，其内见条状充盈缺损影；B：肠系膜上静脉造影显示支架远端粗大 CTPV 血管再次开放，支架内无对比剂充盈；C、D：以直径 6 mm 球囊扩张分流道后造影，支架仍无对比剂充盈；E：在分流道植入 1 枚 9 mm×150 mm VIABAHN® 支架后肠系膜上静脉造影，分流道充盈良好，侧支血管消失。

　　患者 TIPS 术后 24 个月（2019 - 04 - 09）复查上腹部 CT 显示分流道通畅（图 5 - 12），彩超提示支架内血流 v_{max} 为 103 cm/s。

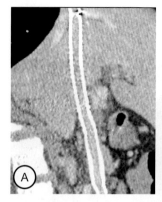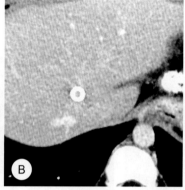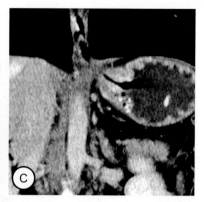

图 5 – 12　术后 24 个月复查上腹部 CT

依图序显示：TIPS 分流道支架内对比剂充盈良好，食管下段仍见曲张静脉。

随访期间患者未再发生消化道出血等门静脉高压症状及显性肝性脑病，继续口服利伐沙班抗凝治疗。实验室检查（2019 – 12 – 23）：白细胞 $7.28 \times 10^9 \ L^{-1}$，红细胞 $4.58 \times 10^9 \ L^{-1}$，血红蛋白 156 g/L，血小板 $246 \times 10^9 \ L^{-1}$；谷草转氨酶 25 U/L，谷丙转氨酶 21 U/L，白蛋白 44.4 g/L，总胆红素 18 μmol/L，直接胆红素 9.4 μmol/L，胆碱酯酶 5731 U/L；凝血酶原时间 18.4 s，PT-INR 1.50；血浆氨 31.2 μmol/L。术后至今 3 年余，患者一般情况良好，继续随访中。

【病例小结】

患者自 5 岁诊断为"巨脾、脾功能亢进、CTPV、门静脉高压症、食管胃底静脉曲张"，肝炎、血液疾病及"易栓症"方面检查无阳性结果，亦无其他可追溯到的导致 CTPV 的病因，因此其 CTPV 考虑为先天性。

患者在 TIPS 术后短期出现支架内血栓形成，考虑其原因主要是 VIATORR® 支架放置位置不当所致。因经济考虑，患者仅使用了 1 枚 8 mm × 8 cm/2 cm VIATORR® 支架，支架近心端延伸至下腔静脉已达到要求，而门静脉端的覆膜部分未能完全覆盖门静脉闭塞段，靠支架裸段支撑。虽然术后造影提示分流道通畅，但因为 VIATORR® 支架裸段网眼粗大，其功能主要起锚定支架的作用，达不到正常血管支架的功能，如果此裸段位于病变血管内容易形成血栓或内膜增生而引起支架分流道闭塞，我们有过 2 例这样的教训。

此种情况下修复失功的分流道，建议在病变段再植入支架。选择 VIABAHN® 支架的原因主要考虑其柔顺性较好，对血管的刺激较小。不足之处在于覆膜支架偏长，使其进入肠系膜上静脉部分偏长。术后建议长期抗凝治疗，预防血栓形成。修复术后近 2 年复查分流道通畅，无门静脉高压症状复发，肝功能亦未受到影响，达到了手术的预期目的。

（整理：王皓帆）

病例 3　先天性门静脉发育异常致 CTPV 及门脉性胆道病

【病例介绍】

1. 病史

患者男性，23 岁。主因"反复身目黄染、黑便 15 年"于 2013 - 06 - 09 入院。患者自 8 岁起反复出现身目黄染及黑便，每次出血量 50～100 g，曾多次予以护肝、消炎、止血、输血等治疗。1998 - 03 - 03 外院 CT 提示：门静脉海绵样变，食管胃底静脉曲张，脾大（图 5 - 13）；2011 - 01 - 11 外院 CT 检查提示：门静脉海绵样变（Ⅱa 型），肝内外胆管扩张，食管胃底静脉曲张、胃 - 肾分流，巨脾（图 5 - 14），多次入院治疗。2011 - 11 - 24 因呕血、黑便、身目黄染行"脾脏、胆囊切除术"，术后出血停止、身目黄染减轻。2013 - 04、2013 - 05 又因皮肤瘙痒、身目黄染分别在外院住院治疗。此次入院 1 周前多次黑便，每次约 50 g，并伴有皮肤瘙痒、身目黄染加重。患者足月顺产，否认脐带、腹腔感染病史，否认肝炎、结核等传染病史，未到过疫区。

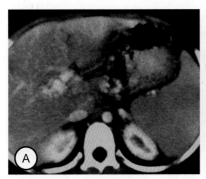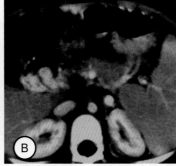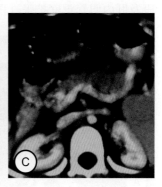

图 5 - 13　上腹部 CT（1998 - 03 - 03）

依图序显示：门静脉主干、左右干及其分支紊乱，正常管腔显示不清，肝门区多发粗大 CTPV 血管影，胃左静脉曲张；脾静脉及肠系膜上静脉显影基本正常，脾脏增大。

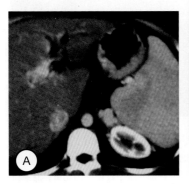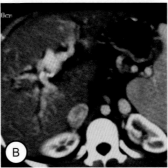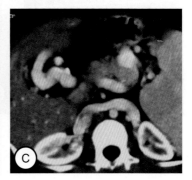

图 5 - 14　上腹部 CT（2011 - 01 - 11）

依图序显示：门静脉主干、左右干及分支紊乱，正常管腔显示不清，肝门区多发粗大 CTPV 血管影；肝内胆管轻度扩张；脾静脉迂曲，巨脾。

2. 体格检查

神志清醒，对答切题，全身皮肤、巩膜深度黄染，颈静脉无怒张，肝掌及蜘蛛痣（−），腹部平坦，左上腹部见长约 20 cm 陈旧性手术瘢痕，未见胃肠形或蠕动波，未见腹壁静脉曲张，腹壁柔软，无波动感，全腹无压痛或反跳痛，Murphy's 征阴性，肝脏肋下未触及，移动性浊音阴性，双下肢无水肿。

3. 辅助检查

（1）实验室检查（2013 − 06 − 10）：白细胞 5.69×10⁹ L⁻¹，红细胞 3.1×10⁹ L⁻¹，血红蛋白 105 g/L，血小板 243×10⁹ L⁻¹；谷草转氨酶 282 U/L，谷丙转氨酶 489 U/L，白蛋白 40.0 g/L，胆碱酯酶 6587 U/L，总胆红素 79.7 μmol/L，直接胆红素 49.2 μmol/L；凝血酶原时间 10.8 s，PT-INR 0.77，D−二聚体 0.95 μg/mL；血同型半胱氨酸 9.5 μmol/L；肌酐 60 μmol/L，尿素氮 4.46 mmol/L；乙肝表面抗原阴性，丙型肝炎抗体阴性，抗−HIV阴性；甲胎蛋白 7.1 ng/mL。

（2）CT 检查（2013 − 06 − 13）：①门静脉主干闭塞，门静脉海绵样变并侧支血管内血栓形成、部分管壁钙化，食管胃底静脉曲张，脾脏术后缺如；②胆囊术后缺如，胆总管上段及肝内胆管重度扩张（图 5 − 15）。

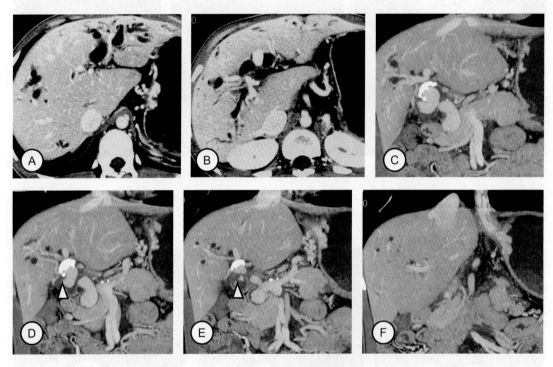

图 5 − 15　术前上腹部 CT（2013 − 06 − 13）

依图序显示：肝脏边缘光滑，肝左叶轻度萎缩，胆总管上段及肝内胆管重度扩张；门静脉主干及左右干未显影，分支紊乱，正常管腔显示不清；肝门区粗大 CTPV 血管内附壁低密度血栓影（△）、局部管壁呈高密度钙化影；肠系膜上静脉充盈良好；胆囊、脾脏及脾静脉缺如；食管下段、胃底静脉曲张。

（3）胃镜检查（2013 − 04 − 05）：食管、胃底静脉重度曲张，红色征（＋）。

4. 术前诊断

门静脉海绵样变（Ⅱd 型）、门脉性胆道病；门静脉高压症：食管胃底静脉曲张破裂出血；胆囊、脾脏切除术后。

5. 术前肝功能评分

Child-Pugh 评分 7 分（B 级），MELD 评分 12 分。

6. 手术经过

由于患者肝内外胆管重度扩张，影响 TIPS 手术操作，而且在胆红素升高、肝功能差的情况下亦影响 TIPS 预后，因此患者手术分两期进行。一期 PTCD 治疗梗阻性黄疸，二期 TIPS 治疗门静脉高压症。因为多经右肝穿刺入路开通闭塞的门静脉，所以选择经左肝穿刺入路完成 PTCD，为后续的 TIPS 手术留下更多的操作空间。

1）2013 - 06 - 14 行 PTCD 术：剑突下入路，以 22 G Chiba 针穿刺肝左叶胆管，造影显示肝内胆管及肝总管扩张，胆总管中段呈偏心性外压性变窄，管壁光滑、柔软，随着推注对比剂剂量的增多、胆管内压力的增大，狭窄处增宽，对比剂进入十二指肠。经左肝管置入 8.5F 外引流管，前端成袢固定于肝总管内，引流管接袋引流（图 5 - 16）。患者每天引流胆汁 600 ～ 800 mL，瘙痒症状逐渐消失。2013 - 06 - 16 血总胆红素指标下降至 49.8 μmol/L，白细胞 $8.27 \times 10^9 L^{-1}$。

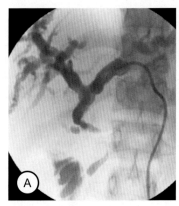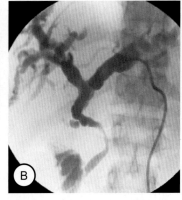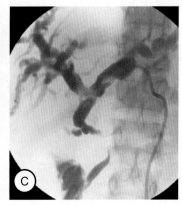

图 5 - 16 经引流管造影

A：经左肝 PTCD 后通过引流管缓慢推注对比剂，肝内胆管及肝总管持续显影，呈重度扩张，胆总管中段呈外压性、偏心性狭窄，管壁光滑，远端及十二指肠显影。B：继续推注对比剂显示狭窄处增宽，管壁光滑，对比剂顺利通过，未见充盈缺损。C：停止推注对比剂后又出现狭窄，对比剂显影中断。

2）PTIPS 术：患者经 PTCD 后病情稳定，一般情况良好，决定行 TIPS 术。2013 - 06 - 17 完成 PTIPS 手术，步骤如下（图 5 - 17）：

（1）经右侧股动脉入路依次行肠系膜上动脉和肝动脉造影，各期影像所见：肠系膜上静脉、CTPV 血管及胃左静脉，门静脉主干未显影；肝动脉分支轻度扭曲。留置导管于肝动脉。

（2）以 22 G Chiba 针穿刺门静脉右支，导管导丝技术成功开通闭塞的门静脉进入肠系膜上静脉，造影显示肠系膜上静脉属支通畅，胆管旁静脉丛扩张并与肝内门静脉分支沟通，胃左静脉曲张，门静脉主干未显影。测量分流前肠系膜上静脉压力为 21 mmHg。以直径6 mm 球囊扩张门静脉主干闭塞段，扩张后肠系膜上静脉造影仍未见门静脉主干显影。

（3）以组织胶栓塞胃底曲张静脉。留置导丝在肠系膜上静脉内作为第1安全导丝。

（4）经右侧颈内静脉入路插入鞘管、导管于下腔静脉窝测量分流前中心静脉压为6 mmHg，保留导管于肝静脉定位。

（5）在肝穿鞘管内插入 PTIPS 穿刺针并由门静脉右干穿刺肝静脉，成功后插入导丝并经颈静脉鞘管拉出体外作为第2安全导丝，沿第2安全导丝以直径6 mm 球囊扩张肝实质分流道。将颈静脉鞘管引入门静脉管腔内，在颈静脉鞘管内并行插入 260 cm 工作导丝使其沿门静脉主干"真腔"进入肠系膜上静脉，建立颈静脉－肝静脉－门静脉－肠系膜上静脉的工作通路。

（6）沿工作导丝以直径8 mm 球囊扩张分流道，于分流道肝实质段及门静脉主干内先植入1枚8 mm×8 cm Fluency™支架，在其内再套入1枚10 mm×10 cm E-Luminexx™支架，其远心端延伸至肠系膜上静脉。由于支架近端未伸入下腔静脉，于分流道近端再植入1枚10 mm×8 cm E-Luminexx™支架使其近心端延伸至下腔静脉。以直径8 mm 球囊扩张支架。肠系膜上静脉造影显示分流道通畅，侧支血管消失。分流后肠系膜上静脉和中心静脉压力分别为19 mmHg 和10 mmHg，患者 PPG 由分流前15 mmHg 下降至分流后9 mmHg。

（7）以组织胶栓塞经皮经肝穿刺道，肝动脉造影排除肝脏出血，患者生命体征稳定，结束手术。

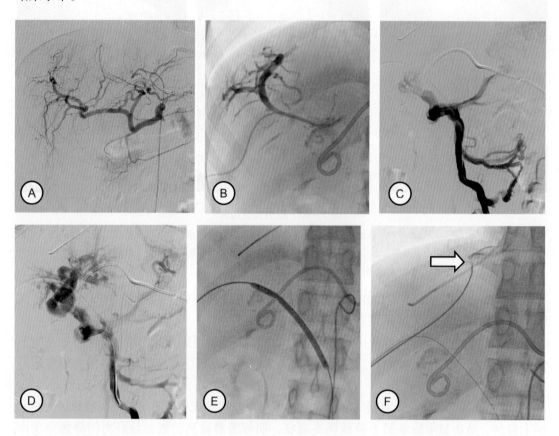

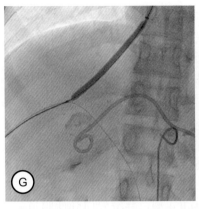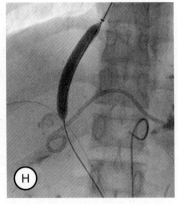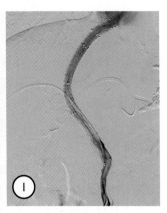

图 5 - 17 PTIPS 手术

A：肝动脉造影显示肝动脉分支迂曲，紊乱，肝右动脉分支聚拢；B：经皮经肝穿刺门静脉右前分支插入导管推注对比剂，显示门静脉分支向心性变细、逐渐闭塞；C、D：开通闭塞的门静脉后导管进入肠系膜上静脉造影，肠系膜上静脉属支充盈良好，门静脉主干未显影，肝门部粗大胆管旁静脉丛，并与肝内门静脉分支沟通，胃左静脉、食管胃底静脉曲张；E：以球囊扩张门静脉闭塞段；F：以 PTIPS 穿刺针经门静脉右干穿刺肝静脉，可见肝静脉显影（⇨）；G：以球囊扩张肝实质穿刺分流道；H：将工作导丝插入肠系膜上静脉并以球囊进一步扩张分流道；I：植入支架后肠系膜上静脉造影，显示支架分流道对比剂充盈良好，侧支血管未显影。

7. 术后处理

术后常规处理，第 2 天开始皮下注射依诺肝素钠 0.4 mL q. 12. h.，并桥接口服华法林 3 mg q. d. 抗凝治疗。患者术后第 6 天复查血常规、肝功能等指标，胆红素及转氨酶基本降至正常，INR 达到 2.0 左右，一般情况良好给予出院，出院后长期口服华法林抗凝治疗。

8. 随访结果

患者出院后间断开关引流管，按计划在我院和当地医院随诊。术后 1 个月复查提示肝功能各项指标基本正常，瘙痒症状消失，遂予拔除胆道引流管。在我院最近一次（2014 - 06 - 23）复查上腹部 CT 提示 TIPS 分流道通畅，CTPV 血管内血栓形成（图 5 - 18），彩超提示支架内血流 v_{max} 为 81 cm/s，肝内胆管扩张程度基本同前。

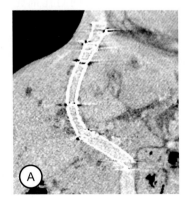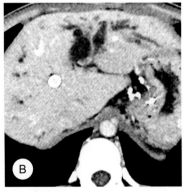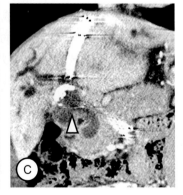

图 5 - 18 术后 1 年复查上腹部 CT

依图序显示：TIPS 分流道内对比剂充盈良好，无充盈缺损影；肝内胆管扩张基本同前，左肝管仍然扩张；肝门区 CTPV 血管内充满低密度血栓影（△）。

随访至今 6 年余，患者未再发生身目黄染、消化道出血等症状及显性肝性脑病，实验室检查（2019 - 12 - 11）：白细胞 4.39 × 10⁹ L⁻¹，红细胞 4.45 × 10⁹ L⁻¹，血红蛋白 149 g/L，血小板 162 × 10⁹ L⁻¹；谷草转氨酶 55 U/L，谷丙转氨酶 112 U/L，白蛋白 39.3 g/L，总胆红素 27 μmol/L，直接胆红素 8.1 μmol/L，胆碱酯酶 6 482 U/L；凝血酶原时间 23.8 s，PT-INR 2.06；血浆氨 39.4 μmol/L。患者一般情况良好，继续随访中。

【病例小结】

患者为青年男性，自幼发病，病史长，出现门静脉高压症状时仅为 8 岁，CT 检查即发现 CTPV，由于无可追溯到的导致 CTPV 的病因，因此，患者的 CTPV 考虑为先天性。患者在未切除脾脏之前的 CTPV 属于 Ⅱa 型，切除脾脏后变为 Ⅱd 型，并继发门脉性胆道病。因此，患者的 CTPV 分型不是一成不变的，随病情的变化而变化。

患者门静脉高压症状以静脉曲张破裂出血为主，在此基础上合并典型的门脉性胆道病。曾行脾脏、胆囊切除术，症状缓解 1 年余，其后又反复发作。患者胆管明显扩张、胆红素升高，直接行 TIPS 术易发胆道感染、肝功能损害。在 TIPS 术前先行 PTCD 缓解胆道梗阻，待胆管扩张减轻、胆红素下降后再行 TIPS 术，有助于降低 TIPS 术中胆道损伤以及围手术期高胆红素血症带来术后恢复不良的风险。而经剑突下入路 PTCD，有利于为后续的经皮经右肝穿刺门静脉提供操作空间及清洁的术野。

此为较早期的病例，也是医治的第一例 CTPV 合并门脉性胆道病的患者，由于当时对医治该类患者无临床经验，主要是为了控制静脉曲张破裂出血而行 TIPS。术后多次 CT、彩超复查，虽然扩张的肝内胆管没有明显萎缩，但患者胆红素降为正常，全身瘙痒症状消失，而且拔除引流管后亦无复发，为我们以后医治该类患者提供了经验和信心。门脉性胆道病主要来自肝门区胆管周/旁静脉丛为主的 CTPV 血管扩张压迫胆管引起，压迫部位多为胆总管。因为胆管周围扩张的血管质地柔软、有弹性，所以对胆管的压迫也有一定的限度，轻症患者通过使用消炎利胆类药物也能暂时缓解症状。TIPS 术后门静脉压力降低，CTPV 血管内的血流逐渐减少、形成血栓，管腔萎缩，减轻了对胆管的张力性压迫，从而解除了胆道梗阻症状。对比患者 TIPS 术前后 CTPV 血管变化情况，CTPV 血管内对比剂充盈的管腔逐渐变细并完全形成血栓（图 5 - 19）。至于为何扩张的胆管没有萎缩并恢复正常形态，可能与胆管扩张时间久，胆管壁的弹性回缩能力变差有关，此与巨脾患者 TIPS 术后脾脏不能明显缩小有相似之处。至于是否还会发生梗阻性黄疸、是否需要植入胆道内支架，视患者的症状及病情的发展而定，需要进一步观察。

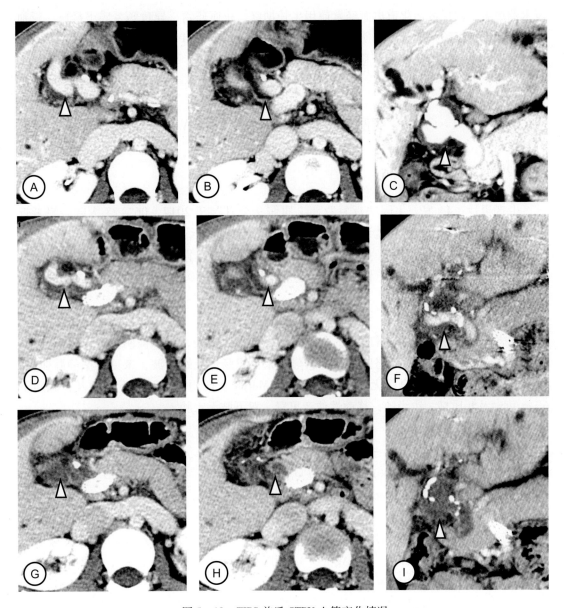

图 5 - 19　TIPS 前后 CTPV 血管变化情况

　　A～C 为术前图像，D～F 为术后 1 个月图像，G～I 为术后 4 个月图像，上下为同一层面对照。依图序显示：肝门区充盈对比剂的 CTPV 血管影（△）管径逐渐变细并完全充满低密度血栓影（△）。

　　由于当时尚无 TIPS 专用支架，采用多枚血管支架拼接，术后予以长期口服抗凝治疗，同样达到支架分流道长期通畅的效果。此患者随访时间较长，临床效果满意，TIPS 术既降低了门静脉高压，又控制了门脉性胆道病，达到了一举两得的效果。

　　此 3 例（病例 1～3）先天性 CTPV 患者共同之处是病史久，均有粗大的 CTPV 血管，肠系膜上静脉基本正常，具有良好的流入道。虽然患者有大量的门静脉侧支血管，但是仍不能有效缓解门静脉压力，此类患者内科治疗不但无法逆转其病情，且可能延误甚至丧失进一步治疗的时机，适宜尽早行分流术降低门静脉压力。我们发现部分此类未接受门体分流术的患者，因反复消化道出血经常使用生长抑素、止血药物，导致肠系膜上静脉广泛血栓形成，增加了治疗的难度，使预后更差。由此来看，分流手术对患者具有更好的获益，并为后期的进一步治疗（如肝移植）提供了机会。

（整理：罗骏阳）

病例4 蛋白 S 缺乏症致 CTPV

【病例介绍】

1. 病史

患者男性，44 岁。主因"反复腹痛、腹胀 9 个月"于 2017 – 06 – 23 入院。患者近 9 个月来因反复腹痛、腹胀就诊多家医院，诊断为门静脉海绵样变、脾大、腹水，给予抗凝、利尿等对症治疗无好转，症状逐渐加重，2017 – 06 – 02 胃镜检查提示食管胃底重度静脉曲张，门静脉高压性胃病，胃角溃疡。患者无肝炎等传染病史、无腹腔感染及外科手术史、无酗酒史，未到过疫区。

2. 体格检查

神志清醒，对答切题，贫血貌，全身皮肤、巩膜无黄染，肝掌征阴性，未见蜘蛛痣，未见瘀点或瘀斑，颈静脉无怒张，腹部膨隆，未见胃肠形或蠕动波，未见腹壁静脉曲张，腹壁柔软，无波动感，全腹无压痛或反跳痛，Murphy's 征阴性，肝肋下未触及，脾肋下 6 cm 可触及，质韧，边缘钝，移动性浊音可疑，双下肢无水肿。

3. 辅助检查

（1）实验室检查（2017 – 06 – 23）：白细胞 $4.51 \times 10^9 \, L^{-1}$，红细胞 $2.5 \times 10^9 \, L^{-1}$，血红蛋白 89 g/L，血小板 $271 \times 10^9 \, L^{-1}$；谷草转氨酶 43 U/L，谷丙转氨酶 59 U/L，白蛋白 31.9 g/L，总胆红素 26.6 μmol/L，直接胆红素 15.9 μmol/L，胆碱酯酶 3866 U/L；凝血酶原时间 17.1 s，PT-INR 1.4，D – 二聚体 3.4 μg/mL；血同型半胱氨酸 11.3 μmol/L；"易栓症"筛查结果提示蛋白 S 缺乏；肌酐 62 μmol/L，尿素氮 5.28 mmol/L；乙肝标志物 HBsAg（ – ），HBsAb（ + ），HBeAg（ – ），HBeAb（ – ）；HBcAb（ – ），丙型肝炎抗体阴性，抗 – HIV 阴性；甲胎蛋白 6.1 ng/mL。

（2）CT 检查（2017 – 06 – 12）：①门静脉主干及左右分支广泛血栓形成，肠系膜上静脉近端及脾静脉全程血栓形成，门静脉海绵样变，食管胃底静脉曲张；②巨脾；③少量腹水；④慢性胆囊炎（图 5 – 20）。

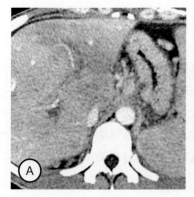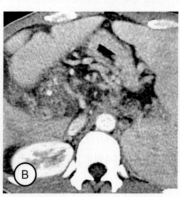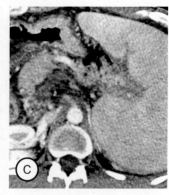

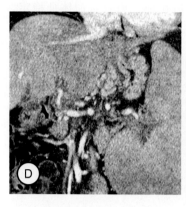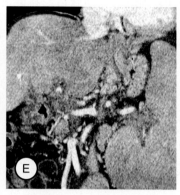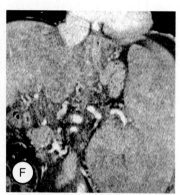

图 5-20 术前上腹部 CT

依图序显示：肝脏比例失调、形态不规则，脾脏巨大，门静脉期肝脏、脾脏染色不均匀；门静脉分支、主干及脾静脉未见对比剂充盈，肝门区多发纤细 CTPV 血管影；肠系膜上静脉近端管腔内低密度血栓影，远端空肠支及回结肠支充盈良好；食管下段及胃底静脉曲张。

4. 术前诊断

门静脉广泛血栓形成，门静脉海绵样变（Ⅱc 型），蛋白 S 缺乏症；门静脉高压症：食管胃底静脉曲张，巨脾，少量腹水。

5. 术前肝功能评分

Child-Pugh 评分 6 分（A 级），MELD 评分 13 分。

6. 手术经过

2017-06-23 完成 TIPS 手术，步骤如下（图 5-21）：

（1）经右侧股动脉入路依次行肠系膜上动脉和肝动脉造影，各期影像可见：肠系膜上静脉属支显影、主干未显影，门静脉主干未显影，肝门区丛状 CTPV 血管影，胃左静脉显影；肝动脉分支僵硬、聚拢。留置导管于肝右动脉。

（2）经右侧第 9 肋间隙以 21 G Chiba 针穿刺肝内门静脉分支，导丝导管技术反复尝试开通闭塞的门静脉未能成功，导丝多次突出血管腔外。

（3）在肝动脉和肠系膜上动脉内导管辅助定位下，在经肝鞘管内插入 PTIPS 穿刺针经闭塞的门静脉主干"真腔"穿刺肠系膜上静脉，边进针边推注对比剂，及时调整穿刺针的方向和深度，由穿刺针"冒烟"显示肠系膜上静脉显影，交换导管插入肠系膜上静脉造影显示紊乱的 CTPV 血管，测量分流前肠系膜上静脉压力为 38 mmHg。

（4）以直径 6 mm 球囊扩张门静脉闭塞段，球囊保留于门静脉内。经右侧颈内静脉引入 RUPS-100 至下腔静脉窝，测量分流前中心静脉压力为 6 mmHg；穿刺针经肝静脉穿刺门静脉内留置的球囊，插入导丝导管使其经门静脉主干"真腔"进入肠系膜上静脉。

（5）以直径 6 mm 球囊扩张分流道后将鞘管送入门静脉，在分流道内由远及近依次重叠植入 8 mm×8 cm/2 cm VIATORR® 支架及 8 mm×10 cm VIABAHN® 支架各 1 枚，并以直径 8 mm 球囊扩张支架。

（6）肠系膜上静脉造影显示分流道通畅，测量分流后肠系膜上静脉及中心静脉压力分别为 19 mmHg 及 8 mmHg，患者 PPG 由分流前 32 mmHg 下降至分流后 11 mmHg。

（7）以组织胶栓塞经皮经肝穿刺道，肝动脉造影排除肝脏出血，患者生命体征稳定，结束手术。

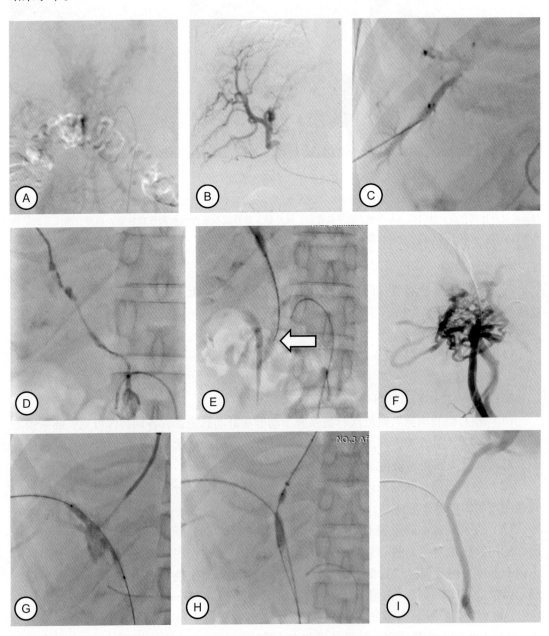

图 5 – 21　TIPS 手术过程

A：经肠系膜上动脉造影静脉期可见肠系膜上静脉属支显影，门静脉主干及分支未显影；大量丛状 CTPV 血管向肝内及胃部分布。B：肝动脉造影显示肝动脉分支迂曲、紊乱、聚拢，边缘毛糙。C：经皮经肝穿刺 S6 门静脉分支"冒烟"显示局部血管形态基本正常。D：开通门静脉过程中经导管"冒烟"显示对比剂进入腹腔。E：以 PTIPS 穿刺针经闭塞的门静脉主干"真腔"向肠系膜上静脉穿刺，推注对比剂可见肠系膜上静脉显影（⇨）。F：导管插入肠系膜上静脉造影显示中远段属支显影良好，近段及门静脉主干未显影，周围见丛状紊乱的 CTPV 血管影。G：RUPS-100 穿刺针由肝静脉穿刺门静脉内留置的球囊，可见球囊内对比剂外溢。H：以球囊扩张分流道。I：在分流道内植入支架后肠系膜上静脉造影显示分流道充盈良好，侧支血管未显影。支架中段折角。

7. 术后处理

术后常规处理，第 3 天开始口服利伐沙班 10 mg q. d.，第 5 天复查肝功能等各项指标基本恢复正常，患者症状消失，一般情况良好出院，并长期口服利伐沙班抗凝治疗。

8. 随访结果

术后 1 个月（2017 - 07 - 27）上腹部 CT 提示 TIPS 分流道通畅，腹水消失（图 5 - 22）；彩超示支架内血流 v_{max} 为 77 cm/s，患者一般情况良好，各项指标基本正常。

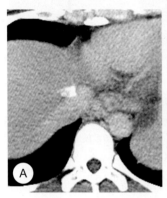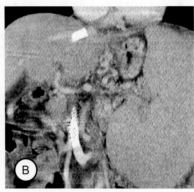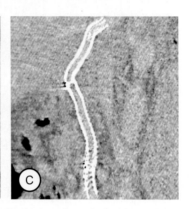

图 5 - 22　术后 1 个月复查上腹部 CT

依图序显示：支架内及肠系膜上静脉对比剂充盈良好。

术后半年患者再发腹胀，无伴腹痛、呕血及黑便。2017 - 12 - 27 上腹部 CT 提示；TIPS 术后支架内血栓形成、闭塞，中量腹水（图 5 - 23）。

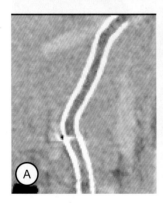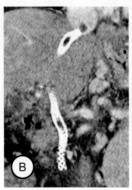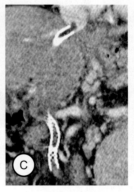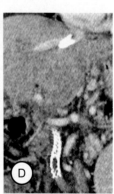

图 5 - 23　术后半年复查上腹部 CT

依图序显示：TIPS 支架内充满低密度影，并突出肝静脉端支架外，与支架相连的肠系膜上静脉对比剂充盈显影；腹腔内中量水样低密度影。

于 2018 - 01 - 08 日行失功分流道修复术（图 5 - 24）。

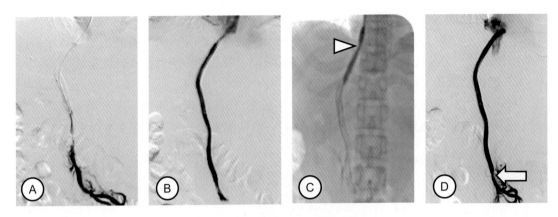

图 5 - 24 失功分流道修复过程

A：导管进入支架远端造影分流道内无对比剂充盈，肠系膜上静脉内断续充盈缺损，管径变细，管壁毛糙。B：在闭塞的分流道由远及近依次重叠植入 8 mm × 15 cm VIABAHN® 支架及 8 mm × 8 cm E-Luminexx™ 支架各 1 枚，造影显示分流道近心端开口部狭窄。C：以直径 8 mm 球囊扩张狭窄处，可见球囊"腰征"（△）。D：肠系膜上静脉造影显示分流道内对比剂充盈良好，支架远端与肠系膜相连处狭窄（抑或为血管痉挛所致）（⇨）。

患者分流道修复术后一直予皮下注射依诺肝素钠 0.6 mL q. 12h. 抗凝治疗。修复术后 1 年（2018 - 12 - 03）上腹部 CT 提示分流道通畅（图 5 - 25）。修复术后 1.5 年（2019 - 06 - 25）彩超提示 TIPS 分流道通畅，血流 v_{max} 为 120 cm/s，未见腹水。

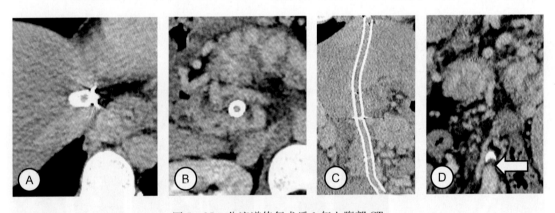

图 5 - 25 分流道修复术后 1 年上腹部 CT

依图序显示：TIPS 支架分流道内对比剂充盈良好，支架远端肠系膜上静脉充盈良好，但二者相连处狭窄，并见低密度影（⇨）；支架周围多发曲张血管影。

修复术后 2 年（2019 - 11 - 26）上腹部 CT 显示支架分流道内血栓形成、闭塞（图 5 - 26），实验室检查（2019 - 11 - 25）：白细胞 9.03×10^9 L^{-1}，红细胞 3.23×10^9 L^{-1}，血红蛋白 99 g/L，血小板 345×10^9 L^{-1}；谷草转氨酶 56 U/L，谷丙转氨酶 43 U/L，白蛋白 35.2 g/L，总胆红素 29.6 μmol/L，直接胆红素 11.4 μmol/L，胆碱酯酶 3621 U/L；凝血酶原时间 17.0 s，PT-INR 1.43；血浆氨 34.8 μmol/L。

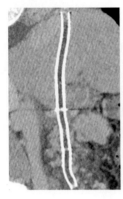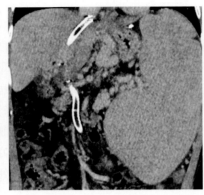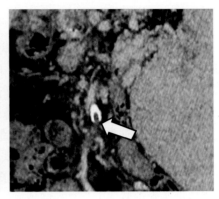

图 5-26 分流道修复术后 2 年上腹部 CT

依图序显示：支架内充满低密度影，支架远端肠系膜上静脉部分属支内可见低密度影（⇨）；支架周围多发曲张血管影。

患者无明显门静脉高压症状，暂未处理，继续随访中。

【病例小结】

患者为中年男性，既往无肝炎、酒精肝病史，无腹部感染、手术史，"易栓症"筛查提示"蛋白 S 缺乏"。患者门静脉广泛血栓形成并 CTPV 考虑与"蛋白 S 缺乏症"有关。

患者门静脉血栓累及范围较广，包括门静脉主干及分支、脾静脉主干、肠系膜上静脉近心段均发生闭塞，但所幸的是肠系膜上静脉中远段通畅，为 TIPS 手术创造条件。虽然该患者分流道全程采用了覆膜支架（远端使用 TIPS 专用支架，近端使用 VIABAHN® 支架），术后亦给予口服利伐沙班抗凝治疗，但半年后分流道内仍形成血栓，CT 图像及血管造影显示原本通畅的肠系膜上静脉中远段亦形成血栓。出现以上情况可能与患者"易栓症"有关，支架过长、中段折角也是导致血栓形成的因素。分流道闭塞后接受了修复术，术后造影显示支架远段肠系膜上静脉内血流仍不够顺畅。随后我们改变了抗凝方案，给予皮下注射低分子肝素抗凝治疗，使分流道又维持了 1.5 年的通畅，随后分流道内再次形成血栓、闭塞。

此病例我们有以下几个方面的问题：①分流长度超过 15 cm，在如此长的分流道内使用的直径 8 mm 的支架是否偏小而导致分流量不够？更大直径（例如 10 mm）的支架是否能够维持分流道更长久的通畅性？②在预防血栓形成和内膜增生上，新型支架（如药涂支架）能否有更好的疗效？③在抗凝药物的选择上，维生素 K 拮抗剂（华法林）、低分子肝素及新型抗凝药物，孰优孰劣？④患者巨脾，理应存在脾功能亢进导致白细胞、血小板降低，但患者术前白细胞、血小板在正常范围，说明血液系统功能有异常，是否需要结合抗血小板治疗？或者给予其他药物辅助治疗？⑤如此长段血栓闭塞，继续植入支架开通是否合适？

对于这种少见而复杂的病例，具有通畅的流入道只能确保手术可以完成，如何保证 TIPS 术后分流道长期通畅更为重要，有待大家一起探讨。

（病例收集：向展望　整理：罗骏阳）

二、获得性因素

获得性因素包括骨髓增殖性疾病（真红细胞增多症、慢性粒细胞白血病、原发性血小板增多症、原发性骨髓纤维化症）、阵发性睡眠性血红蛋白尿、高同型半胱氨酸血症等疾病，亦包括应用激素、妊娠等导致高凝状态的因素，通过细致的询问病史通常可明确。其导致 CTPV 的原因主要与高凝状态有关，易导致肠系膜静脉、脾静脉血栓形成，继发 PVT、CTPV，这类患者可合并其他部位的血栓。对于不合并肝硬化、既往无腹腔手术、感染史，且合并巨脾的 CTPV 患者，要考虑血液系统方面的疾病，需完善血液学及骨髓穿刺检查以明确诊断。对此类患者，除了通过介入治疗缓解门静脉高压以外，针对原发疾病的诊治也非常重要。

病例 5　骨髓增生异常综合征致 CTPV

【病例介绍】

1. 病史

患者女性，35 岁。主因"反复呕血、黑便 4 年，再发半个月"于 2015 – 06 – 17 入院。患者 4 年前进食后出现腹痛伴乏力，于当地医院 CT 检查诊断为：门静脉系统广泛血栓形成，予抗凝及抗血小板等对症治疗。近 4 年来患者反复出现呕血、黑便，每次出血量为 300～800 mL，并分别于 2012 –06 及 2014 –06 在当地医院行内镜下套扎及组织胶注射治疗。半个月前患者再次呕血、黑便，出血量约 1500 mL，在当地医院给予药物治疗。患者 1 年前在当地医院骨髓穿刺诊断：骨髓增生异常综合征，持续服用"沙利度胺片"治疗，否认肝炎、结核等传染病史，无腹部感染及外科手术史，未到过疫区。顺产 1 子。

2. 体格检查

神志清醒，对答切题，贫血貌，全身皮肤、巩膜无黄染，肝掌征阴性，未见蜘蛛痣，未见瘀点或瘀斑，颈静脉无怒张，腹部半坦，未见胃肠形或蠕动波，未见腹壁静脉曲张，腹壁柔软，无波动感，全腹无压痛或反跳痛，Murphy's 征阴性，肝肋下未触及，脾肋下 5 cm 可触及，质韧，边缘钝，移动性浊音阴性，双下肢无水肿。

3. 辅助检查

（1）实验室检查（2015 –06 –18）：白细胞 3.12×10^9 L^{-1}，红细胞 2.2×10^9 L^{-1}，血红蛋白 79 g/L，血小板 327×10^9 L^{-1}；白蛋白 32.5 g/L，谷草转氨酶 53 U/L，谷丙转氨酶 35 U/L，总胆红素 24.2 μmol/L，直接胆红素 10.8 μmol/L，胆碱酯酶 3597 U/L；肌酐 52 μmol/L，尿素氮 4.93 mmol/L；凝血酶原时间 23.2 s，PT-INR 2.03，D – 二聚体 1.85 μg/mL；血同型半胱氨酸 8.2 μmol/L；乙肝表面抗原阴性，丙型肝炎抗体阴性，抗 – HIV 阴性；甲胎蛋白 5.2 ng/mL。

（2）CT 检查（2015 –06 –18）：①门静脉主干、左右支慢性闭塞，门静脉海绵样变；②肝硬化，巨脾，食管胃底静脉重度曲张（图 5 –27）。

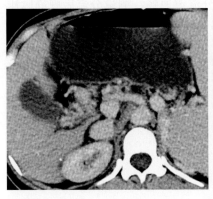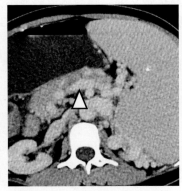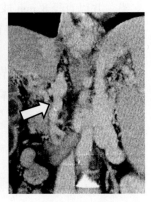

图 5 - 27　术前上腹部 CT

依图序显示：肝脏变形，脾脏巨大；食管胃底静脉重度曲张；门静脉主干及肝内分支未显影，肝门区 CTPV 侧支血管显影，胃周及脾周多发侧支血管显影；肠系膜上静脉显影（⇨），形态不规则，局部可见高密度钙化影；脾静脉（△）边缘毛糙，形态不规则。

（3）胃镜检查（2015 - 06 - 18）：食管、胃底静脉重度曲张，红色征（＋）。

4．术前诊断

慢性门静脉闭塞，门静脉海绵样变（Ⅱb 型），骨髓增生异常综合征；门静脉高压症：食管胃底静脉曲张破裂出血，巨脾。

5．术前肝功能评分

Child-Pugh 评分 8 分（B 级），MELD 评分 16 分。

6．手术经过：

2015 - 06 - 19 完成 PTIPS 手术，步骤如下（图 5 - 28）：

（1）经右侧股动脉入路，以 5F Cobra 导管依次行肠系膜上动脉和肝动脉造影，各期影像可见：肠系膜上静脉、CTPV 血管及胃左静脉，门静脉主干未显影；肝右动脉分支扭曲、聚拢。留置导管于肝右动脉。

（2）以 21 G Chiba 针穿刺 S6 门静脉分支，导丝导管技术成功开通闭塞的门静脉进入脾静脉，造影并测量分流前脾静脉压力为 30 mmHg。以直径 6 mm 球囊扩张闭塞的门静脉及脾静脉。保留导丝于脾静脉内作为第 1 安全导丝。

（3）经右侧颈内静脉入路置入 9F 鞘管，引入导管测量分流前中心静脉压为 4 mmHg，导管置入肝静脉定位。

（4）在经肝鞘管内送入 PTIPS 穿刺针由门静脉右干穿刺肝静脉，引入导丝并经颈静脉鞘管拉出体外作为第 2 安全导丝，沿第 2 安全导丝以直径 6 mm 球囊扩张肝实质分流道。

（5）沿第 2 安全导丝引入 7F 长鞘于门静脉管腔内，在长鞘内再并行插入 260 cm 工作导丝使其沿门静脉主干"真腔"进入脾静脉，建立颈静脉 - 肝静脉 - 门静脉 - 脾静脉的工作通路。

（6）沿工作导丝以直径 8 mm 球囊进一步扩张分流道，于分流道内依次重叠植入 8 mm×10 cm、8 mm×8 cm 及 8 mm×6 cm E-Luminexx™支架各 1 枚，支架远心端延伸至脾静脉远端通畅段，于分流道肝实质段及门静脉主干内再植入 1 枚 8 mm×10 cm Fluency™

支架，并以直径 8 mm 球囊扩张支架。脾静脉造影显示分流道通畅，测量分流后脾静脉压力为 15 mmHg、中心静脉压力为 6 mmHg，患者 PPG 由分流前 26 mmHg 下降至分流后 9 mmHg。

（7）以组织胶栓塞胃底曲张静脉及经皮经肝穿刺道，肝动脉造影排除肝脏出血，患者生命体征稳定，结束手术。

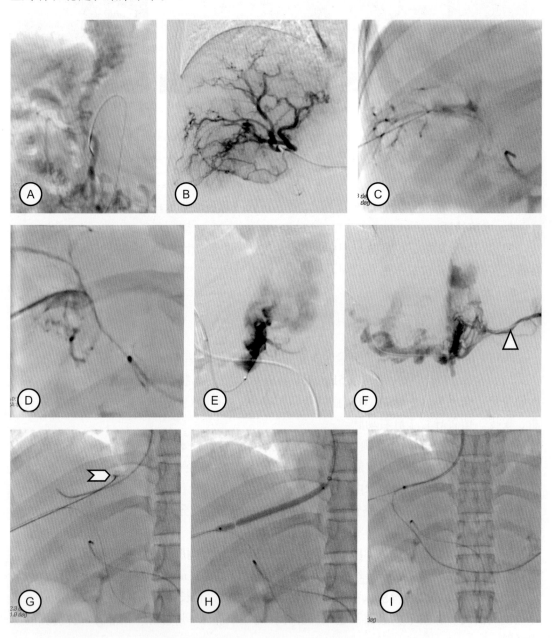

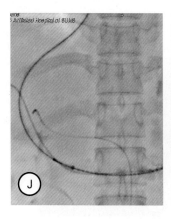
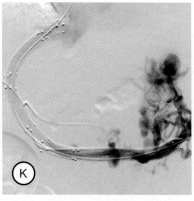
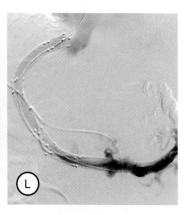

图 5 - 28　PTIPS 手术过程

A：肠系膜上动脉造影静脉期可见肠系膜上静脉、肝门区丛状 CTPV 血管及曲张胃左静脉显影，门静脉主干未显影；B：肝右动脉造影显示分支紊乱、迂曲、僵硬、边缘毛糙；C：经皮经肝穿刺 S6 门静脉分支推注对比剂显示血管变细、边缘毛糙；D：导丝导管技术开通闭塞门静脉的过程中，推注对比剂显示纤细的肝内门静脉分支及肝门区侧支血管；E：开通闭塞的门静脉后插入微导管至胃左静脉造影，显示粗大迂曲的胃左静脉向胃底、食管引流；F：脾静脉造影显示脾静主干粗细不均，管壁毛糙，粗大迂曲的胃左静脉及胃周曲张静脉丛，脾静脉部分属支显影（△）；G：以 PTIPS 穿刺针经门静脉右干穿刺肝静脉，见肝静脉显影（▷）；H：以球囊扩张肝实质穿刺分流道；I：导丝由颈静脉鞘管超选入脾静脉，建立颈静脉 - 肝静脉 - 门静脉 - 脾静脉的工作通路；J～K：在分流道内植入支架后脾静脉造影显示分流道通畅，胃周仍见大量曲张的静脉显影，L：以组织胶栓塞曲张静脉后造影，胃底曲张静脉未见显影，分流道支架内对比剂充盈良好（支架未进入下腔静脉）。

7. 术后处理

术后常规处理，第 3 天开始皮下注射依诺肝素钠 0.4 mL q. 12. h.，并桥接口服华法林 3 mg q. d.，定期复查凝血功能调整华法林用量，维持 PT-INR 在 2.0 上下。患者术后 1 周肝功能等各项指标基本正常，一般情况良好出院，并长期口服华法林抗凝治疗。

8. 随访结果

患者按计划随访。术后 20 个月，患者再发黑便，2017 - 02 - 24 复查上腹部增强 CT 提示：TIPS 分流道肝静脉端闭塞（图 5 - 29）。

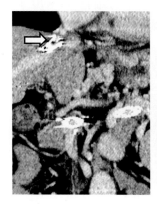
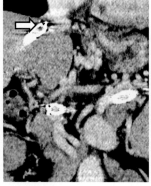
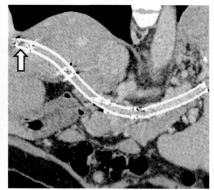

图 5 - 29　术后 20 个月上腹部 CT

依图序显示：肝静脉端支架内局部低密度充盈缺损影（⇨），其以远支架内、脾静脉及肠系膜上静脉对比剂充盈良好。

2017 - 02 - 27 给予失功分流道修复术（图 5 - 30）。

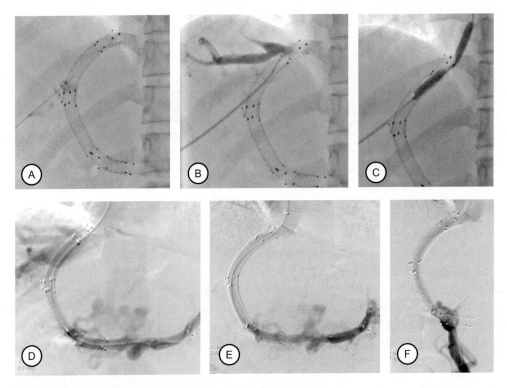

图 5 - 30 失功分流道修复过程

A：经颈静脉入路导管导丝不能进入支架内，以 21 G Chiba 针经皮经肝穿刺肝内支架；B：导管于支架内"冒烟"显示肝静脉开口部狭窄、逆显影；C：开通闭塞的支架后将导丝经颈静脉抓出，以直径 8 mm 球囊扩张支架闭塞处，显示球囊"腰征"；D：导管于脾静脉造影，显示脾静脉、支架内及肝静脉对比剂充盈，胃周曲张静脉丛显影；E：在支架近心端肝静脉开口处植入 1 枚 8 mm × 10 cm VIABAHN® 支架，脾静脉造影显示分流道通畅，胃周侧支血管仍有显影；F：肠系膜上静脉造影显示肠系膜上静脉及支架分流道充盈良好，未见侧支血管显影。

为了缩小脾脏体积、减少脾静脉的血流量以降低门静脉压力，于 2017 - 05 - 12 行部分性脾动脉栓塞术（图 5 - 31），术后半个月血常规提示白细胞 8.15 × 10⁹ L⁻¹，红细胞 2.7 × 10⁹ L⁻¹，血红蛋白 94 g/L，血小板 808 × 10⁹ L⁻¹。由于患者血小板升高，继续服用沙利度胺治疗。

为了缩小脾脏体积、减少脾静脉的血流量以降低门静脉压力，于 2017 - 05 - 12 行部分性脾动脉栓塞术（图 5 - 31），术后半个月血常规提示白细胞 8.15×10^9 L^{-1}，红细胞 2.7×10^9 L^{-1}，血红蛋白 94 g/L，血小板 808×10^9 L^{-1}。由于患者血小板升高，继续服用沙利度胺治疗。

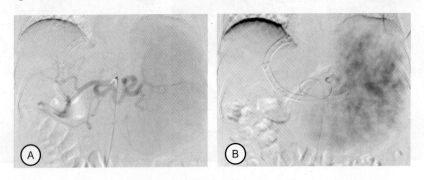

图 5 - 31 部分性脾动脉栓塞术

A：栓塞前造影显示脾动脉迂曲，脾脏巨大，脾实质染色均匀；B：以适量粒径 100 μm PVA 颗粒栓塞后脾动脉造影显示脾脏呈花斑样染色，栓塞程度约 50%。

2019 – 08 – 23 实验室检查：白细胞 $6.35 \times 10^9 L^{-1}$，红细胞 $4.24 \times 10^9 L^{-1}$，血红蛋白 101 g/L，血小板 $584 \times 10^9 L^{-1}$；谷草转氨酶 30 U/L，谷丙转氨酶 22 U/L，白蛋白 33.0 g/L，总胆红素 21.1 μmol/L，直接胆红素 10.8 μmol/L，胆碱酯酶 3934 U/L；凝血酶原时间 24.1 s，PT-INR 2.09；血浆氨 36.7 μmol/L。CT 显示脾脏较前缩小，脾静脉、肠系膜上静脉及支架分流道通畅（图 5 – 32）。彩超示支架内血流 v_{max} 为 89 cm/s。

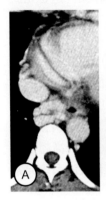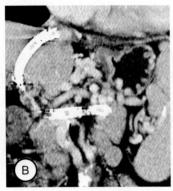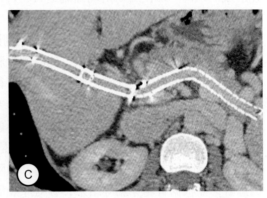

图 5 – 32　TIPS 术后 4 年、脾栓塞术后 2 年复查上腹部 CT

依图序显示：食管曲张静脉主要分布在浆膜下，黏膜下未显示明显静脉曲张影，胃周仍见较多曲张静脉显影；肠系膜上静脉及支架分流道内未见充盈缺损影。

随访至今 4 年余，患者未再出现消化道出血等门静脉高压症状，亦无显性肝性脑病，一般情况良好，继续随访中。

【病例小结】

患者为中年女性，无肝炎、酒精肝病史，无腹部手术及感染史，"易栓症"方面筛查无阳性结果。患者既往诊断"骨髓增生异常综合征"，考虑是其出现门静脉系统血栓闭塞、CTPV 的可能原因。血液系统疾病使患者处于高凝状态，易导致血栓形成，也是 CTPV 的重要病因之一。

患者主要的临床症状为食管胃底静脉曲张导致的反复消化道出血，术前 CT 及术中血管造影提示肠系膜上静脉通畅，而脾静脉粗细不均，多发曲张血管，为保证脾静脉通畅，降低脾静脉来源的曲张静脉引发的消化道出血风险，把支架延伸至脾静脉。

患者术后 20 个月出现了分流道失功，上腹部 CT 提示支架近端局限性闭塞。在支架修复术中，因为支架肝静脉端内膜增生导致完全闭塞，经颈静脉途径导丝导管无法进入分流道，所以我们采取了经皮经肝穿刺支架的方法开通支架闭塞处，完成分流道修复术。此方法为一种安全、简便、有效的分流道修复方式，手术成功率高。技术要点为经肝脏右下缘斜向上方穿刺支架，支架穿刺点尽量选择支架中上部分，因为这样穿刺成功后，经穿刺针插入的导丝能顺势沿分流道上行，然后使用抓捕器将导丝经颈静脉抓出体外建立工作通路，方便后续完成修复。

此病例分流道失功的原因是支架近心端未有足够的长度延伸至下腔静脉，被肝静脉"盖帽"。由此可见，强调 TIPS 分流道近心端使用覆膜支架并延伸至下腔静脉极其重要，可以减少分流道近心端闭塞的发生率。虽然支架近心端闭塞，但并没有发生分流道内广泛血栓形成，此与其接受了规范的抗凝治疗有一定关系，体现了抗凝治疗的重要性。

此病例术中未栓塞曲张的胃左静脉，可能是释放支架后遮盖了胃左静脉的开口，导致不方便栓塞操作。因此，我们建议术者尽量在分流前栓塞有出血风险的曲张静脉血管，除了治疗和预防出血之外，也能增加支架分流道内的血流量和提高血流速度，降低支架内血栓形成的风险。即使后期出现分流道失功，也能起到一定程度延缓出血的作用。这也是我们一直提倡 TIPS 术中栓塞曲张静脉的原因。

CTPV 合并巨脾的患者，尤其是在脾静脉也受到血栓累及的情况下，我们建议联合部分性脾动脉栓塞术减小脾脏体积，同时减少脾静脉血流量，一定程度降低门静脉压力；部分凝血功能差的患者，栓塞后凝血功能还可得到改善，可以增加抗凝治疗的安全性。脾动脉栓塞以少量多次为原则，避免一次过度栓塞导致大面积脾坏死继发脾脓肿形成，引起一系列反应并导致肝性脑病及肝功能衰竭。不建议超选择栓塞，在脾动脉主干避开胰腺动脉后以小粒径 PVA 颗粒"漂入"脾动脉分支是比较合适的。如果栓塞后血小板升高超过正常值，可同时给予抗血小板聚集的药物，如阿司匹林、氯吡格雷等。对于有血液系统异常的患者，需根据骨髓穿刺等结果，针对原发疾病进行治疗。

（整理：李名安）

病例 6 复合血液系统疾病致 CTPV

【病例介绍】

1. 病史

患者女性，17 岁。主因"呕血、黑便 2 个月"于 2018 - 10 - 15 入院。患者 2 个月前无明显诱因出现呕血，出血量约 500 mL，伴黑便数次，当地医院上腹部 CT 提示：①门静脉主干、左右分支血栓形成并门静脉海绵样变；②食管、胃底静脉曲张，脾大；③脾静脉、肠系膜上静脉近心段血栓形成，脾门周围侧支形成。予止血、抑酸等治疗好转。患者 2011 年诊断为"再生障碍性贫血"，2015 诊断为"阵发性睡眠性血红蛋白尿"，并长期口服激素治疗。否认肝炎等传染病史，无腹腔感染、腹部手术史，未到过疫区。

2. 体格检查

神志清醒，对答切题，贫血貌，全身皮肤、巩膜无黄染，肝掌征阴性，未见蜘蛛痣，未见瘀点或瘀斑，颈静脉无怒张，腹部平坦，未见胃肠形或蠕动波，未见腹壁静脉曲张，腹壁柔软，无波动感，全腹无压痛或反跳痛，Murphy's 征阴性，肝肋下未触及，脾肋下3 cm，移动性浊音阴性，双下肢无水肿。

3. 辅助检查

（1）实验室检查（2018 - 10 - 16）：白细胞 2.77×10^9 L^{-1}，红细胞 2.1×10^9 L^{-1}，血红蛋白 76 g/L，血小板 29×10^9 L^{-1}；尿常规示潜血（＋＋）；谷丙转氨酶 12 U/L，谷草转氨酶 51 U/L，白蛋白 41.3 g/L，总胆红素 20.50 μmol/L，直接胆红素 5.80 μmol/L，胆碱酯酶 2120 U/L；凝血酶原时间 13.7 s，PT-INR 1.06，D - 二聚体 0.45 μg/L；血同型半胱胺酸 16.57 μmol/L；肌酐 29 μmol/L，尿素氮 3.95 mmol/L；乙肝病毒表面抗原阴性，丙

型肝炎抗体阴性，抗 – HIV 阴性；甲胎蛋白 3.5 ng/mL。

（2）CT 检查（2018 – 10 – 12）：①门静脉主干、左右干、肠系膜上静脉及脾静脉多发血栓形成，门静脉海绵样变，食管下段、胃底静脉曲张；②肝静脉部分血栓形成；③脾大（图 5 – 33）。

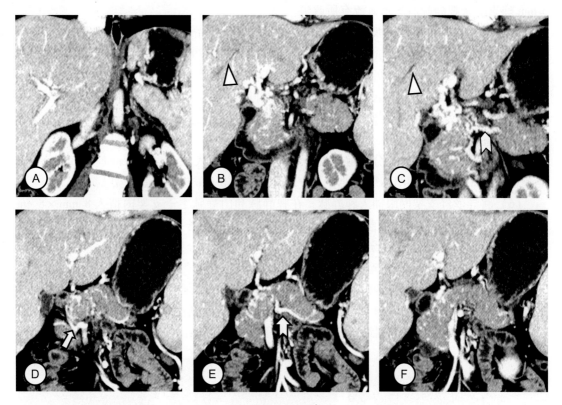

图 5 – 33　上腹部 CT

依图序显示：门静脉肝内分支显影，管径变细，门静脉左右干及主干正常管腔未显示，周围见多发粗大 CTPV 血管；肠系膜上静脉属支显示良好，近端变细，胰十二指肠静脉扩张（⇨）；脾静脉（▷）管径变细、边缘毛糙，胰腺静脉曲张（⇨），脾周见曲张侧支血管；胃底静脉曲张；肝静脉可见线样低密度影（△）。

（3）胃镜检查（2018 – 10 – 15）：①食管下段、胃底静脉重度曲张，红色征（＋）；②慢性浅表糜烂性胃炎。

4. 术前诊断

慢性门静脉闭塞，门静脉海绵样变（Ⅱb 型），肝静脉血栓，再生障碍性贫血，阵发性睡眠性血红蛋白尿，高同型半胱胺酸血症；门静脉高压症：食管、胃底静脉曲张破裂出血；脾大。

5. 术前肝功能评分

Child-Pugh 评分 5 分（A 级），MELD 评分 7 分。

6. 手术经过

2018 – 10 – 17 行 TIPS ＋ PSE 术，步骤如下（图 5 – 34）：

（1）经右侧股动脉入路依次行脾动脉、肠系膜上动脉及肝动脉造影，各期影像所见：

脾静脉显影不清，肠系膜上静脉显示清晰，肝门区粗大 CTPV 血管，肝动脉分支僵硬。留置导管于肝右动脉定位。

（2）经右侧腋中线以 22 G Chiba 针穿刺门静脉右支，导管导丝技术开通闭塞的门静脉进入脾静脉，插入导管行脾静脉造影显示其管径粗细不均、多发侧支、血流缓慢，以直径 6 mm 球囊扩张脾静脉后显示血流有所改善。

（3）调整导管进入肠系膜上静脉造影，显示肠系膜上静脉近端狭窄，多发粗大 CTPV 血管与肝内门静脉沟通。测量分流前肠系膜上静脉压力为 29 mmHg。以直径 6 mm 球囊扩张门静脉及肠系膜上静脉闭塞段，保留球囊于门静脉内。

（4）经右侧颈内静脉置入 RUPS-100 于下腔静脉窝测量分流前中心静脉压为 8 mmHg，穿刺针经肝静脉穿刺门静脉内留置的球囊，沿门静脉主干"真腔"插入导丝进入肠系膜上静脉并以直径 6 mm 球囊扩张分流道。

（5）在肠系膜上静脉及分流道内由远及近依次重叠植入 8 mm×10 cm E-Luminexx™ 支架及 8 mm×10 cm VIABAHN® 支架各 1 枚，并以直径 8 mm 球囊扩张支架。

（6）将导丝经支架网眼插入脾静脉，在脾静脉和门静脉主干支架内植入 8 mm×8 cm E-Luminexx™ 支架 1 枚，并以直径 8 mm 球囊扩张。分别于肠系膜上静脉和脾静脉造影显示分流道通畅，测量分流后肠系膜上静脉及中心静脉压力分别为 21 mmHg 及 13 mmHg，PPG 由分流前 21 mmHg 下降至分流后 8 mmHg。

（7）以组织胶栓塞经皮经肝穿刺道，肝动脉造影未见穿刺出血征象。

（8）超选择插管至脾动脉内，以粒径 150～360 μm 明胶海绵颗粒适量栓塞脾动脉，复查造影显示脾外围栓塞范围约 60%。患者生命体征稳定，结束手术。

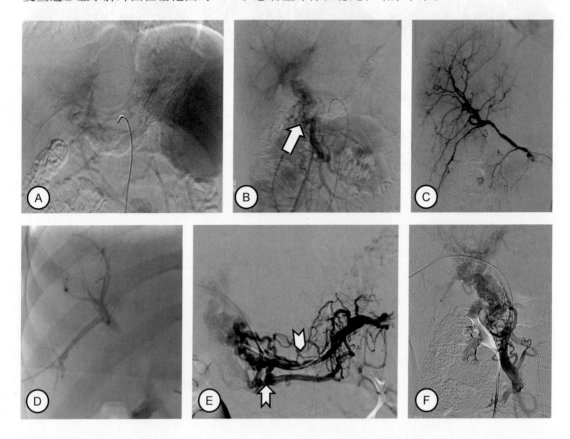

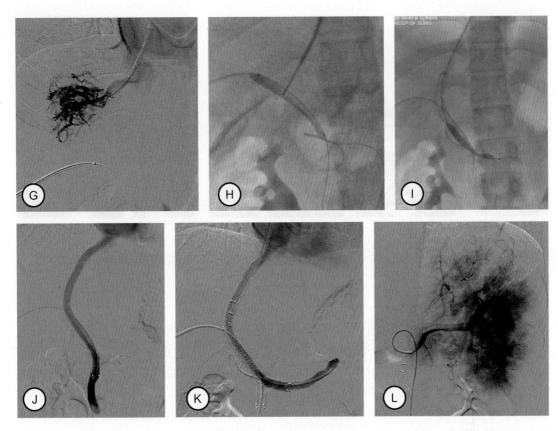

图5-34　TIPS手术过程

　　A：经脾动脉间接脾静脉造影，脾静脉及门静脉主干显示不清，可见肝门区及胃周浅淡血管影。B：经肠系膜上动脉造影静脉期显示肠系膜上静脉属支显影良好，门静脉主干未显影，胰十二指肠前静脉（⇨）增粗并延续为肝门区CTPV血管与肝内门静脉分支沟通。C：肝动脉造影显示肝动脉分支僵硬。D：经皮经肝穿刺门静脉分支插入导管推注对比剂显示右前分支显影尚好，走行分布基本正常。E：开通闭塞的门静脉后导管于脾静脉造影显示脾静脉主干（▷）管腔变细、管壁毛糙、腔内可见充盈缺损，脾静脉通过胰腺周围多发曲张血管（⇨）汇合成肝门区CTPV血管。食管胃底静脉未显示。F：插管至肠系膜上静脉造影显示肠系膜上静脉属支充盈良好，近端狭窄，通过胰十二指肠静脉侧支延续为粗大胆管旁静脉丛与肝内门静脉沟通，门静脉主干未显影。G：肝静脉造影未见正常肝静脉形态，中远段属支杂乱呈丛状显影，管壁毛糙，开口部无明显狭窄。H：RUPS-100穿刺针经肝静脉穿刺门静脉内留置的球囊。I：自肠系膜上静脉起在分流道内植入支架后再经支架网孔在脾静脉与门静脉之间植入支架，以球囊扩张支架。J～K：分别行肠系膜上静脉及脾静脉造影显示肠系膜上静脉、脾静脉及分流道内对比剂充盈良好，侧支血管未显影。L：部分性脾动脉栓塞术后造影显示脾脏外围染色缺如，缺如范围约60%。

7. 术后处理

　　术后常规处理，第2天开始口服达比加群150 mg b.i.d.。第7天彩超提示支架内血流显示不清，复查增强CT显示支架通畅，脾脏大面积坏死（图5-35）。患者肝功能等各项指标基本恢复正常，无诉特殊不适，一般情况良好出院。

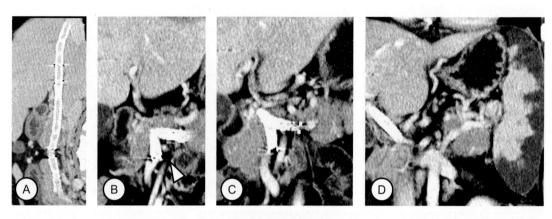

图 5 – 35　术后 1 周上腹部 CT

依图序显示：支架分流道、肠系膜上静脉及脾静脉内对比剂充盈良好；支架远端与肠系膜上静脉轻度成角（△）；脾脏外带大面积低密度坏死影。

8. 随访结果

患者按计划随诊，术后 1 个月（2018 – 10 – 16）实验室检查：白细胞 $5.03 \times 10^9 \text{ L}^{-1}$，红细胞 $2.66 \times 10^9 \text{ L}^{-1}$，血红蛋白 79 g/L，血小板 $58 \times 10^9 \text{ L}^{-1}$；谷丙转氨酶 28 U/L，谷草转氨酶 11 U/L，白蛋白 41.7 g/L，总胆红素 21.9 μmol/L，直接胆红素 7.1 μmol/L，胆碱酯酶 5164 U/L；凝血酶原时间 14.8 s，PT-INR 1.13，D – 二聚体 0.7 μg/L；血浆氨 23.3 μmol/L。2018 – 11 – 26 复查上腹部 CT 显示 TIPS 分流道通畅，肝门区少量 CTPV 血管，脾脏较前缩小（图 5 – 36）。

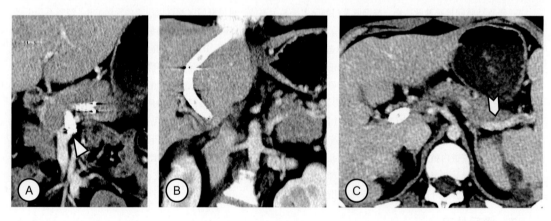

图 5 – 36　术后 1 个多月上腹部 CT

依图序显示：支架分流道及肠系膜上静脉内对比剂充盈良好；支架远端与肠系膜上静脉成角（△）加大，肠系膜上静脉属支显影良好；脾静脉（▷）显影较前清晰；肝门区少量 CTPV 血管。

患者术后 5 个月（2019 – 03 – 01）复查上腹部 CT 提示支架内血栓形成，CTPV 血管增多，脾脏较前增大（图 5 –37）。

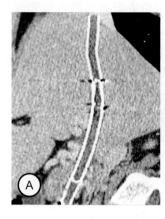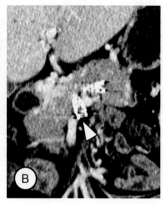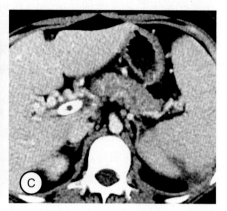

图 5-37　术后 5 个月上腹部 CT

依图序显示：支架内充满低密度影；支架远端与肠系膜上静脉成角（△）进一步加大，支架远端肠系膜上静脉属
支显影良好；脾静脉纤细、扭曲，脾脏体积较前增大，外围低密度坏死影缩小；肝门区大量 CTPV 血管影。

患者因经济困难且暂无门静脉高压症状，故未介入治疗失功的分流道，改为口服华法林 3 mg q. d. 抗凝治疗，维持 PR-INR 在 2.0 上下，继续随访中。

【病例小结】

患者为青年女性，无肝炎病史，"易栓症"方面筛查无阳性结果，患者既往先后诊断"再生障碍性贫血"和"阵发性睡眠性血红蛋白尿"，此次检查血同型半胱氨酸值升高。由于患者合并多种血液系统疾病，且长期口服激素治疗，故凝血功能紊乱、血液呈高凝状态，是导致患者肝静脉、门静脉血栓形成及 CTPV 的主要原因。手术中门静脉、肝静脉及脾静脉造影发现上述血管管腔变窄并闭塞、管壁毛糙，周围多发丛状、紊乱血管影，可能是血栓形成后继发血管炎性反应改变所致。

患者门静脉系统病变范围较广泛，门静脉、肠系膜上静脉近段、脾静脉大部分受累及，血管通畅性欠佳。为了同时开通脾静脉及肠系膜上静脉，支架采用"人"字形植入方式，先在肠系膜上静脉至门静脉内植入裸支架，继而经支架网眼再植入裸支架至脾静脉，这样理论上能同时保证肠系膜上静脉和脾静脉的通畅性。

虽然患者术后给予达比加群抗凝治疗，但 5 个月复查上腹部 CT 提示支架内血栓形成，分流道失功。原因可能为：①裸支架选择不当。E-Luminexx™ 支架硬度较大，植入后随着时间的延长逐渐塑形变直，其远端与肠系膜上静脉相接处形成夹角并逐渐加大，机械性刺激内膜增生导致狭窄闭塞，影响血流。②覆膜支架选择不当。因患者家庭经济状况及病变段过长，未使用 TIPS 专用支架，而是选用 VIABAHN® 支架联合裸支架建立分流道，VIABAHN® 支架其膜部抗胆汁渗透能力弱，增加了分流道失功的风险。③直径 8 mm 的支架可能达不到有效地分流。普通门静脉高压患者分流道短，一般在肝实质段分流道内使用 5～8 cm 长度、8 mm 直径的支架即可，而 CTPV 患者的分流道往往超过 10 cm。直径 8 mm 的支架能否达到有效分流？直径 10 mm 的支架能否在增加分流量的情况下不会增加肝性脑病的发生？这些需要进一步观察。④与患者基础疾病相关。患者先后诊断多种血液系统疾病，血液高凝状态使支架内更容易形成血栓。⑤TIPS 同时联合脾栓塞。患者同时行 TIPS

和脾栓塞主要是考虑到经济原因和抗凝需要。脾栓塞术后一方面患者凝血功能可得到改善，可以规范使用抗凝药物，是有利的；但另一方面脾脏坏死继发炎症反应、脾静脉血流量减少，容易形成血栓，此为不利因素。⑥药物的选择有待商榷。针对此类病情复杂患者，选择何种抗凝药物，是否需要增加抗血小板治疗，以及对基础疾病的药物治疗，等等，这些均需要进一步探讨。

CTPV 虽然是一种少见的疾病，由于病情复杂，往往合并多种基础疾病，患者经常往返于多个学科、多家医院而得不到有效的治疗，或者因疗效不确切，加上医疗费用巨大，使部分患者放弃治疗。此种情况也向医务工作者提出挑战，需要努力钻研医疗技术，积累临床经验，使更多的疑难杂症患者受益。

（病例收集：周楚人　整理：罗骏阳）

病例 7　高同型半胱氨酸血症致 CTPV

【病例介绍】

1. 病史

患者男性，62 岁。主因"门静脉系统血栓形成 6 年，反复黑便、呕血 3 年余"于 2018 - 09 - 13 入院。患者 6 年前无明显诱因出现腹痛、腹胀，于当地医院诊断为：门静脉系统血栓形成并肠坏死，行"部分小肠切除术"，术后未规律抗凝治疗。3 年前患者无明显诱因出现黑便，持续 3～4 天，无头晕、心悸等症状。在当地医院胃镜检查提示：食管胃底静脉重度曲张，给予"内镜下套扎及组织胶注射"等治疗后症状缓解。近 3 个月来，患者反复出现多次黑便伴呕血，每次出血量为 300～550 mL，其间予以药物止血等治疗后好转。患者既往有"双下肢静脉血栓"病史，否认高血压、糖尿病等慢性病史，否认肝炎、结核等传染病史，未到过疫区。

2. 体格检查

神志清醒，对答切题，贫血貌，全身皮肤、巩膜无黄染，肝掌征阴性，未见蜘蛛痣，未见瘀点或瘀斑，颈静脉无怒张；腹部平坦，剑突下见长约 15 cm 陈旧性手术瘢痕，未见胃肠形或蠕动波，未见腹壁静脉曲张，腹壁柔软，无波动感，全腹无压痛或反跳痛，Murphy's 征阴性，肝肋下未触及，脾肋下 3 cm 可触及、质韧、边缘钝，移动性浊音阴性，双下肢无水肿。

3. 辅助检查

（1）实验室检查（2018 - 09 - 14）：白细胞 3.25×10^9 L^{-1}，红细胞 2.0×10^9 L^{-1}，血红蛋白 83 g/L，血小板 119×10^9 L^{-1}；白蛋白 34.5 g/L，谷丙转氨酶 34 U/L，谷草转氨酶 31 U/L，总胆红素 7.8 μmol/L，直接胆红素 2.6 μmol/L，胆碱酯酶 3651 U/L；肌酐 127 μmol/L，尿素氮 8.33 mmol/L；凝血酶原时间 14.7 s，PT-INR 1.16，D - 二聚体 10.6 μg/mL；血同型半胱氨酸 31.130 μmol/L；乙肝表面抗原阴性，丙型肝炎抗体阴性，抗 - HIV 阴性；甲胎蛋白 3.55 ng/mL。

（2）CT 检查（2018 - 09 - 15）：①门静脉主干、左右支、肠系膜上静脉血栓形成，门静脉海绵样变；②食管胃底静脉、脾静脉曲张、脾大，少量腹水（图 5 - 38）。

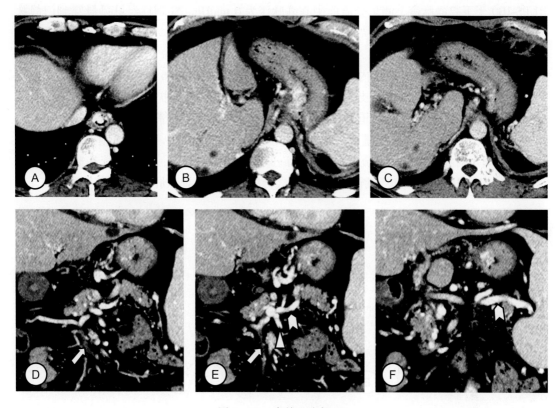

图 5 – 38　术前上腹部 CT

依图序显示：肝脏各叶形态不规则、比例稍失调，脾大，腹腔少量水样密度影；食管胃底静脉重度曲张；门静脉主干及肝内分支未显影，肝门区大量纤细 CTPV 血管影；肠系膜上静脉部分属支（⇨）腔内充盈缺损；脾静脉（▷）中远段显影基本正常，近段管腔轻度变窄。

4. 术前诊断

慢性门静脉闭塞，门静脉海绵样变（Ⅱb 型），高同型半胱氨酸血症；门静脉高压症：食管胃底静脉曲张，脾大，腹水；部分肠切除术后。

5. 术前肝功能评分

Child-Pugh 评分 7 分（B 级），MELD 评分 9 分。

6. 手术经过

于 2018 – 09 – 17 完成 TIPS 手术，步骤如下（图 5 – 39）：

（1）右侧股动脉入路，依次行肠系膜上动脉、脾动脉及肝动脉造影，各期影像所见：肠系膜上静脉属支显影欠佳，脾静脉显示不清，肝动脉聚拢，留置导管于肝右动脉定位。

（2）以 22 G Chiba 针穿刺 S8 门静脉分支，导管导丝技术开通闭塞的门静脉进入脾静脉及肠系膜上静脉，造影显示血管迂曲，周围多发侧支血管，胃左静脉、胃后静脉曲张，肠系膜上静脉空肠支显影，门静脉主干未显影，测量分流前脾静脉压力为 35 mmHg。

（3）以直径 5 mm 球囊扩张门静脉闭塞段，以组织胶栓塞胃左静脉为主的曲张静脉，复查造影曲张静脉基本闭塞。

（4）以直径 6 mm 球囊扩张门静脉并留置球囊作穿刺定位。经右侧颈内静脉插入

RUPS-100 于下腔静脉窝，测量分流前中心静脉压为 6 mmHg。穿刺针经肝静脉穿刺门静脉内留置的球囊，沿门静脉主干"真腔"插入导丝进入脾静脉，并以直径 6 mm 球囊进一步扩张分流道。

（5）自脾静脉起在分流道内由远及近依次重叠植入 8 mm×6 cm E-Luminexx™ 支架及 8 mm×8 cm/2 cm VIATORR® 支架各 1 枚，并以直径 8 mm 球囊扩张支架。

（6）脾静脉造影显示分流道通畅，测量分流后脾静脉及中心静脉压力分别为 16 mmHg 及 9 mmHg，患者 PPG 由分流前 29 mmHg 下降至分流后 7 mmHg。经肠系膜上动脉间接门静脉造影显示对比剂由支架分流道回流，回流速度较分流前增快，侧支血管基本消失。

（7）以组织胶栓塞经皮经肝穿刺道，再次行肝动脉造影排除肝脏出血结束手术。

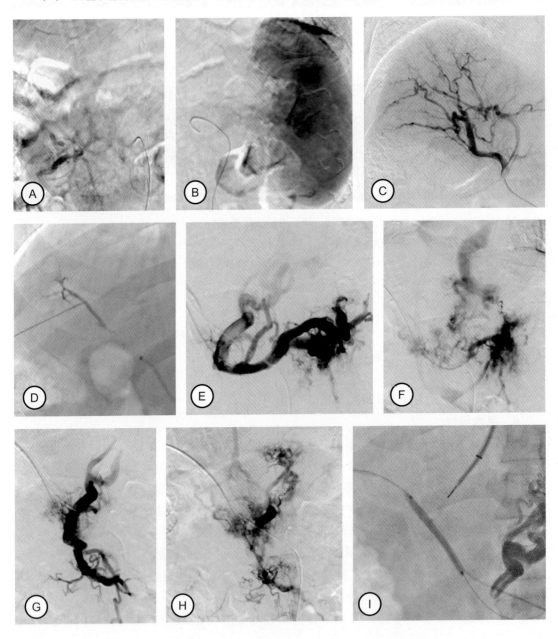

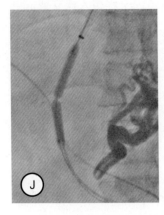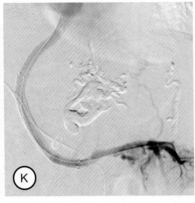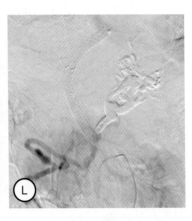

图 5 - 39　TIPS 手术过程

A：肠系膜上动脉造影静脉期显示肠系膜上静脉部分属支显影，结构紊乱，门静脉未显影，肝门区浅淡 CTPV 血管显影。B：脾动脉造影静脉期可见脾静脉及属支浅淡显影。C：肝动脉造影显示肝动脉扭曲、僵硬，肝右动脉聚拢，右肝缩小。D：经皮经肝穿刺 S8 门静脉分支推注对比剂显示局部分支管径变细。E、F：开通闭塞的门静脉主干后脾静脉造影，显示脾静脉走行迂曲，管壁不光整，可见粗大胃左静脉、胃后静脉及食管胃底静脉显影；门静脉未显影，纤细CTPV 血管显影。G、H：肠系膜上静脉造影可见肠系膜上静脉空肠支、胃左静脉及胃底静脉显影及纤细 CTPV 血管影。I：以 RUPS-100 由肝静脉穿刺门静脉内留置的球囊，胃左静脉已经用组织胶栓塞铸型。J：以球囊扩张穿刺分流道，可见门静脉管壁处球囊"腰征"。K：在分流道内植入支架后脾静脉造影，显示脾静脉及分流道充盈良好，侧支血管明显减少。L：经肠系膜上动脉造影静脉期显示肠系膜上静脉属支及分流道充盈良好。

7. 术后处理

术后常规处理，补充叶酸、维生素 B_6 及维生素 B_{12} 治疗高同型半胱氨酸血症。第 3 天开始皮下注射那屈肝素钙 0.5 mL q. 12. h.。第 7 天复查肝功能等各项指标基本恢复正常，患者一般情况良好出院，并长期口服达比加群 150 mg b. i. d. 抗凝治疗。

8. 随访结果

患者按计划复诊。术后 1 年患者再发呕血、黑便，复查腹部 CT（2019 - 10 - 25）提示：TIPS 支架内血栓形成，分流道闭塞（图 5 - 40）。

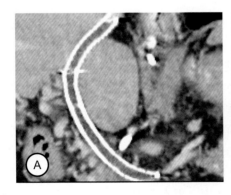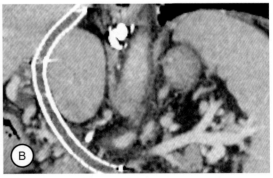

图 5 - 40　术后 1 年上腹部 CT

依图序显示：TIPS 支架内充满低密度影，肝门区多发曲张血管影；远端脾静脉充盈良好，支架与脾静脉相连接处成角。

于 2019 - 10 - 29 行 TIPS 分流道修复术（图 5 - 41），在分流道内全程植入裸支架。

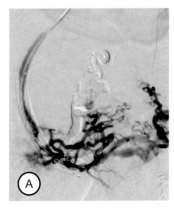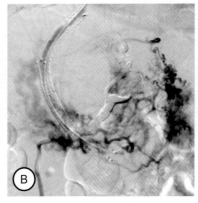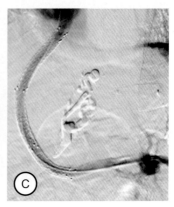

图 5 - 41　TIPS 分流道修复过程

A、B：经颈静脉插入导管由原分流道进入脾静脉造影，显示脾静脉远端尚通畅，胃周、脾门区大量曲张血管显影，肝门区粗大 CTPV 血管显影；支架内可见不规则充盈缺损。C：在脾静脉及支架分流道内植入 8 mm×8 cm 金属裸支架（EV3，Protégé™ Everflex™）2 枚，脾静脉造影显示分流道内对比剂充盈良好，侧支血管基本消失。

术后改为口服华法林 3 mg q. d. 抗凝治疗，定期复查凝血功能调整华法林用量，维持 PT-INR 在 2.0 上下。实验室检查（2020 - 01 - 06）：白细胞 3.31 × 10^9 L^{-1}，红细胞 2.29 × 10^9 L^{-1}，血红蛋白 91 g/L，血小板 118 × 10^9 L^{-1}；谷草转氨酶 9 U/L，谷丙转氨酶 10 U/L，白蛋白 31.8 g/L，总胆红素 29.2 μmol/L，直接胆红素 16.7 μmol/L，胆碱酯酶 4791 U/L；凝血酶原时间 25.8 s，PT-INR 2.13；血浆氨 33.4 μmol/L；血同型半胱氨酸 7.8 μg/mL。现患者一般情况良好，未再发生消化道出血等门静脉高压症状及显性肝性脑病，继续随访中。

【病例小结】

患者为老年男性，既往有"双下肢静脉血栓"病史，无肝炎病史，血同型半胱氨酸明显升高，其余易栓症筛查结果均为阴性。高同型半胱氨酸血症是导致血栓形成的重要原因之一，此例 CTPV 发生可能与之有关。

分流道失功是导致 TIPS 术后门静脉高压症状复发的常见原因。随着 TIPS 专用支架的应用，普通门静脉高压症患者 TIPS 术后分流道失功发生率明显下降，术后 1 年通畅率可高达 95% 以上。对于 CTPV 患者，TIPS 分流道往往较长，需要多枚支架拼接，另外大部分患者存在易形成血栓的病因，所以术后分流道失功的发生率较普通患者为高，表现方式更加复杂，处理起来更加困难，预后欠佳，见第四章第三节七、（二）项内容。

本例患者 TIPS 术后 1 年出现分流道失功再发消化道出血，CT 及术中血管造影均提示支架远端被脾静脉"盖帽"。该患者首次手术时分流道远端使用的为 E-Luminexx™ 支架，由于其质地较硬，随着时间的延长，支架弹性伸直后与脾静脉形成夹角并刺激脾静脉内膜增生导致支架闭塞，这可能是其分流道失功的主要原因。再次手术修复分流道时，选用质地较软的 EV3 Protégé™ Everflex™ 裸支架，支架远端向脾静脉延伸，术后改为口服华法林抗凝治疗。目前一般情况良好，由于随访时间短，效果如何，仍在继续观察中。

（病例收集：常伯扬　整理：罗骏阳）

病例 8 原发性血小板增多症致 CTPV

【病例介绍】

1. 病史

患者女性，48 岁，主因"反复黑便 2 年余"于 2018 - 01 - 11 入院。患者 2 年前无明显诱因出现柏油样黑便，质量约 100 g，无伴头晕、心慌，当地医院彩超检查提示为"门静脉血栓形成"，给予对症处理后好转。后再发黑便数次，每次质量 50 ~ 200 g，均给予对症治疗好转后。患者否认肝炎、结核等传染病史；否认糖尿病、高血压等慢性病史；否认腹部感染、外科手术；否认药物和食物过敏史；否认输血史及血制品使用史；顺产 1 子。

2. 体格检查

神志清醒，对答切题，贫血貌，全身皮肤、巩膜无黄染，肝掌征阴性，未见蜘蛛痣，未见瘀点或瘀斑，颈静脉无怒张，腹部平坦，未见胃肠形或蠕动波，未见腹壁静脉曲张，腹壁柔软，无波动感，全腹无压痛或反跳痛，Murphy's 征阴性，肝肋下未触及，脾肋下 6 cm 可触及，质韧，边缘钝，移动性浊音阴性，双下肢无水肿。

3. 辅助检查

（1）实验室检查（2018 - 01 - 12）：白细胞 16.55×10^9 L^{-1}，红细胞 2.8×10^9 L^{-1}，血红蛋白 100 g/L，血小板 588×10^9 L^{-1}；谷丙转氨酶 46 U/L，谷草转氨酶 53 U/L，白蛋白 41.2 g/L，总胆红素 20.1 μmol/L，直接胆红素 8.4 μmol/L，间接胆红素 11.7 μmol/L，胆碱酯酶 7898 U/L；尿素氮 4.32 mmol/L，肌酐 46 μmol/L；凝血酶原时间 17.5 s，PT-INR 1.45，D - 二聚体 2.85 μg/mL；血同型半胱氨酸 6.6 μmol/L；乙肝表面抗原阴性，丙型肝炎抗体阴性，抗 - HIV 阴性；甲胎蛋白 6.2 ng/mL。

（2）骨髓穿刺涂片：骨小梁间造血细胞增生丰富，造血细胞与脂肪组织之比约为 8：2，粒、红及巨核系造血细胞均可见，粒、红细胞比例约为 3：1，巨核系造血细胞数量明显增生，有灶性聚集，可见小巨核及单圆核巨细胞，结合免疫组化及特殊染色结果，符合增生活跃骨髓象，以巨核系造血细胞增生显著，诊断为原发性血小板增多症。

（3）CT 检查（2018 - 01 - 13）：①门静脉主干及左右支血栓形成，门静脉海绵样变；②食管胃底静脉曲张，巨脾（图 5 - 42）。

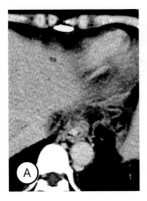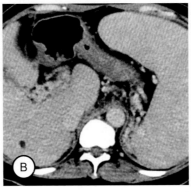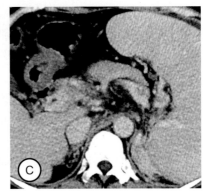

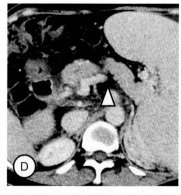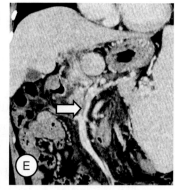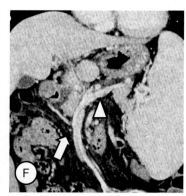

图 5-42　术前上腹部 CT

依图序显示：肝脏各叶比例失调，形态不规则，脾大；食管胃底及脾门区静脉曲张；门静脉主干及分支未显影，肝门区见 CTPV 血管影环绕轻度扩张的肝外胆管；脾静脉部分显影（△），边缘毛糙；肠系膜上静脉显影良好，中间呈条状低密度影（⇨）。

4. 术前诊断

慢性门静脉闭塞，门静脉海绵样变（Ⅱb 型），原发性血小板增多症；门静脉高压症：食管胃底静脉曲张破裂出血，巨脾。

5. 术前肝功能评分

Child-Pugh 评分 6 分（A 级），MELD 评分 11 分。

6. 手术经过

于 2018-01-15 完成 TIPS 手术，步骤如下（图 5-43）：

（1）经右侧股动脉入路腹腔干造影，各期影像显示：肝动脉走行基本正常，脾静脉显示不清。留置导管于肝右动脉。

（2）以 22 G Chiba 针穿刺肝右叶门静脉分支，导管导丝技术开通闭塞的门静脉行肠系膜上静脉及脾静脉造影，显示肠系膜上静脉通畅，门静脉主干及左右支闭塞，丛状 CTPV 血管与肝内门静脉分支沟通；脾静脉显示欠佳，边缘毛糙；胃左静脉及食管胃底静脉曲张。测量分流前肠系膜上静脉压为 32 mmHg。以直径 6 mm 球囊扩张门静脉闭塞段，以组织胶栓塞胃左静脉。

（3）经右侧颈内静脉插入 RUPS-100 于下腔静脉窝，测量分流前中心静脉压为 6 mmHg。穿刺针经肝静脉穿刺门静脉内留置的球囊，沿门静脉主干"真腔"插入导管导丝使其进入肠系膜上静脉。

（4）以直径 6 mm 球囊扩张穿刺分流道，自肠系膜上静脉近端起在分流道内依次植入 8 mm×10 cm E-Luminexx™ 支架及 8 mm×8 cm/2 cm VIATORR® 支架各 1 枚，并以直径 8 mm 球囊扩张支架。

（5）肠系膜上静脉造影显示肠系膜上静脉及分流道通畅，测量分流后肠系膜上静脉及中心静脉压力分别为 17 mmHg 及 8 mmHg，患者 PPG 由分流前 26 mmHg 下降至分流后 9 mmHg。

（6）以组织胶栓塞经皮经肝穿刺道，再次行肝动脉造影排除出血后结束手术。

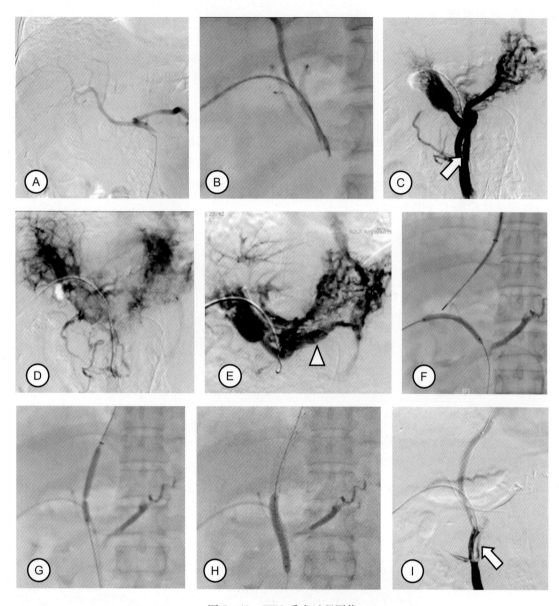

图 5 - 43　TIPS 手术过程图像

A：腹腔干造影显示肝动脉及脾动脉走行、分布基本正常，脾动脉增粗。B：经皮经肝穿刺肝右叶门静脉分支插入导管推注对比剂显示局部血管萎缩，走行僵直。C、D：导丝导管技术开通闭塞的门静脉行肠系膜上静脉造影，显示肠系膜上静脉充盈良好，近端呈"窗口状"双支变异（⇨）；门静脉主干及分支未显影，肝门区 CTPV 血管以胆管旁静脉丛为主，部分肝内门静脉分支显影；胃左静脉曲张。E：导管于脾静脉近端造影显示脾静脉（△）逆显影，边缘毛糙，胃周及肝门区大量迂曲扩张的血管。F：RUPS-100 穿刺针由肝静脉穿刺门静脉内留置的球囊，胃左静脉已经用组织胶栓塞铸型。G：以球囊扩张分流道。H：在分流道内植入支架并以球囊扩张。I：肠系膜上静脉造影显示肠系膜上静脉及分流道显影良好，肠系膜上静脉呈二分支表现（⇨），侧支血管未显影。

7. 术后处理

术后常规处理，第 2 天开始皮下注射依诺肝素钠 0.4 mL q. 12. h. 抗凝治疗，口服羟基脲纠正血小板增多症。第 8 天患者肝功能等各项指标基本正常，一般情况良好出院，出院后改为口服利伐沙班 10 mg q. d. 抗凝治疗，同时口服氯吡格雷 75 mg q. d. 抗血小板治疗。

8. 随访结果

患者按计划复诊，由于脾脏巨大引起腹部压迫症状，考虑到脾静脉因血栓影响血流不通畅，有可能导致区域性门静脉高压，为了缩小脾脏的体积减轻脾脏的压迫症状，同时减少脾脏的血流量及由其引起的门静脉高压，分别于 2018 – 08、2019 – 01 及 2019 – 07 行部分性脾动脉栓塞术（图 5 – 44）。

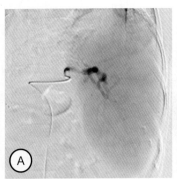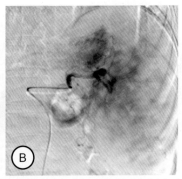

图 5 – 44 2019 – 01 – 04 部分性脾动脉栓塞术过程

A：栓塞前脾动脉造影显示脾动脉迂曲、扩张，脾脏阴影明显增大；B：以粒径 100 μm PVA 颗粒行脾动脉栓塞后造影显示脾实质呈花斑状染色，染色缺失面积约 60%。

2019 – 10 – 15 复查彩超示支架内血流 v_{max} 为 89 cm/s。2019 – 10 – 18 上腹部 CT 提示：TIPS 分流道通畅、脾脏栓塞术后明显缩小，脾静脉、肠系膜上静脉通畅，食管胃底曲张静脉明显萎缩（图 5 – 45）。

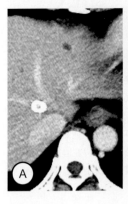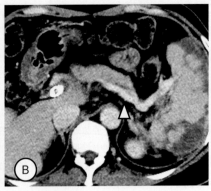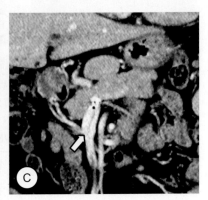

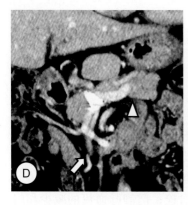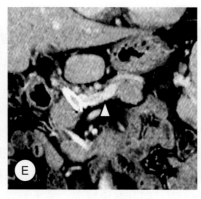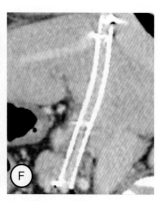

图 5 - 45 TIPS 术后 21 个月（2019 - 10 - 18）上腹部 CT

依图序显示：食管曲张静脉较前明显减轻；脾脏较前明显萎缩变小，外周呈低密度坏死影；脾静脉（△）显影较前明显好转，未见明确充盈缺损影；肠系膜上静脉（⇨）显影良好，呈双支显影；支架分流道显影良好，内附壁有少许低密度影。

随访至今，未再发生门静脉高压症状，亦无显性肝性脑病。实验室检查（2019 - 12 - 25）：白细胞 $5.41 \times 10^9 \, \mathrm{L}^{-1}$，红细胞 $3.94 \times 10^9 \, \mathrm{L}^{-1}$，血红蛋白 116 g/L，血小板 $129 \times 10^9 \, \mathrm{L}^{-1}$；谷草转氨酶 21 U/L，谷丙转氨酶 24 U/L，白蛋白 40.5 g/L，总胆红素 18 μmol/L，直接胆红素 3.5 μmol/L，胆碱酯酶 10061 U/L；凝血酶原时间 12.5 s，PT-INR 0.93；血浆氨 26.7 μmol/L。患者一般情况良好，继续随访中。

【病例小结】

患者为中年女性，无肝炎、腹腔感染及腹部手术病史，实验室检查提示血小板计数明显升高，骨髓涂片提示巨核系增生显著，确诊为原发性血小板增多症，可能是此例患者 PVT 及 CTPV 形成的主要原因。

患者门静脉主干及左右干闭塞，脾静脉显影不佳，抑或受到血栓的累及。由于脾静脉血流不畅，即流入道不佳，在其近端造影能使其远端逆显影，因此术中把支架远端置于肠系膜上静脉近端通畅处，亦能达到引流脾静脉的目的，而未强求开通脾静脉。患者脾脏巨大与原发血液系统疾病及门静脉高压症有关，在确诊原发性血小板增多症后，给予羟基脲治疗。为了缩小脾脏、减少脾脏的血流及可能发生的区域性门静脉高压、降低门静脉压力，遂在 TIPS 术后给予了多次部分性脾动脉栓塞术。为了纠正既有的血小板增多症及脾栓术后的血小板进一步升高，同时给予口服抗凝联合氯吡格雷抑制血小板聚集预防血栓形成。患者依从性较好，能做到定期复查并根据血液指标的变化及时调整治疗方案。目前已经随访 2 年余，分流道一直保持通畅，各项血液指标逐渐接近正常，一般情况良好，获得了较好的疗效。

血液系统疾病导致的 CTPV 病情更加复杂，TIPS 术后需要根据病情结合抗凝和/或抗血小板治疗，同时积极治疗原发病，以期达到更好的长期疗效。

（病例收集：穆鲁文 整理：罗骏阳）

第二节　局部因素所致门静脉海绵样变病例

一、肝硬化

各种原因的肝硬化、门静脉高压是引起 PVT、CTPV 较常见的病因。24%～32% 的 PVT 患者存在肝硬化，肝硬化患者出现门静脉血栓的发病机制尚不清楚，可能是多因素的，原因包括：门静脉高压引起门静脉血流淤滞、门静脉系统血栓形成；自发性的门体分流可引起门静脉血流动力学改变、向肝血流减少，易于形成血栓；门静脉血流的减少和门静脉周围淋巴管炎和纤维化被认为会促进血栓的形成。此外，晚期肝硬化患者因肝脏合成抗凝血酶、蛋白 C、蛋白 S 和凝血因子的减少而导致凝血功能亢进，促使血栓形成。肝硬化所致 PVT 相对孤立，继发的 CTPV 也相对容易处理，在基础疾病稳定的情况下，TIPS 术后远期疗效较腹腔感染所致者更久。

病例 9　酒精性肝硬化致 CTPV

【病例介绍】

1. 病史

患者男性，46 岁。主因 "呕血、黑便 1 个月" 于 2013 - 05 - 28 入院。患者 1 个月前大量饮酒后出现呕血，出血量约为 150 mL，伴黑便，4～5 次/天，每次便量约为 100 g，在当地医院内镜下食管曲张静脉套扎及胃底曲张静脉硬化治疗后出血停止。患者曾多次往返北京、上海各大医院就诊。患者有长期大量饮酒史，否认肝炎、结核等传染病史，无腹部感染及外科手术史，否认到过疫区。

2. 体格检查

神志清醒，对答切题，贫血貌，全身皮肤、巩膜无黄染，肝掌征阴性，未见蜘蛛痣，未见瘀点或瘀斑，颈静脉无怒张，腹部平坦，未见胃肠形或蠕动波，未见腹壁静脉曲张，腹壁柔软，无波动感，全腹无压痛或反跳痛，Murphy's 征阴性，肝肋下未触及，脾肋下 4 cm 可触及，质韧，边缘钝，移动性浊音（－），双下肢无水肿。

3. 辅助检查

（1）实验室检查（2013 - 05 - 28）：白细胞 3.05×10^9 L^{-1}，红细胞 2.2×10^9 L^{-1}，血红蛋白 82 g/L，血小板 73×10^9 L^{-1}；谷草转氨酶 21.0 U/L，谷丙转氨酶 21.0 U/L，白蛋白 44.4 g/L，胆碱酯酶 6286 U/L，总胆红素 16.5 μmol/L，直接胆红素 6.10 μmol/L；肌酐 99.0 μmol/L，尿素氮 9.3 mmol/L；凝血酶原时间 13.6 s，PT-INR 1.04；D - 二聚体 1.43 μg/mL；血同型半胱氨酸 10.1 μmol/L；乙肝表面抗原阴性，丙型肝炎抗体阴性，抗 - HIV 阴性；甲胎蛋白 5.3 ng/mL。

（2）CT 检查（2013 - 06 - 10）：①门静脉主干、左右支闭塞，门静脉海绵样变；②肝硬化，食管下段、胃底静脉重度曲张，脾大（图 5 - 46）。

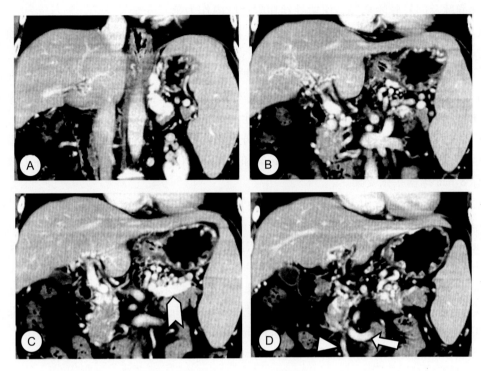

图 5 – 46　术前上腹部 CT

依图序显示：肝脏轻度萎缩变形，脾脏增大；食管胃底静脉重度曲张，胃周杂乱曲张静脉影，粗大胃 – 肾分流道血管；门静脉主干及左右支未显影，肝门区粗大 CTPV 血管；肝内外胆管轻度扩张；脾静脉（▷）中远段充盈良好，形态不规整，近端显示欠佳；肠系膜上静脉近端未显影，回结肠支（△）及第一空肠支（⇨）显影。

（3）胃镜检查：食管、胃底静脉重度曲张，红色征（＋）；门静脉高压性胃病。

4. 术前诊断

慢性门静脉闭塞，门静脉海绵样变（Ⅱb 型）；酒精性肝硬化，门静脉高压症：食管胃底静脉曲张破裂出血，脾大。

5. 术前肝功能评分

Child-Pugh 评分 5 分（A 级），MELD 评分 8 分。

6. 手术经过

2013 – 06 – 14 完成 PTIPS 手术，步骤如下（图 5 – 47）：

（1）经右侧股动脉入路依次行肠系膜上动脉、脾动脉及肝动脉造影，各期影像所见：肠系膜上静脉属支及 CTPV 血管显影，门静脉未显影，脾静脉显示不清，肝动脉聚拢、扭曲。留置导管于肝右动脉。

（2）以 22 G Chiba 针穿刺门静脉右后 S6 分支，导管导丝技术开通闭塞的门静脉进入肠系膜上静脉，以直径 5 mm 球囊扩张门静脉及肠系膜上静脉闭塞段，测量分流前肠系膜上静脉压力为 32 mmHg，保留导丝于肠系膜上静脉内作为第一安全导丝。

（3）经右侧颈内静脉插入导管于下腔静脉窝测量分流前中心静脉压力为 6 mmHg，保留导管于肝静脉定位。

（4）在经肝鞘管内并行插入导丝及 KMP 导管开通闭塞的脾静脉，以直径 5 mm 球囊扩张脾静脉及门静脉闭塞段，保留导丝在脾静脉内作为第二安全导丝。

（5）在经肝鞘管内引入 PTIPS 穿刺针由门静脉右干穿刺肝静脉，插入导丝并由颈静脉鞘管拉出体外作为第 3 安全导丝。

（6）沿第 3 安全导丝以直径 6 mm 球囊扩张肝实质段分流道，并送入 7F 长鞘进入门静脉，在长鞘内并行插入 260 cm 工作导丝使其通过门静脉主干"真腔"进入肠系膜上静脉，建立颈静脉 - 肝静脉 - 门静脉 - 肠系膜上静脉的工作通路。

（7）沿工作导丝以直径 8 mm 球囊扩张分流道，自肝静脉至肠系膜上静脉分流道内由近及远依次植入 8 mm × 8 cm Fluency™ 支架和 8 mm × 10 cm E-Luminexx™ 支架各 1 枚，并以直径 8 mm 球囊扩张支架。

（8）将颈静脉鞘管引至支架内，导丝导管配合通过裸支架网孔进入脾静脉，以直径 6 mm 球囊扩张支架网孔，于脾静脉至门静脉之间分流道内植入 8 mm × 10 cm E-Luminexx™ 支架 1 枚，再以直径 8 mm 球囊依次扩张脾静脉和肠系膜上静脉支架网孔。肠系膜上静脉造影疑似支架被肝静脉"盖帽"，在分流道近端植入 1 枚 10 mm × 8 cm E-Luminexx™ 支架使其近端延伸至下腔静脉，脾静脉造影显示脾静脉及支架分流道通畅，无"盖帽"现象。测量分流后肠系膜上静脉压力为 26 mmHg、中心静脉压力为 9 mmHg，患者 PPG 由分流前 26 mmHg 下降至分流后 17 mmHg。

（9）以组织胶栓塞经皮经肝穿刺道，肝动脉造影排除肝脏出血后结束手术。

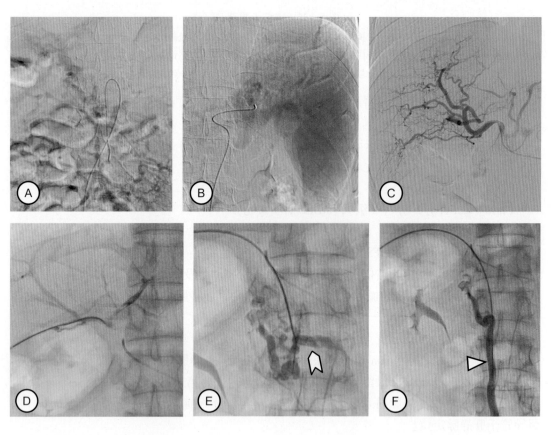

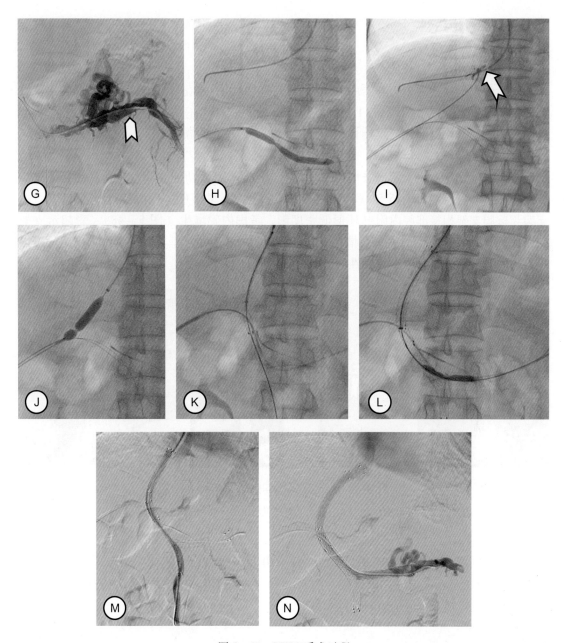

图 5 – 47　PTIPS 手术过程

　　A：肠系膜上动脉造影静脉期显示肠系膜上静脉属支显影，其近端及门静脉主干显示不清，肝门区粗大 CTPV 血管
显影。B：经脾动脉造影静脉期未见脾静脉显影。C：肝动脉造影显示肝右动脉扭曲、聚拢。D：穿刺肝右叶门静脉 S6
分支插入导管推注对比剂显示门静脉左右支纤细，主干未显影。E～G：导管导丝技术开通闭塞的门静脉后在不同部位
造影，显示肠系膜上静脉（△）近端狭窄，远端显影良好；脾静脉（▷）管壁毛糙、粗细不均，胃后、胃短静脉呈丛
状迂曲、扩张；门静脉主干未显影，肝门区见大量粗细不等的 CTPV 血管影。H：以球囊扩张门静脉及脾静脉狭窄闭塞
段，显示球囊"腰征"。I：PTIPS 穿刺针经门静脉右干穿刺肝静脉，推注对比剂显示肝静脉显影（⇨）。J：以球囊扩
张肝实质段穿刺分流道，球囊"腰征"提示为门静脉壁部位。K：建立颈静脉 – 肝静脉 – 门静脉 – 肠系膜上静脉的工
作通路，在肠系膜上静脉及分流道内释放支架。L：以球囊扩张裸支架网孔及脾静脉狭窄部。M：植入支架后肠系膜上
静脉造影显示肠系膜上静脉及支架分流道充盈良好，侧支血管未显影，支架肝静脉端疑似被"盖帽"。N：在支架分流

道近端植入支架后脾静脉造影，显示脾静脉及支架分流道充盈良好，胃周曲张静脉明显减少，支架肝静脉端被"盖帽"现象消失。

7. 术后处理

术后常规处理，第 2 天开始皮下注射依诺肝素钠 0.5 mL q. 12. h.，并桥接口服华法林 3 mg q. d. 抗凝治疗。患者术后 1 周肝功能等各项指标基本正常，一般情况良好出院，并长期口服华法林抗凝治疗，维持 PT-INR 在 2.0 上下。嘱患者戒酒。

8. 随访结果

患者按计划复诊，长期口服华法林抗凝，定期复查凝血功能并调整华法林用量，维持 PT-INR 在 2.0 上下。术后 5 年（2018 - 07 - 16）复查上腹部 CT 显示支架分流道通畅，裸支架与覆膜支架相接部腔内附壁环形低密度影，考虑内膜增生（图 5 - 48）。彩超示支架内血流 v_{max} 为 89 cm/s。患者一般情况良好，肝功能等各项指标基本正常，未出现消化道出血等门静脉高压症状，未发生肝性脑病等症状。

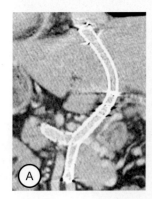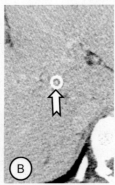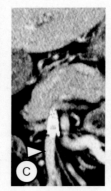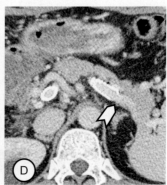

图 5 - 48　2018 - 07 - 16 上腹部 CT

依图序显示：支架内对比剂充盈良好，支架中段腔内环形低密度影（⇨），肠系膜上静脉（△）及脾静脉（▷）显影良好。

其后患者自行停用抗凝药物。2019 - 11 - 10 再发生呕血、黑便，2019 - 11 - 11 当地医院上腹部 CT 显示支架内充满血栓（图 5 - 49），在当地医院给予药物止血治疗及支架内球囊扩张，分流道部分开通（图 5 - 50）。

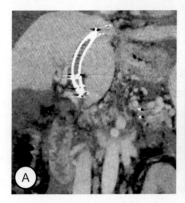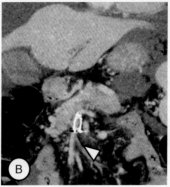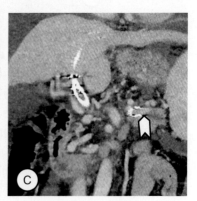

图 5 - 49　2019 - 11 - 10 当地医院上腹部 CT

依图序显示：支架内充满低密度影，支架远端肠系膜上静脉（△）和脾静脉（▷）显影，内有低密度充盈缺损影；肝门区 CTPV 血管显影；腹腔大量水样密度影。

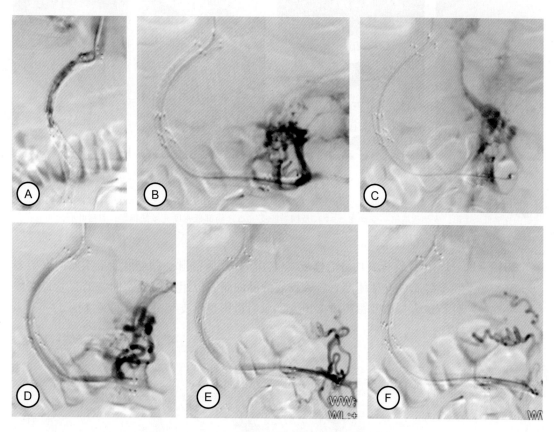

图 5 - 50 2019 - 11 - 11 当地医院行失功分流道修复

A：支架内造影可见其内充盈缺损，对比剂不均匀显影；B、C：导管于脾静脉造影，显示胃短静脉、胃后静脉、胃底静脉丛、食管静脉、胃 - 肾分流道显影，支架内无对比剂充盈；D：以直径 6 mm 球囊扩张分流道后导管于脾静脉内造影，显示分流道内有对比剂充盈，仍见充盈缺损，胃后静脉及胃底食管静脉显影；E、F：以直径 8 mm 球囊扩张支架分流道后导管于脾静脉远端造影，显示分流道内对比剂充盈较前好转，胃短、胃底静脉显影明显减少，食管静脉未显示。

在当地医院初步处理后，患者出血停止。由于病情复杂，于 2019 - 11 - 14 转入我院。我院急诊上腹部 CT 显示：TIPS 术后支架内部分血栓形成；CTPV；食管胃底静脉曲张；右肝后叶胆管扩张；少量腹水（图 5 - 51）。实验室检查示：白细胞 5.59×10^9 L^{-1}，红细胞 2.48×10^9 L^{-1}，血红蛋白 85 g/L，血小板 105×10^9 L^{-1}；谷草转氨酶 42.0 U/L，谷丙转氨酶 19.0 U/L，白蛋白 46.3 g/L，总胆红素 54 μmol/L，直接胆红素 36.10 μmol/L，肌酐 76 μmol/L，尿素氮 12.3 mmol/L；凝血酶原时间 14.8 s，PT-INR 1.12。

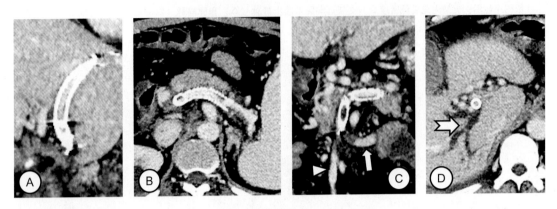

图 5 – 51 2019 – 11 – 14 上腹部 CT

依图序显示：肝硬化，脾大；脾静脉、门静脉主干及肝实质分流道支架内散在低密度充盈缺损影；肠系膜上静脉支架内充满低密度影，支架远端第一空肠支（⇨）及回结肠支（△）局部低密度充盈缺损影；右后叶肝内胆管扩张（⇨）；食管胃底静脉曲张。

2019 – 11 – 18 在我院行失功分流修复术。术中发现脾静脉、门静脉及肝实质内支架多处狭窄，肠系膜上静脉内支架闭塞，食管胃底静脉曲张。以组织胶栓塞曲张的食管胃底静脉，并在狭窄处行球囊扩张及覆膜支架植入，术后造影显示支架分流道通畅（图 5 – 52）。

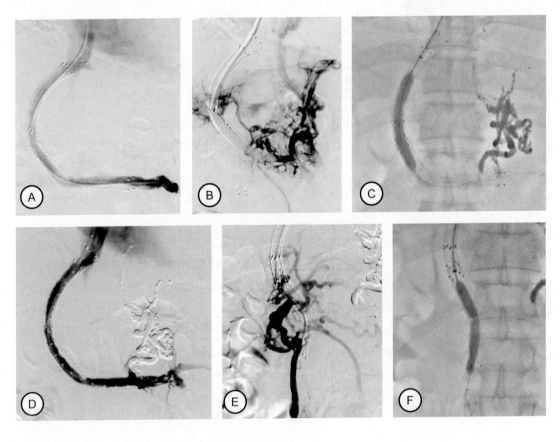

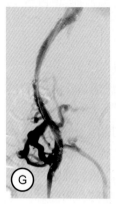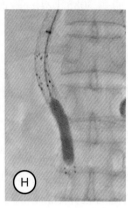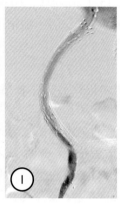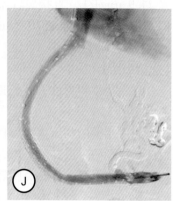

图 5-52 分流道失功修复过程

A：导管于脾静脉远端造影显示支架内多处狭窄。测量中心静脉压力为 6 mmHg，脾静脉压力为 32 mmHg。B：以直径 6 mm 球囊扩张后阻塞分流道造影，显示胃左静脉及胃底、食管静脉曲张。C：以组织胶栓塞曲张的胃左静脉后再以直径 8 mm 球囊逐段扩张支架分流道，显示球囊"腰征"。D：脾静脉造影显示分流道局部仍有狭窄，脾静脉压力降为 29 mmHg。E：肠系膜上静脉造影显示部分属支显影，支架内无对比剂充盈，粗大胰十二指肠静脉显影。肠系膜上静脉压力为 28 mmHg。F：以直径 8 mm 球囊扩张支架闭塞段，显示球囊"腰征"。G：球囊扩张后肠系膜上静脉造影显示支架中段仍有狭窄，仍可见侧支血管。肠系膜上静脉压力降为 24 mmHg。H：在肝实质段及门静脉主干分流道内植入 1 枚 10 mm×10 cm Fluency™ 支架，并以直径 10 mm 球囊扩张。I：肠系膜上静脉造影显示侧支血管消失，支架中段狭窄消失。肠系膜上静脉压力为 20 mmHg。J：脾静脉造影显示分流道全程显影良好，无明确狭窄。脾静脉压力为 19 mmHg，中心静脉压力为 9 mmHg，PPG 由修复前 23 mmHg 降为修复后 10 mmHg。

考虑到患者口服抗凝药物依从性的问题，分流道修复后给予口服利伐沙班 10 mg q. d. 抗凝治疗。术后 1 个月（2019 - 12 - 25）复查上腹部 CT 提示支架分流道通畅（图 5-53）。

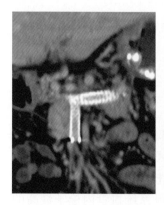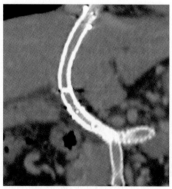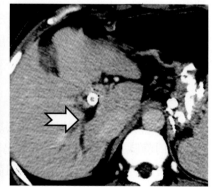

图 5-53 分流道修复术后 1 个月上腹部 CT

依图序显示：支架内对比剂充盈（由于图像对比度调节不理想，显示欠清晰）；肠系膜上静脉及脾静脉变细，未见充盈缺损；食管胃底静脉无曲张，其内可见组织胶栓塞后的高密度影；右后叶肝内胆管扩张（⇨）。

患者未再发生门静脉高压症状，亦无显性肝性脑病，口服利伐沙班抗凝治疗。当地医院检查（2020 - 02 - 24）：白细胞 5.40×10^9 L^{-1}，红细胞 3.56×10^9 L^{-1}，血红蛋白 99 g/L，血小板 327×10^9 L^{-1}；谷草转氨酶 23 U/L，谷丙转氨酶 11 U/L，白蛋白 38.7 g/L，总胆红

素 24.9 μmol/L，直接胆红素 15.1 μmol/L，胆碱酯酶 3085 U/L；凝血酶原时间 15.5 s，PT-INR 1.22；血浆氨 19.8 μmol/L。患者一般情况良好，继续随访中。

【病例小结】

患者为中年男性，有长期大量饮酒史，酒精性肝硬化可能为此例患者发生 CTPV 的原因。

患者主要的临床症状为食管胃底静脉曲张导致的消化道出血，TIPS 既作为静脉曲张出血的二级预防手段，又可以有效解决门静脉系统闭塞，适应证确切。术前 CT 及术中 DSA 提示患者肠系膜上静脉及脾静脉近心段狭窄，为保证肠系膜上静脉和脾静脉的通畅性，本例采取了"人"字形支架植入的方案，支架分流道同时延伸至肠系膜上静脉和脾静脉。患者术后接受了规范的抗凝治疗，持续复查提示支架分流道通畅，6 年内无门静脉高压症状复发。6 年后由于停用抗凝药导致支架内血栓形成，分流道失功，再发消化道出血。

对于此患者的治疗，我们有成功的经验，也有深深的忧虑与思考。在修复失功的分流道时，虽然再次放置支架（尤其是覆膜支架）是最直接、快速、安全的方法，但植入多层支架必然引起分流道直径的整体缩小，人为影响分流效果。这提醒我们：①分流道从肝静脉至肠系膜上静脉与脾静脉汇合部有 12 cm 长，如此长的分流道，全程使用直径 10 mm 的支架较直径 8 mm 的支架在维持分流道的长期通畅性方面可能更佳。②由于血栓机化、内膜增生导致的分流道失功，使用内膜切割方式修复狭窄的支架理论上更合适，有待尝试。③如此长的 TIPS 分流道内植入支架后抗凝治疗是必须的，加用抗血小板治疗，或者其他抑制血管内膜增生的药物更能维持分流道的长期通畅性。④CTPV 患者 TIPS 术后发生支架压迫并导致右后叶肝内胆管扩张的病例偶有发生，并有 1 例发生梗阻性黄疸（见第六章病例 35）。发生支架压迫胆管的情况与病情复杂固然有关，是否与手术方式有关尚待继续观察。

影响 CTPV 患者疗效的因素很多，包括病因、病情复杂程度、个体差异、治疗随访的依从性等，需要关注每一个环节才能提高患者的长期疗效。

（整理：潘 韬）

二、腹腔感染

消化系统器官组织的感染（阑尾炎、胰腺炎等）可引起局部的血管内炎性栓子形成，栓子在门静脉系统血管内蔓延引起不同程度的血栓形成；肝门区器官组织的感染（胆囊炎、胆管炎、胰腺炎等）可引起门静脉炎直接导致门静脉主干血栓形成，再向门静脉系统内蔓延。在成人的 PVT、CTPV 中，胰腺炎和阑尾炎是形成门静脉系统血管内栓子最高的腹腔内炎性病变，单纯阑尾炎所致者往往肠系膜上静脉回结肠支闭塞、脾静脉通畅，处理起来相对容易，疗效也好；而胰腺炎所致 CTPV 最为复杂，往往门静脉系统所有血管均被累及，疗效不佳。

病例 10 阑尾炎、乙肝肝硬化等多因素致 CTPV

【病例介绍】

1. 病史

患者男性，34 岁。主因"反复呕血、黑便 8 月余，再发黑便 5 天"于 2011 - 11 - 16 入院。患者 8 个月前无明显诱因反复出现呕血及黑便，伴头晕，无伴心慌、胸闷、腹痛、腹胀等不适。2011 - 03 - 07 当地医院腹部 CT 报告：肝硬化失代偿期；脾增大，食管胃底静脉曲张；门静脉海绵样变：肠系膜上下静脉、脾静脉回流不畅、胃左静脉迂曲扩张（未见 CT 图像）。胃镜检查：食管、胃底静脉曲张并胃底静脉曲张破裂出血。予止血、抑酸等对症支持治疗后好转。2011 - 03 - 18 在我院曾行经皮经肝穿刺及经皮经脾穿刺门静脉造影（图 5 - 54），由于病情复杂未予进一步介入治疗。2011 - 03 - 24 日在我院行胃镜检查并予食管曲张静脉套扎及胃底曲张静脉组织胶注射术。此后患者仍间断出现黑便，并继续在我院予以胃镜下胃底曲张静脉组织胶注射术。1 个月前在我市某大医院行部分性脾动脉栓塞术（未见手术图像）。5 天前患者进硬食后出现上腹部隐痛，并排黑便 2 次（量不详），至当地医院予止血、抑酸等对症处理。1 天前再次出现排多次黑便（总出血量约 1000 mL），伴头晕、心慌，对症处理效果欠佳，为求进一步治疗转入我科。患者有乙肝病史多年，4 个月前开始服用恩替卡韦抗病毒治疗。否认结核、伤寒等传染病史，有输血史。患者 10 年前因"急性阑尾炎"住院治疗的同时继发"下肢静脉血栓"，给予药物治疗病情稳定。无腹部开放性手术史，无酗酒史。

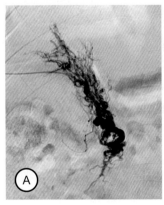
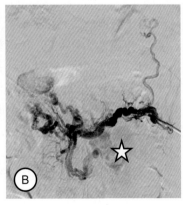
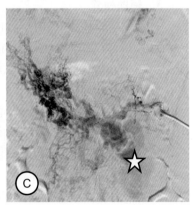

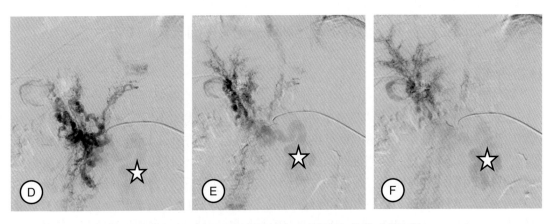

图 5 - 54　经皮经肝穿刺及经皮经脾穿刺门静脉系统造影

A：经皮经肝穿刺门静脉造影显示沿门静脉主干走行区丛状分布粗细不均 CTPV 血管影，边缘毛糙，无正常门静脉管腔显示。B～F：经皮经脾穿刺脾静脉造影显示脾静脉主干迂曲、边缘毛糙、形态不规则，多发丛状代偿血管向肝内及胃周蔓延；十二指肠胰头区静脉呈网状显影；见与肠系膜上静脉相连的腹膜后粗大迂曲侧支血管影（☆）；未见正常门静脉及肠系膜上静脉显影。

2. 体格检查

神志清醒，对答切题，贫血貌，全身皮肤、巩膜无黄染，肝掌征阴性，未见蜘蛛痣，未见瘀点或瘀斑，颈静脉无怒张，腹部平坦，未见胃肠形或蠕动波，未见腹壁静脉曲张，腹壁柔软，无波动感，全腹无压痛或反跳痛，Murphy's 征阴性，肝肋下未触及，脾肋下 2 cm，腹部移动性浊音阴性，双下肢无水肿。

3. 辅助检查

（1）实验室检查（2011 - 11 - 17）：白细胞 8.31×10^9 L^{-1}，血红蛋白 36 g/L，血小板 169×10^9 L^{-1}；白蛋白 35.6 g/L，谷草转氨酶 20 U/L，谷丙转氨酶 19 U/L，总胆红素 18.22 μmol/L，直接胆红素 10.0 μmol/L，胆碱酯酶 6594 U/L；肌酐 86.0 μmol/L，尿素氮 6.25 mmol/L；凝血酶原时间 16.3 s，PT-INR 1.3，D - 二聚体 3.6 μg/mL；血同型半胱氨酸 8.5 μmol/L；乙肝标志物 HBsAg（+），HBsAb（-），HBeAg（-），HBeAb（+），HBcAb（+）；丙型肝炎抗体阴性，抗 - HIV 阴性；甲胎蛋白 2.1 ng/ml。

（2）CT 检查（2011 - 11 - 17）：①门静脉主干、左右支、脾静脉及肠系膜上静脉闭塞，门静脉海绵样变；②肝硬化，食管胃底静脉曲张组织胶注射后，十二指肠降段、水平段多发曲张静脉，少量腹水；③脾栓塞术后，脾动脉起始段细小，其以远脾动脉闭塞并脾梗死；④左肾静脉血栓（图 5 - 55）。

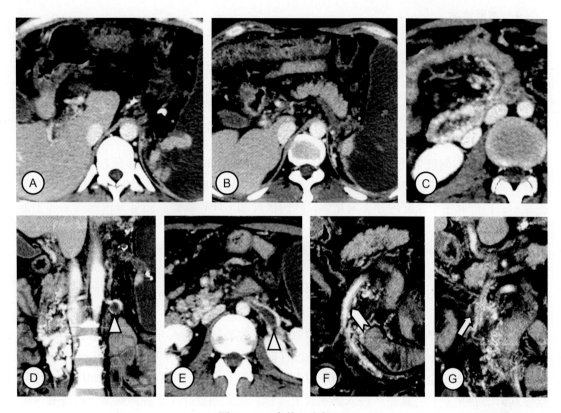

图 5 - 55　术前上腹部 CT

依图序显示：门静脉主干、肝内分支、脾静脉及肠系膜上静脉主干未显影；肝门区少量纤细 CTPV 血管影；脾脏大面积低密度坏死区；腹膜后十二指肠降段、水平段多发团状迂曲扩张静脉影；左肾静脉条状低密度充盈缺损（△）；肠系膜上动脉（▷）边缘毛糙，肠系膜上静脉（⇨）走行区细小血管丛显影。

（3）胃镜检查及治疗（2011 - 11 - 23）：①十二指肠降部静脉曲张（重度）并出血；②食管中度静脉曲张；③胃底重度静脉曲张；④门静脉高压性胃病（图 5 - 56）。同时在胃镜下行出血血管组织胶注射止血。

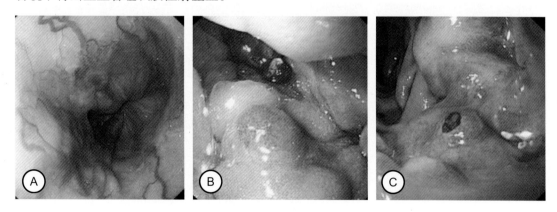

图 5 - 56　胃镜检查

A：食管下段中度静脉曲张；B：胃底重度静脉曲张，可见红色征；C：十二指肠静脉重度曲张并可见破溃出血点。

4. 术前诊断

慢性门静脉闭塞，门静脉海绵样变（Ⅲa 型）；乙肝肝硬化；门静脉高压症：十二指肠降段静脉曲张破裂出血，食管胃底静脉曲张；脾栓塞术后，脾梗死。左肾静脉血栓。

5. 术前肝功能评分

Child-Pugh 评分 6 分（A 级），MELD 评分 10 分。

6. 手术过程

2011 – 11 – 28 完成 PTIPS 术，步骤如下（图 5 – 56）：

（1）选择右侧腋中线第 9 肋间为穿刺点，以 22 G Chiba 针穿刺门静脉右前分支，导丝导管技术通过闭塞的门静脉进入肠系膜上静脉造影，显示血管纤细，边缘毛糙，无正常管腔显示；门静脉主干及肝内分支未显影，肝门区纤细 CTPV 血管。测量分流前肠系膜上静脉压力为 33 mmHg。

（2）以直径 6 mm 球囊扩张门静脉及肠系膜上静脉闭塞段，保留导丝于肠系膜上静脉内作为第一安全导丝。

（3）经右侧颈内静脉插入导管测量分流前中心静脉压为 6 mmHg，置入肝段下腔静脉定位。

（4）以 PTIPS 穿刺针由门静脉右支穿刺肝段下腔静脉，插入导丝并经颈静脉鞘管拉出体外作为第二安全导丝，沿第二安全导丝以直径 6 mm 球囊扩张肝实质分流道。

（5）沿第 2 安全导丝插入 7F 长鞘于门静脉管腔内，在长鞘内并行插入 260 cm 工作导丝使其沿门静脉主干"真腔"进入肠系膜上静脉，建立颈静脉 – 下腔静脉窝 – 门静脉 – 肠系膜上静脉的工作通路。

（6）沿工作导丝以直径 6 mm 球囊扩张肠系膜上静脉、门静脉及分流道，于分流道内依次重叠植入 2 枚 8 mm × 10 cm E-Luminexx™ 支架，并以直径 8 mm 球囊扩张支架。肠系膜上静脉造影显示支架分流道通畅，测量分流后肠系膜上静脉压力为 19 mmHg、中心静脉压力为 8 mmHg，PPG 由分流前 27 mmHg 下降至分流后 11 mmHg。

（7）以组织胶栓塞经皮经肝穿刺道，患者生命体征稳定结束手术。

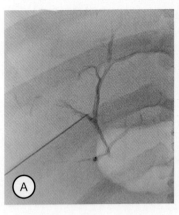
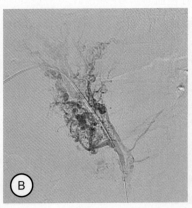
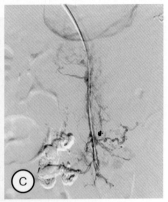

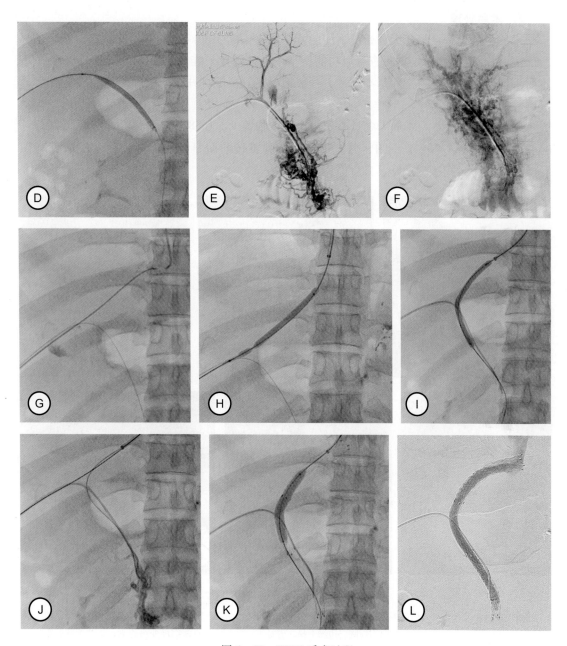

图 5 – 57 PTIPS 手术过程

A：经皮经肝穿刺门静脉右前分支推注对比剂显示局部分支管径纤细，形态尚好；B、C：导管在门静脉主干及肠系膜上静脉内造影，未见肠系膜上静脉及门静脉"真腔"形态显影，代之以大量丛状纤细侧支血管显影；D：以球囊扩张闭塞的门静脉及肠系膜上静脉；E、F：球囊扩张后肠系膜上静脉造影可见纤细肝内门静脉分支显影，肝门区仍见大量丛状 CTPV 血管影；G：经颈静脉插入导管至肝段下腔静脉内定位，PTIPS 穿刺针由门静脉穿刺下腔静脉；H：以球囊扩张肝实质穿刺分流道；I：以球囊扩张肠系膜上静脉、门静脉及肝内穿刺分流道；J：球囊扩张后于肠系膜上静脉内推注对比剂可见血管形态改善，管径增粗；K：在分流道内植入支架后以球囊扩张支架；L：植入支架后造影显示分流道内对比剂充盈良好，侧支血管未显影。

7. 术后处理

术后常规处理，第 2 天开始皮下注射依诺肝素钠 0.5 mL q. 12. h.，并桥接口服华法林 3 mg q. d. 抗凝治疗，定期复查凝血功能调整华法林用量，维持 PT-INR 在 2.0 上下。患者术后 1 周肝功能等各项指标基本正常，一般情况良好出院，并长期口服华法林抗凝治疗。

8. 随访结果

患者按计划复诊，术后 1 个月彩超示支架内血流 v_{max} 为 88 cm/s。术后 5 个月（2012 - 04 - 18）上腹部 CT 提示：TIPS 分流道通畅，脾脏较前明显缩小，肾静脉血栓消失（图 5 - 58）。患者自我感觉良好，自行停用抗凝药物。

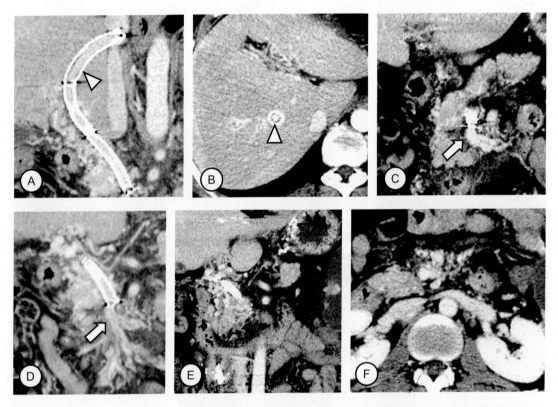

图 5 - 58　术后 5 个月上腹部 CT

依图序显示：支架内对比剂显影良好，支架中段转折处其内见环形附壁低密度影（△）；与支架相连的肠系膜上静脉属支内对比充盈（⇨），形态迂曲不规则、边缘毛糙，管径细；肝门区仍见海绵样变血管影；十二指肠曲张静脉消失，局部可见内镜下注射的高密度组织胶影；腹膜后未见明显曲张静脉显影；双肾静脉显影良好。

术后 9 个月（2012 - 09 - 14）患者因腹胀复查上腹部增强 CT，显示支架内及肠系膜上静脉属支内血栓形成（图 5 - 59）。

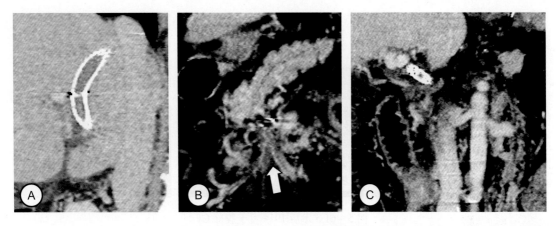

图 5 - 59　术后 9 个月上腹部 CT

依图序显示：支架内充满低密度影，支架远端肠系膜上静脉属支内充满低密度影（⇨），腹膜后多发曲张静脉。

　　考虑到患者原本纤细的肠系膜上静脉属支内亦形成血栓，即使行分流道内置管溶栓或者成形术，效果可能不佳，故只给予口服华法林抗凝，维持 PT-INR 在 2.0 上下。术后 18 个月（2013 - 06 - 15）上腹部增强 CT 显示支架内仍充满血栓，支架远端肠系膜上静脉属支内血栓大部分消失，腹膜后多发曲张静脉，少量腹水（图 5 - 60）。

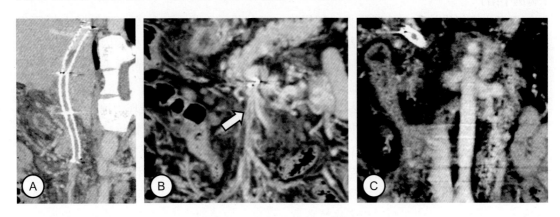

图 5 - 60　术后 18 个月上腹部 CT

依图序显示：支架内几乎充满低密度影；支架远端肠系膜上静脉属支内可见断续对比剂充盈（⇨），血管形态不规则；腹膜后曲张静脉血管较前增多；腹腔内少量水样密度影。

　　考虑到肠系膜上静脉属支内有对比剂充盈，分流道修复后复通的概率较大，建议患者行分流道修复术。患者拒绝修复术，并再次停止服用抗凝药物，尝试"中药"治疗（具体不详）。术后 19 个月（2013 - 07 - 03）患者又反复出现呕血、黑便症状，上腹部增强 CT 显示支架远端肠系膜上静脉内充满血栓，右侧胸腔及腹腔中等量积液（图 5 - 61）。

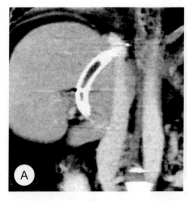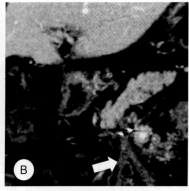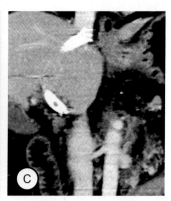

图 5 –61　术后 19 个月上腹部 CT

依图序显示：支架内及相连肠系膜上静脉属支（⇨）内充满低密度血栓影，食管胃底静脉曲张；腹腔中量水样密度影。

由于患者病情复杂、预后不佳，只接受了药物治疗。术后 21 个月患者因消化道大出血病逝。

【病例小结】

　　患者为青年男性，有乙型肝炎、阑尾炎、下肢静脉血栓、脾栓塞、肾静脉血栓等病史，具有易形成血栓的因素，病情复杂。由于为较早期的病例，在血栓病因方面缺乏系统的筛查。依据患者发病的顺序及门静脉系统血栓的表现方式，判断门静脉系统血栓可能首先发自阑尾炎引起的阑尾静脉血栓，继而向上蔓延导致门静脉血栓。当然，患者有乙肝、肝硬化的基础疾病，亦是 PVT 的易发因素。患者门静脉高压症主要表现为消化道出血，曲张静脉范围广，从食管、胃底至十二指肠水平段都有发生，经多次内镜治疗效果欠佳。给予脾动脉栓塞术（栓塞范围接近 100%，相当于外科脾切除），仍然不能有效控制出血。

　　患者门静脉系统血栓形成引起闭塞范围广泛且严重，术前 CT 及术中 DSA 均显示门静脉主干、左右干、肠系膜上静脉及脾静脉受累及。因为无通畅的流入道，所以此病例并非 TIPS 术的合适人选。由于当时患者病情危重，药物及内镜治疗仍不能有效止血，故而尝试给予 PTIPS 术。出于患者经济原因，术中使用 2 枚 8 mm×10 cm 金属裸支架，未使用覆膜支架。术后经过规范的抗凝治疗，患者无症状生存期达 9 个月。

　　此为我们较早期做过的 CTPV 病例，患者在第一次经皮经肝及经皮经脾试行介入治疗时，脾静脉相对通畅，由于手术医生经验不足，未给予门体分流术，丧失了比较好的手术时机。脾栓塞术后导致仅有的相对通畅的脾静脉也形成血栓闭塞，施行 TIPS 手术的条件进一步变差。虽然手术成功，患者生存期却只有 21 个月。此病例提醒我们，对于 CTPV 患者，若无通畅的流入道，不建议行 TIPS 治疗。因为不但手术复杂，难以成功，而且即使分流道成功建立，由于分流道内没有充足的血流冲刷，支架闭塞的概率极高，长期疗效不佳。

　　此病例疗效不佳的原因除了病情复杂之外，与患者依从性差也有一定的关系，患者 TIPS 术后分流道失功与其停用抗凝药物有直接的关系，说明病例选择、术后宣教和随访治疗都非常重要。该病例给我们的教训是：①在症状性 CTPV 患者未行 TIPS 前，慎行脾栓塞术（或者脾切除术），以免使患者丧失了经脾入路治疗的机会。②脾栓塞术后要预防脾静脉血栓形成，给予抗凝治疗。③TIPS 分流道迂曲易继发血栓形成。患者术后 5 个月复查 CT 显示分流道支架中段转弯处内有环形低密度影（狭窄），考虑与血流在此处形成涡流有一定的关系，提醒我们建立分流道时不要过于迂曲或者形成折角，人为增加分流道的长度和弯度，影响血流引起分流道失功。

（病例收集：张艳阳　整理：罗骏阳）

病例 11　阑尾炎手术致 CTPV

【病例介绍】

1. 病史

患者女性，52 岁。主因"反复黑便半年"于 2015 - 04 - 15 入院。患者近半年来反复出现黑便，每次出血量为 100～200 mL，CT 检查示 PVT、CTPV，内镜提示食管胃底静脉曲张，给予多次药物止血治疗。患者往返于江苏、北京、上海各大医院未找到合适的治疗方案。20 年前因"急性阑尾炎"行"阑尾切除术"，有 2 型糖尿病、高血压病史多年。否认肝炎、结核等传染病史，未到过疫区，顺产 1 子。

2. 体格检查

神志清醒，对答切题，贫血貌，全身皮肤、巩膜无黄染，肝掌征阴性，未见蜘蛛痣，未见瘀点或瘀斑，颈静脉无怒张，腹部平坦，右下腹见长约 5 cm 陈旧性手术瘢痕，未见胃肠形或蠕动波，未见腹壁静脉曲张，腹壁柔软，无波动感，全腹无压痛或反跳痛，Murphy's 征阴性，肝肋下未触及，脾肋下 4 cm 可触及，质韧，边缘钝，腹部移动性浊音阴性，双下肢无水肿。

3. 辅助检查

（1）实验室检查（2015 - 04 - 15）：白细胞 6.97×10^9 L^{-1}，红细胞 2.9×10^9 L^{-1}，血红蛋白 104 g/L，血小板 100×10^9 L^{-1}；白蛋白 38 g/L，谷草转氨酶 39 U/L，谷丙转氨酶 33 U/L，总胆红素 25 μmol/L，直接胆红素 6.4 μmol/L，胆碱酯酶 6531 U/L；肌酐 44 μmol/L，尿素氮 5.48 mmol/L；凝血酶原时间 14.4 s，PT-INR 1.14；D - 二聚体 3.45 μg/mL；血同型半胱氨酸 10.2 μmol/L；乙肝表面抗原阴性，丙型肝炎抗体阴性，抗 - HIV 阴性；甲胎蛋白 4.1 ng/mL。

（2）CT 检查（2015 - 04 - 15）：①食管胃底静脉曲张、胃 - 肾分流，肠系膜上静脉近心段及门静脉主干闭塞，门静脉海绵样变；②脾大，脾动脉瘤（图 5 - 62）。

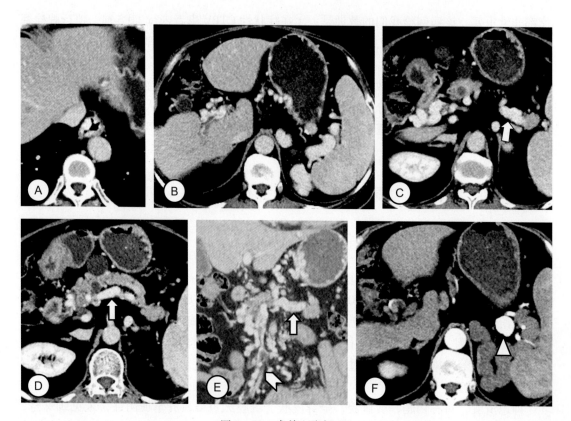

图 5 – 62　术前上腹部 CT

依图序显示：肝脏形态失常、比例失调，脾脏增大；食管下段静脉显著曲张，胃 – 肾分流；门静脉主干、左右干及分支显示不清；肝门区大量曲张的 CTPV 血管；肠系膜上静脉形态不规则，腔内多发低密度充盈缺损影（⇨）；脾静脉（⇨）可见，管壁不规则，脾动脉远段可见直径约 2.5 cm 的类圆形瘤样扩张（△）。

（3）胃镜检查（2015 – 04 – 03）：食管、胃底静脉重度曲张，红色征（ + ）。

4. 术前诊断

慢性门静脉闭塞，门静脉海绵样变（Ⅱb 型）；门静脉高压症：食管胃底静脉曲张，脾大，脾动脉瘤；阑尾炎切除术后。

5. 术前肝功能评分

Child-Pugh 评分 5 分（A 级），MELD 评分 9 分。

6. 手术经过

2015 – 04 – 20 完成脾动脉瘤栓塞 + PTIPS 手术，步骤如下（图 5 – 63）：

（1）经右侧股动脉入路，脾动脉造影显示脾动脉远段靠近脾门处最大径约 2.5 cm 的椭圆形动脉瘤。微导管超选择进入动脉瘤腔内，以不同规格的金属弹簧圈栓塞脾动脉瘤，栓塞后造影显示瘤腔基本消失，载瘤动脉通畅；脾静脉通过脾 – 肾分流道回流，近端脾静脉未显影。

（2）脾动脉瘤栓塞完成后依次行肠系膜上动脉及肝动脉造影，各期图像显示：肠系膜上静脉属支显影浅淡，门静脉主干未显影，肝门区 CTPV 血管浅淡显影，肝动脉僵硬、聚拢。留置导管于肝右动脉定位。

（3）以 22 G Chiba 针穿刺肝脏 S6 门静脉分支，导丝导管技术成功开通闭塞的门静脉依次行肠系膜上静脉和脾静脉造影，肠系膜上静脉和门静脉主干未显影，周围紊乱、扭曲侧支血管，脾静脉基本通畅，对比剂主要经胃 - 肾分流道回流。测量分流前脾静脉压力为 28 mmHg。

（4）经右侧颈内静脉入路置管至下腔静脉窝测量分流前中心静脉压力为 6 mmHg。7F 预弯鞘管联合 5F 导管经左侧肾上腺静脉进入脾 - 肾分流道以弹簧圈联合组织胶逆行栓塞脾 - 肾分流道，再顺行栓塞胃左静脉。

（5）以直径 6 mm 球囊扩张闭塞的门静脉后撤出球囊，保留导丝于脾静脉内作为第一安全导丝。

（6）在经肝鞘管内送入 PTIPS 穿刺针并由门静脉右干穿刺肝静脉，插入导丝并经颈静脉鞘管拉出体外作为第 2 安全导丝，沿导丝以直径 6 mm 球囊扩张肝实质分流道。

（7）沿第 2 安全导丝引入 7F 长鞘于门静脉管腔内，在长鞘内并行插入 260 cm 工作导丝使其沿门静脉主干"真腔"进入脾静脉，建立颈静脉 - 肝静脉 - 分流道 - 门静脉 - 脾静脉的工作通路，以直径 6 mm 球囊进一步扩张分流道。

（8）沿工作导丝自脾静脉起在分流道内依次重叠植入 8 mm×10 cm 及 8 mm×8 cm E-Luminexx™支架各 1 枚，于肝实质段分流道及门静脉主干内再植入 8 mm×8 cm Fluency™支架 1 枚，并以直径 8 mm 球囊扩张支架。脾静脉造影显示分流道通畅，测量分流后脾静脉压力为 19 mmHg、中心静脉压力为 9 mmHg，患者 PPG 由分流前 22 mmHg 降至分流后 10 mmHg。

（9）在脾动脉内注射粒径 100 μm PVA 颗粒栓塞约 60% 左右脾脏，造影静脉期显示对比剂经脾静脉及支架回流，脾 - 肾分流道未显影。以组织胶栓塞经皮经肝穿刺道，肝动脉造影排除出血后结束手术。

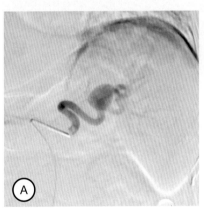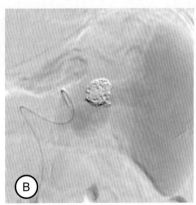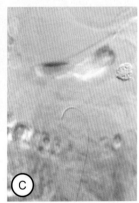

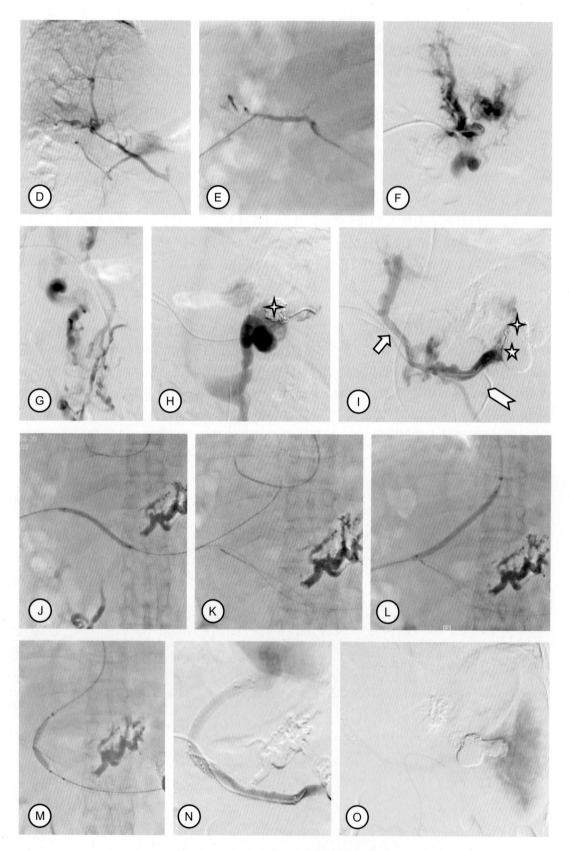

图 5 - 63 脾动脉瘤栓塞术 + PTIPS 手术过程

A：脾动脉造影显示脾动脉迂曲，脾动脉远端椭圆形瘤样扩张，最大径约 2.5 cm，脾动脉分支分布基本正常，脾脏增大。B：使用弹簧圈栓塞动脉瘤后造影，动脉瘤染色消失，脾实质染色均匀，远端脾静脉及脾 - 肾分流道显影，近端脾静脉未显影。C：经肠系膜上动脉造影静脉期未见肠系膜上静脉主干显影，部分属支浅淡显影，结构紊乱；门静脉主干未显影，CTPV 侧支血管向肝区引流。D：肝右动脉造影显示动脉分支僵硬、聚拢、扭曲。E：经皮经肝穿刺 S6 门静脉分支造影显示局部门静脉分支纤细、边缘毛糙、形态不规则。F：导管插入门静脉主干"真腔"内造影，未见正常结构的门静脉主干及分支显影，可见粗大 CTPV 血管并与紊乱的肝内血管沟通。G：开通闭塞的门静脉主干后导管进入肠系膜上动脉造影，未见正常管腔显示，代之以杂乱、迂曲、扩张的侧支血管，并与肝门区 CTPV 血管沟通。H：导管于脾静脉远端造影显示对比剂通过脾 - 肾分流道回流。图中四角星为栓塞动脉瘤所用的弹簧圈影。I：以组织胶 + 弹簧圈逆行栓塞脾 - 肾分流道，并顺行栓塞胃左静脉，栓塞后脾静脉造影显示脾静脉全程显影，通过曲张侧支血管（⇨）直接与门静脉左支沟通，门静脉右支未显影。由图像上方下来的鞘管和导管（▷）逆行插入左侧肾上腺静脉栓塞胃 - 肾分流道。图中四角星为栓塞动脉瘤所用弹簧圈影，五角星为弹簧圈 + 组织胶栓塞脾 - 肾分流道后的影像。J：以球囊扩张门静脉闭塞段。K：以 PTIPS 穿刺针经门静脉右干穿刺肝静脉，肝静脉内已插入导管定位。L：以球囊扩张肝实质段分流道。M：导丝进入脾静脉建立工作通路并以球囊扩张分流道。N：在分流道内植入支架后脾静脉造影，显示脾静脉及支架分流道充盈良好，侧支血管未显影。O：栓塞脾动脉后造影显示脾脏外带染色缺失范围约 60%，脾静脉及分流道显影，脾 - 肾分流道未显影。

7. 术后处理

术后当晚患者出现数次呕吐，以鲜红色血块为主，总出血量约为 500 mL，伴血压降低、心率加快等失血性休克表现，查血红蛋白为 82 g/L。予扩容、止血、输注血制品等治疗后出血停止，第 2 天复查内镜仍提示食管、胃底静脉曲张，未见溃疡、黏膜糜烂等表现。第 5 天病情稳定，开始皮下注射依诺肝素钠 0.4 mL q. 12. h.，并桥接口服华法林 3 mg q. d. 抗凝治疗，定期复查凝血功能调整华法林用量，维持 PT-INR 在 2.0 上下。第 8 天复查血常规提示血红蛋白稳定在 90 g/L，肝功能等各项指标基本正常，一般情况良好出院，并长期口服华法林抗凝治疗。

8. 随访结果

患者间断在当地医院和我院随访，术后 4 年（2018 - 11 - 14）在我院复查上腹部 CT 提示 TIPS 分流道通畅（图 5 - 64），彩超提示支架内血流 v_{max} 为 95 cm/s。

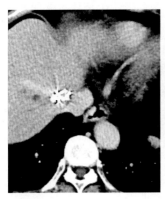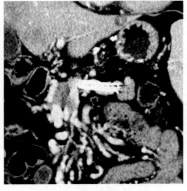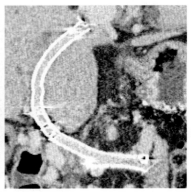

图 5 - 64　术后 4 年上腹部 CT

依图序显示：食管静脉曲张较前减轻；肠系膜上静脉空肠支充盈较前好转，腔内充盈缺损减少；支架分流道全程显影，未见充盈缺损。

患者未再发生门静脉高压症状，亦无显性肝性脑病，长期口服华法林抗凝治疗并维持

PT-INR 在 2.0 上下。实验室检查（2019 - 11 - 13）：白细胞 $4.89 \times 10^9 L^{-1}$，红细胞 $4.74 \times 10^9 L^{-1}$，血红蛋白 145 g/L，血小板 $93 \times 10^9 L^{-1}$；谷草转氨酶 44 U/L，谷丙转氨酶 30 U/L，白蛋白 40.5 g/L，总胆红素 13.6 μmol/L，直接胆红素 4.1 μmol/L，胆碱酯酶 6580 U/L；凝血酶原时间 22.3 s，PT-INR 1.92；血浆氨 33.2 μmol/L。患者一般情况良好，继续随访中。

【病例小结】

患者为中年女性，无肝炎或酒精肝病史，有阑尾炎及阑尾切除史，患者 CTPV 可能与此有关。患者肠系膜上静脉闭塞以回结肠支为主，脾静脉基本通畅，以上血管病变的表现并结合患者的病史，间接提示门静脉系统血栓由阑尾炎引起可能性大。阑尾炎并发局部血管炎，炎症的作用并手术的创伤，引起局部血管内血栓形成并沿肠系膜上静脉回结肠支向上延伸，导致肠系膜上静脉、门静脉主干及分支血栓形成，门静脉闭塞后引起 CTPV。在病变的早期，门静脉系统所有血管都可能受到累及，但病变迁延至慢性期时，部分血栓溶解，尤其脾静脉大多通畅，为患者接受 TIPS 治疗提供了机会。患者 DSA 显示的"门静脉主干管腔"实为 CTPV 血管，并与门静脉左支良好沟通，在判断病情时容易误解。此类具有粗大、沟通良好的 CTPV 血管，亦可按常规 TIPS 方法由肝静脉或下腔静脉直接穿刺此粗大的侧支血管建立分流道。此病例 PVT、CTPV 表现与病例 10 类似，与 CTPV 相关的病因皆为阑尾炎，只是前一病例更复杂、严重，疗效不佳。

患者 TIPS 术后当晚出现上消化道出血，经药物治疗后出血停止，内镜检查未发现出血灶。虽然患者的出血原因未明，但也提醒我们针对该类病情复杂患者，围手术期需要使用质子泵抑制剂等辅助治疗，避免术后出现应激性消化道出血而造成对患者的多重打击。

患者无肝炎病史，术后肝功能各项指标正常，饮食、活动基本正常，无肝性脑病发生，以最简单的抗凝药物规律治疗（每天口服 1.5～3 mg 华法林），基本没有影响生活质量，治疗效果满意。此例继续随访中。

（整理：罗骏阳）

三、腹腔创伤和手术

腹部的创伤或各种外科手术（如脾切除术、肝移植术、胰腺手术等）会引起门静脉系统血管损伤，可导致门静脉系统血栓形成。通常见于既有门静脉高压或潜在高凝状态的患者（例如骨髓增殖异常疾病或炎症性肠病），以脾切除术后最常见，可能与术后血小板增多及创伤的双重影响有关，也跟脾切除术后门静脉血流量减少、脾静脉残端血流动力学改变有关。

病例 12　乙肝肝硬化脾切除致 CTPV

【病例介绍】

1. 病史

患者男性，28 岁。主因"呕血、黑便 1 周"于 2010 - 12 - 13 入院。1 周前患者出现呕血 1 次，量约为 150 mL，伴黑便，2～3 次/天，每次出血量为 50～100 mL。当地医院药物治疗后出血停止，为进一步治疗来我院。患者 7 年前诊断乙型病毒性肝炎，6 年前因"乙肝肝硬化、脾功能亢进"在外院行"脾切除及肠系膜上静脉–下腔静脉分流术"。否认酗酒史，未到过疫区。

2. 体格检查

神志清醒，对答切题，贫血貌，全身皮肤、巩膜无黄染，肝掌征阴性，未见蜘蛛痣，未见瘀点或瘀斑，颈静脉无怒张，腹部平坦，左上腹见长约 20 cm 陈旧性手术瘢痕，未见胃肠形或蠕动波，未见腹壁静脉曲张，腹壁柔软，无波动感，全腹无压痛或反跳痛，Murphy's 征阴性，肝肋下未触及，腹部移动性浊音阴性，双下肢无水肿。

3. 辅助检查

（1）实验室检查（2010 – 12 – 13）：白细胞 7.23×10^9 L^{-1}，红细胞 2.8×10^9 L^{-1}，血红蛋白 105 g/L，血小板 300×10^9 L^{-1}；谷草转氨酶 36 U/L，谷丙转氨酶 31 U/L，总胆红素 26.7 μmol/L，直接胆红素 11.2 μmol/L，白蛋白 37.5 g/L，胆碱酯酶 4757 U/L；凝血酶原时间 15.8 s，PT-INR 1.28；D – 二聚体 1.02 μg/mL；血同型半胱氨酸 9.1 μmol/L；肌酐 56.7 μmol/L，尿素氮 5.3 mmol/L；乙肝标志物 HBsAg（+），HBsAb（–），HBeAg（–），HBeAb（+）；HBcAb（+），丙型肝炎抗体阴性，抗 – HIV 阴性；甲胎蛋白 3.2 ng/mL。

（2）CT 检查（2010 – 12 – 12）：①门静脉主干、左右支闭塞，门静脉海绵样变；②肝硬化，食管胃底静脉重度曲张；③脾切除术后（图 5 – 65）。

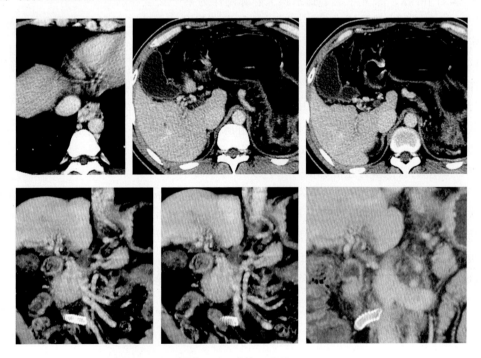

图 5 – 65 术前上腹部 CT

依图序显示：食管静脉重度曲张；肝内门静脉分支显示不清，门静脉主干萎缩变细，内充满低密度影，肝门区纤细 CTPV 血管影；肠系膜上静脉属支显影基本正常；肠系膜上静脉 – 下腔静脉分流人工血管内可见对比剂密度影；脾脏缺如，脾静脉未显示。

（3）胃镜检查（2010 – 11 – 15）：食管、胃底静脉重度曲张，红色征（＋）；门静脉高压性胃病。

4. 术前诊断

慢性门静脉闭塞，门静脉海绵样变（Ⅱd 型）；乙型肝炎后肝硬化失代偿期，门静脉高压症；食管、胃底静脉曲张破裂出血；脾切除术后；肠系膜上静脉－下腔静脉分流术后。

5. 术前肝功能评分

Child-Pugh 评分 5 分（A 级），MELD 评分 7 分。

6. 手术经过

2010 – 12 – 20 行搭桥血管造影术，2010 – 12 – 22 完成 PTIPS 手术，步骤如下（图 5 – 66）：

（1）经右侧股静脉入路，以 5F Cobra 导管经肠系膜上静脉－下腔静脉人工血管的出口端逆行插入至人工血管内及肠系膜上静脉入口处造影，显示原人工血管两端吻合口狭窄，肠系膜上静脉内对比剂主要经胃左静脉回流。

（2）经右侧腋中线以 22 G Chiba 针穿刺肝右叶 S6 门静脉分支，导丝导管技术开通闭塞的门静脉进入肠系膜上静脉，造影显示肠系膜上静脉通畅，胰十二指肠前静脉延续为 CTPV 血管，胃左静脉曲张，测量分流前肠系膜上静脉压力 35 mmHg。以直径 6 mm 球囊扩张闭塞段门静脉，保留导丝于肠系膜上静脉内作为第一安全导丝。

（3）经右侧颈内静脉插入导管至下腔静脉窝测量分流前中心静脉压力为 8 mmHg，并留置定位。

（4）以 PTIPS 穿刺针经门静脉右干穿刺肝段下腔静脉，插入导丝并由颈静脉鞘管抓出体外作为第二安全导丝，沿第二安全导丝以直径 6 mm 球囊扩张肝实质穿刺分流道。

（5）沿第 2 安全导丝引入 7F 长鞘于门静脉管腔内，在长鞘内并行插入 260 cm 工作导丝使其沿门静脉主干"真腔"进入肠系膜上静脉，建立颈静脉－下腔静脉－门静脉－肠系膜上静脉的工作通路，以直径 6 mm 球囊扩张分流道。

（6）以组织胶栓塞胃左静脉。

（7）沿工作导丝更换 7F 长鞘为 9F 长鞘并使其进入肠系膜上静脉，于分流道内由远及近依次重叠植入 2 枚 10 mm×8 cm Fluency™ 支架，以直径 8 mm 球囊扩张支架。肠系膜上静脉造影示分流道通畅，测量肠系膜上静脉及中心静脉压力分别为 22 mmHg 及 8 mmHg，PPG 由分流前 27 mmHg 下降至分流后 14 mmHg。

（8）以组织胶栓塞经皮经肝穿刺道，患者生命体征平稳，结束手术。

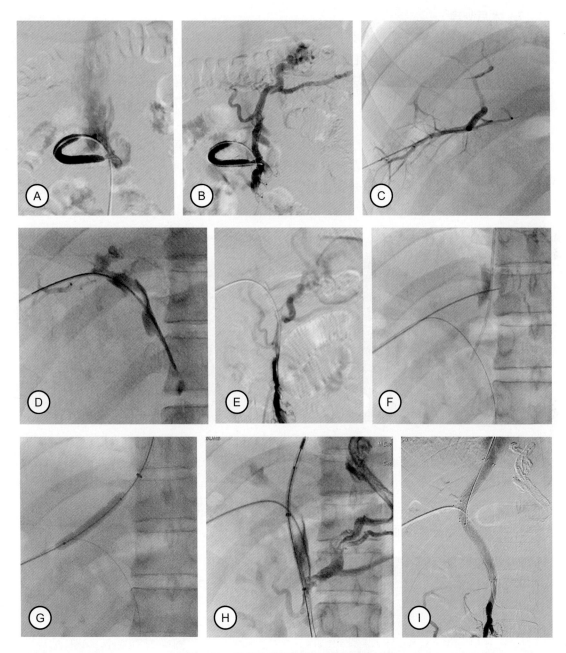

图 5 - 66 搭桥血管造影及 PTIPS 手术过程

A、B：Cobra 导管经下腔静脉插入人工血管内造影显示其两端吻合口狭窄，对比剂在其内滞留；肠系膜上静脉及胃左静脉显影，门静脉主干未显影，胰十二指肠前静脉扩张，脾静脉残端逆向显影。C：经皮经肝穿刺肝右叶门静脉分支推注对比剂显示该分支纤细，形态基本正常。D：导丝导管技术开通闭塞门静脉的过程中，手推对比剂显示门静脉主干内不规则充盈缺损影，对比剂滞留。E：开通闭塞的门静脉主干后肠系膜上静脉造影显示肠系膜上静脉属支显影良好，门静脉未显影，胰十二指肠前静脉扩张延续为肝门区 CTPV 血管，肝内门静脉分支浅淡显影，食管、胃底静脉曲张。F：以 PTIPS 穿刺针经门静脉右干穿刺肝段下腔静脉，其内已置入导管定位。G：沿第二安全导丝以球囊扩张肝实质分流道。H：在经皮经肝置入的导管"冒烟"定位下在分流道内植入支架。胃左静脉已用组织胶栓塞。I：植入支架后肠系膜上静脉造影显示分流道充盈良好，侧支血管消失。

7. 术后处理

术后常规处理，第 2 天开始皮下注射依诺肝素钠 0.4 mL q. 12. h. ，并桥接口服华法林 3 mg q. d. 抗凝治疗，定期复查凝血功能调整华法林用量，维持 PT-INR 在 2.0 上下。患者术后 1 周复查肝功能等各项指标基本正常，一般情况良好出院，并长期口服华法林抗凝治疗。

8. 随访结果

患者按计划随诊，术后 12 个月（2011 - 12 - 19）曾因饮酒、大量进食高蛋白食物及大便不通畅出现 2 期肝性脑病，在当地医院药物治疗后好转。术后 8 年（2018 - 06 - 26）复查上腹部 CT 提示 TIPS 支架分流道通畅，食管胃底静脉曲张消失（图 5 - 67）；彩超提示支架内血流 v_{max} 为 91 cm/s。

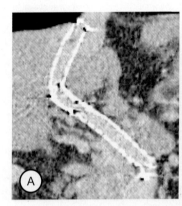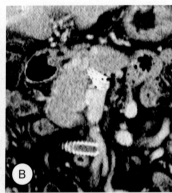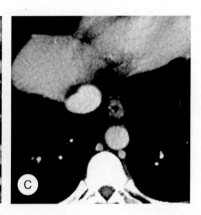

图 5 - 67　术后 8 年上腹部 CT

依图序显示：支架分流道及肠系膜上静脉充盈良好，内未见充盈缺损；原人工血管内充满低密度血栓影；未见明确食管胃底静脉曲张。

术后 9 年（2019 - 06 - 17）上腹部 MR 提示肝内无异常信号，支架分流道通畅（图 5 - 68）；彩超提示分流道通畅，支架内血流 v_{max} 为 88 cm/s。

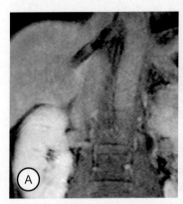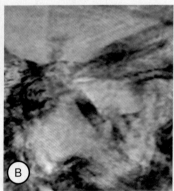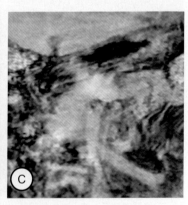

图 5 - 68　术后 9 年上腹部 MR

依图序显示：肝脏信号均匀，支架分流道呈低信号，肠系膜上静脉高信号，未见充盈缺损。

随访至今，患者未再出现显性肝性脑病及门静脉高压症状。实验室检查（2020 - 03 -

04)：白细胞 $5.95 \times 10^9 \text{L}^{-1}$，红细胞 $4.67 \times 10^9 \text{L}^{-1}$，血红蛋白 158 g/L，血小板 $255 \times 10^9 \text{L}^{-1}$；谷草转氨酶 45 U/L，谷丙转氨酶 43 U/L，白蛋白 36.2 g/L，总胆红素 26 μmol/L，直接胆红素 5.5 μmol/L，胆碱酯酶 5972 U/L；凝血酶原时间 21.5 s，PT-INR 1.85；血浆氨 37.5 μmol/L。患者一般情况良好，继续随访中。

【病例小结】

患者为青年男性，有乙肝、肝硬化及脾切除手术史，脾切除术前门静脉通畅。因此，脾切除术后 PVT 是其形成 CTPV 的主要原因，也是 CTPV 的常见原因之一。

患者曾因"肝硬化、脾功能亢进"接受外科"肠系膜上静脉－下腔静脉分流术"，术后 6 年再发消化道出血，经原外科分流道造影提示吻合口两端狭窄、血流不畅，失去功能。在我们治疗过的病例中，外科分流术后再发门静脉高压症者例数不多，此类患者分流道失功后基本不再行外科处理，接受 TIPS 为主的介入治疗，体现了介入手术的价值。

该患者为较早期的手术病例，PTIPS 技术治疗 CTPV 处于探索阶段，分流道全程使用了 10 mm 直径的覆膜支架。虽然患者术后第一年发生过一次 2 期肝性脑病，但主要与患者饮酒、大量进食高蛋白食物以及大便不通畅有关，与分流道使用 10 mm 直径的支架关系不大。这也提醒患者在术后应长期保持良好的生活饮食习惯，不可因为各项指标恢复正常就轻易改变治疗方案；同时医生对患者的宣教也至关重要。

目前，TIPS 专用支架的直径多为 8 mm，近期我们在使用 8 mm 直径的专用支架治疗 CTPV 患者中发生分流道失功的病例数较多，而此患者能保持支架分流道长期的通畅，是否与使用 10 mm 直径的支架有关，需要更多病例的对照研究。

（整理：潘　韬）

病例 13　乙肝肝硬化脾切除致 CTPV 及脾动－静脉瘘

【病例介绍】

1. 病史

患者男性，40 岁。主因"间断呕血 5 年，反复腹胀、腹痛、腹泻 4 年，加重 2 年"于 2013 - 06 - 20 入院。5 年前（2008 - 06 - 23）患者因"脾大、脾亢"在外院行部分性脾动脉栓塞术（未见脾栓塞术前 CT 等影像资料），术中造影可见脾静脉显影（图 5 - 68），表明门静脉系统通畅。脾栓塞术后半个月因呕血在外院行"脾切除术"，手术记录未提及门静脉血栓或闭塞，术后（2008 - 07 - 08）上腹部 CT 平扫未提及门静脉系统血栓形成（图 5 - 70）。患者近 4 年来反复出现腹胀、腹痛、腹泻，疼痛为胀痛并放射至后背，予保守治疗症状可缓解，腹泻为稀烂便，每天 2～3 次。2 年前患者再发呕血，2011 - 07 - 15 外院 CT 提示：肝硬化、大量腹水，食管胃底静脉曲张，脾动－静脉瘘，门静脉管腔内部分血栓形成（图 5 - 71），在外院行"内镜下食管胃底曲张静脉套扎术"。近 2 年来症状逐渐腹胀、腹泻症状加重，腹泻每天 5～6 次，伴消瘦。患者乙肝病史 10 余年，一直进行规律抗病毒治疗。否认酗酒史，有输血史，未到过疫区。

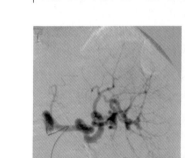
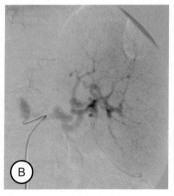
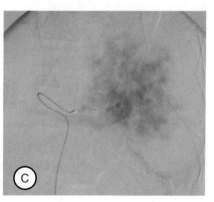

图 5 - 69　脾动脉栓塞手术 （2008 - 06 - 23）

　　A、B：栓塞前脾动脉造影显示脾动脉增粗、迂曲，分支分布基本正常；C：栓塞后造影显示脾实质呈花斑状染色，外带染色缺失为主，缺失范围约 70%，可见部分脾静脉浅淡显影。

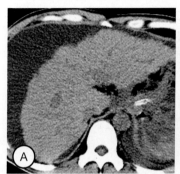
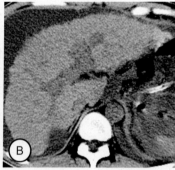
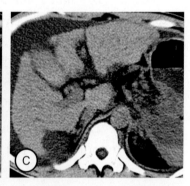

图 5 - 70　脾切除术后上腹部 CT 平扫 （2008 - 07 - 08）

　　依图序显示：肝硬化征象，肝脏萎缩、表面凹凸不平、肝裂增宽；腹腔大量积液。门静脉左右干及主干形态规整，未见异常密度影；脾脏缺如，食管、胃腔内可见胃管影。

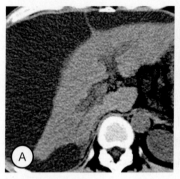
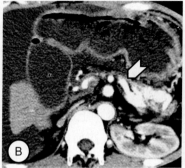
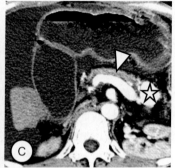

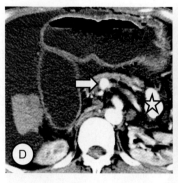
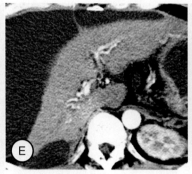
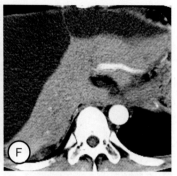

图 5 – 71　上腹部 CT（2013 – 06 – 21）

　　A：为平扫图像，与 2008 – 07 – 08 图像相比，肝脏萎缩加重，腹水增多，受腹水压迫肝脏变形，门静脉变细，形态不规整。B～F：动脉期图像，肝动脉、脾动脉（▽）、脾静脉（△）、肠系膜上静脉（⇨）同时显影；脾动脉 – 脾静脉在胰体尾部沟通，并呈瘤样扩张（☆）；门静脉主干及分支萎缩变细，其内可见血栓低密度影；脾脏缺如。

2. 体格检查

　　神志清醒，对答切题，恶病质，全身皮肤、巩膜轻度黄染，肝掌及蜘蛛痣阳性，未见瘀点或瘀斑，颈静脉无怒张，腹部膨隆，腹壁曲张静脉，左上部见长约 20 cm 陈旧性手术瘢痕，未见胃肠形或蠕动波，全腹部无压痛或反跳痛，腹部叩诊呈鼓音，肝肋下未触及，Murphy 阴性，腹部移动性浊音阳性，双下肢凹陷性水肿。

3. 辅助检查

　　（1）实验室检查（2013 – 06 – 21）：白细胞 6. 27 × 10^9 L^{-1}，红细胞 1. 9 × 10^9 L^{-1}，血红蛋白 64 g/L，血小板 121 × 10^9 L^{-1}；谷草转氨酶 30 U/L，谷丙转氨酶 17 U/L，白蛋白 31. 2 g/L，总胆红素 21 μmol/L，直接胆红素 12. 2 μmol/L，胆碱酯酶 1578 U/L；凝血酶原时间 23. 5 s，PT-INR 2. 3，D – 二聚体 7. 25 μg/mL；血同型半胱氨酸 11. 2 μmol/L；肌酐 61 μmol/L，尿素氮 6. 41 mmol/L；乙肝标志物 HBsAg（＋），HBsAb（－），HBeAg（－），HBeAb（＋）；HBcAb（＋），HBV – DNA ＜ 100 IU/ml，丙型肝炎抗体阴性，抗 – HIV 阴性；甲胎蛋白 1. 3 ng/mL，CA – 199 17. 36 U/mL。

　　（2）CT 检查（2013 – 06 – 21）：①门静脉主干及其分支广泛血栓形成闭塞，门静脉海绵样变；食管下段、胃底、脾门区、腹腔内、腹膜后、盆腔静脉曲张；②脾动脉 – 脾静脉瘘并脾门区血管瘤样扩张；③肝硬化萎缩变形，大量腹水，脾脏术后缺如（图 5 – 72）。

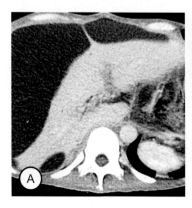
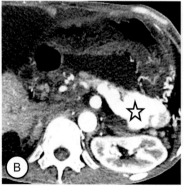
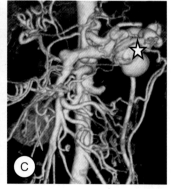

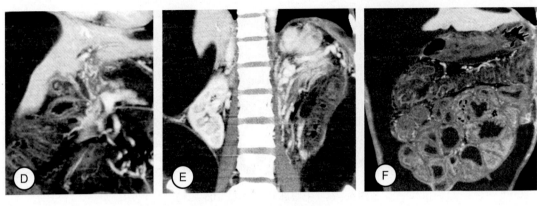

图 5 - 71　术前腹部 CT

依图序显示：腹腔大量水样密度影，肝脏萎缩、变形；动脉期可见脾静脉（△）、肠系膜上静脉（⇨）显影，胰腺尾部大量曲张血管影，并呈瘤样扩张（☆）；门静脉主干及分支未显示，肝门区稀疏纤细 CTPV 血管影；胃周、腹膜后多发迂曲血管影；肠管呈环形强化。

（3）胃镜检查（2013 - 06 - 21）：①食管中度静脉曲张；②胃底重度静脉曲张，红色征（ + ）；③门静脉高压性胃病（重度）。

4. 术前诊断

慢性门静脉闭塞，门静脉海绵样变（Ⅱd 型）；乙型肝炎后肝硬化失代偿期，门静脉高压症：食管胃底静脉曲张，大量腹水；脾切除术后，脾动 - 静脉瘘。

5. 术前肝功能评分

Child-Pugh 评分 10 分（C 级），MELD 评分 19 分。

6. 手术过程

2013 - 07 - 01 完成 PTIPS + 脾动 - 静脉瘘栓塞术，步骤如下（图 5 - 73）：

（1）经右侧股动脉入路依次行肠系膜下动脉、肠系膜上动脉、肝动脉及脾动脉造影，各期图像显示：肠系膜下动脉结肠动脉升支、肠系膜上动脉中结肠动脉支及脾动脉胰腺分支迂曲扩张，通过瘘口与脾静脉直接沟通，肠系膜上静脉、肠系膜下静脉逆显影；肝动脉起自肠系膜上动脉，迂曲、聚拢。留置导管于脾动脉内。

（2）经右侧腋中线以 22 G Chiba 针穿刺门静脉分支，导丝导管技术成功开通闭塞的门静脉进入肠系膜上静脉，门静脉造影显示为逆肝血流，测量分流前肠系膜上静脉压力为 45 mmHg。

（3）在脾动脉导管造影监控下，将静脉内导管置于脾静脉瘘腔内，以弹簧圈联合组织胶填塞瘘腔，填塞后复查脾动脉造影显示脾动 - 静脉瘘流量明显减少。再次测量肠系膜上静脉压力为 37 mmHg。以直径 6 mm 球囊扩张门静脉闭塞段，保留导丝于肠系膜上静脉作为第一安全导丝。

（4）经右侧颈内静脉置入 7F 长鞘至下腔静脉肝段并测量分流前中心静脉压力为 8 mmHg。

（5）在经肝鞘管内插入 PTIPS 穿刺针由门静脉右支穿刺肝段下腔静脉，插入导丝并经颈静脉鞘管拉出体外作为第二安全导丝，沿第二安全导丝以直径 6 mm 球囊扩张肝实质分流道。

（6）沿第二安全导丝将7F鞘管插入门静脉管腔内，在鞘管内并行插入260 cm工作导丝使其沿门静脉主干"真腔"进入肠系膜上静脉，建立颈静脉－下腔静脉－门静脉－肠系膜上静脉的工作通路。

（7）沿工作导丝以直径 8 mm 球囊扩张分流道，于分流道内先植入 8 mm × 8 cm E-Luminexx™ 支架 1 枚，于肝实质段分流道及门静脉主干内再植入 8 mm × 6 cm Fluency™ 支架 1 枚。以直径 8 mm 球囊扩张支架。肠系膜上静脉造影显示分流道通畅，测量分流后肠系膜上静脉压力为 17 mmHg、中心静脉压力为 10 mmHg，PPG 由分流前 37 mmHg 降至分流后 7 mmHg。

（8）以组织胶栓塞经皮经肝穿刺道，肝动脉造影排除出血，患者生命体征稳定，结束手术。

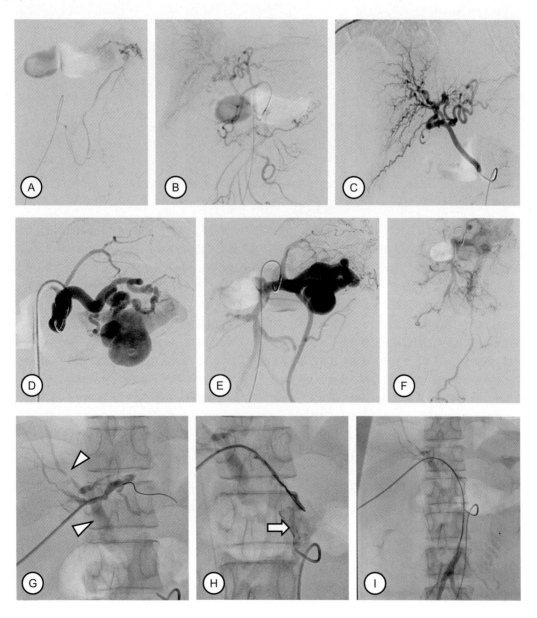

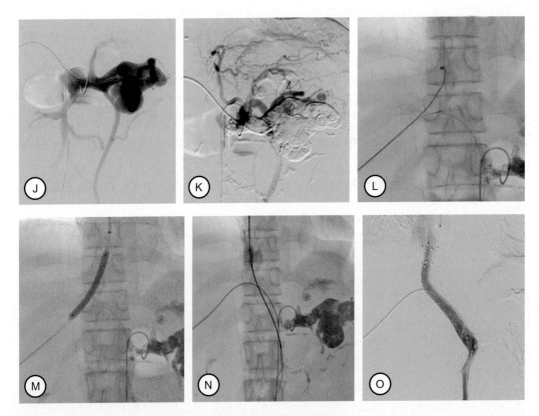

图 5 - 73　PTIPS 手术过程

A：肠系膜下动脉造影显示左结肠动脉升支扩张，其末端扭曲，并可见"瘘腔"显影。B：肠系膜上动脉造影显示中结肠动脉扩张、扭曲（动脉末期显示与"瘘腔"沟通）；肝右动脉变异起自肠系膜上动脉。C：肝右动脉造影显示分支扭曲、聚拢，肝脏受压呈"楔状"缩小、变形。D～F：腹腔动脉造影显示残余脾动脉增粗、扭曲，并可见胰大动脉、胰尾动脉分支直接与"瘘腔"沟通，使残余脾静脉、肠系膜上静脉、肠系膜下静脉、腹膜后静脉、脾周静脉及胃周静脉显影；门静脉主干未显影；腹腔动脉中间可见线样充盈缺损影（夹层）。G：经皮经肝穿刺肝内门静脉分支后推注对比剂，显示门静脉左右支及肝内分支显影（⇨），管腔纤细；与门静脉伴行的为肝内外胆管影像（△）。H：导管导丝技术开通闭塞的门静脉过程中推注对比剂，显示门静脉主干内对比剂滞留，肠系膜上静脉显影（⇨）。I：导管于肠系膜上静脉推注对比剂，显示其远端属支显影，近端及门静脉未显影。J：导管插入脾静脉残端"瘘腔"内造影，显示巨大瘘腔呈瘤样扩张，其余血管与脾动脉造影表现相同。K：经静脉途径以弹簧圈联合组织胶填塞脾静脉"瘘腔"后脾动脉造影，显示脾动 - 静脉瘘血流明显减少，胃左动脉及肝左动脉管径较栓塞前增粗。L：以 PTIPS 穿刺针经门静脉右支穿刺肝段下腔静脉。下腔静脉内可见经颈静脉插入的鞘管。M：以球囊扩张肝实质穿刺分流道。N：沿工作导丝在分流道内植入支架。O：植入支架后肠系膜上静脉造影，显示肠系膜上静脉及支架分流道对比剂充盈良好。

7. 术后处理

术后常规处理，因患者肝功能较差，凝血酶原时间延长，未予抗凝治疗，给予积极护肝、利尿、预防肝性脑病等治疗。术后 2 周肝功能等各项指标及腹胀、腹泻症状显著改善，予以出院。

8. 随访结果

术后 2 个月（2013 - 08 - 27）复查上腹部 CT 提示 TIPS 分流道通畅，腹水明显吸收减少（图 5 - 74）；彩超示支架内血流 v_{max} 为 103 cm/s。实验室检查：白细胞 $3.30 \times 10^9 \ L^{-1}$，

红细胞 $2.1 \times 10^9 L^{-1}$，血红蛋白 81 g/L，血小板 $74 \times 10^9 L^{-1}$；谷草转氨酶 31 U/L，谷丙转氨酶 7 U/L，白蛋白 27.2 g/L，总胆红素 24.6 μmol/L，直接胆红素 14.5 μmol/L，胆碱酯酶 1826 U/L；凝血酶原时间 30.7 s，PT-INR 2.98；血浆氨 25.8 μmol/L；肌酐 53.3 μmol/L，尿素氮 5.9 mmol/L。

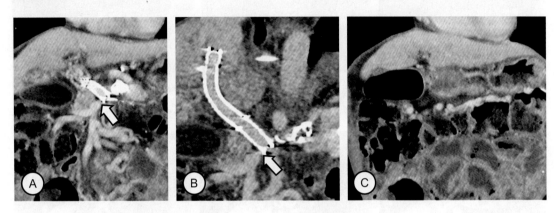

图 5-74 术后 2 个月上腹部 CT

依图序显示：肝脏阴影增大，腹腔水样密度影明显减少；肠系膜上静脉及分流道支架内对比剂显影良好，肠系膜上静脉与支架相接处成角（⇨），局部狭窄；脾动-静脉瘘明显缩小；肠管肿胀减轻。

患者术后 2 个月内发作 3 次 3 期肝性脑病，考虑与分流量大有关，遂于 2013-08-30 行 TIPS 分流道限流术（图 5-75），PPG 由限流前 7 mmHg 上升至限流后 15 mmHg，术后患者未再发生肝性脑病症状。

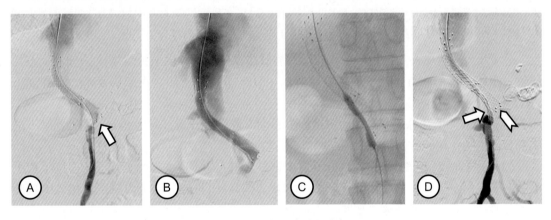

图 5-75 分流道限流手术

A：右侧颈静脉入路，经分流道插入导管至肠系膜上静脉造影，显示肠系膜上静脉及支架分流道内对比剂充盈良好，肠系膜上静脉属支无显影，支架与肠系膜上静脉相连处狭窄（⇨）。B：导管于支架远端造影显示局部血管扭转、变窄，无对比剂滞留。C：导丝穿过分流道远端裸支架网眼进入肠系膜上静脉，以直径 6 mm 球囊扩张裸支架网眼。D：经裸支架网眼植入 1 枚 6 mm×5 cm 覆膜支架（Wallgraft™，BOSTON SCIENTIFIC，USA），肠系膜上静脉造影显示肠系膜上静脉及属支内对比剂较前显影浓密，流经后植入的覆膜支架（⇨），支架内其余部位无对比剂充盈（▷）。

2 年后患者再发腹胀，2015-08-28 复查上腹部 CT 提示：①TIPS 支架通畅，腹腔干、脾动脉、肠系膜上动脉迂曲扩张，脾动-静脉瘘复发；②肝硬化，食管、胃底静脉曲张，大量腹水；③脾脏缺如（图5-76）。

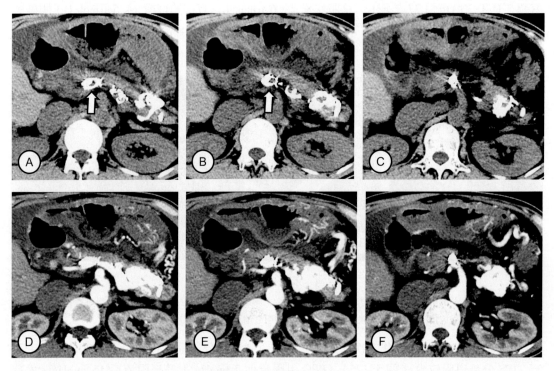

图5-76 术后2年上腹部CT

A～C和D～F为同一层面平扫与增强动脉期对照。依图序显示：脾动-静脉瘘区可见高密度栓塞剂影，增强扫描动脉期高密度影范围扩大，为对比剂填充；腹腔内大量迂曲血管影。平扫可见分流道内双层高密度支架影（⇨），增强后双层支架影内皆见对比剂充填。腹腔大量水样密度影。

患者再发门静脉高压症，考虑为脾动-静脉瘘复使门静脉内血流量增大、分流量不足所致。2015-09-06行脾动-静脉瘘栓塞术+TIPS分流道测压、支架修复术，步骤如下（图5-77）：

（1）经右侧股动脉入路腹腔动脉造影显示动-静脉瘘开通，对比剂分别经肠系膜下静脉及分流道的一侧腔隙回流。

（2）经右侧颈内静脉入路，在分流道内第二次植入的覆膜支架内插入导管至肠系膜上静脉造影，测量肠系膜上静脉压力为25 mmHg（偏高）。再经分流道内第二次植入的覆膜支架外侧插入导管至脾静脉"瘘腔"内造影，测量"瘘腔"压力为44 mmHg，明显升高。

（3）经脾动脉、脾静脉双途径于"瘘腔"内以弹簧圈+组织胶填塞，填塞后脾动脉造影显示"瘘腔"消失。

（4）在分流道第二次植入的覆膜支架内向肠系膜上静脉远端续接1枚8 mm×6 cm E-Luminexx™支架，再次行肠系膜上静脉造影显示分流道血流明显改善，侧支血管减少，测量肠系膜上静脉压力为16 mmHg。

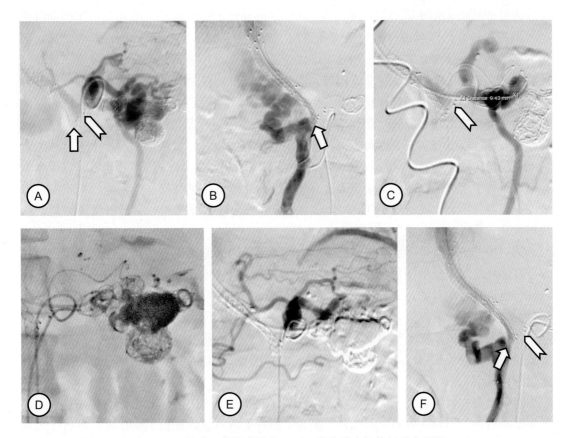

图 5 - 77　脾动 - 静脉瘘栓塞 + TIPS 分流道支架修复手术过程

A：腹腔干造影显示脾动脉及分支增粗迂曲，瘘腔、脾静脉、肠系膜下静脉及一侧分流道同期显影（▷），另一侧分流道即肠系膜上静脉及第二次植入的支架内无对比剂充盈（⇨）；B：导管经第二次植入的覆膜支架内进入肠系膜上静脉造影，显示覆膜支架内对比剂充盈（⇨），可见粗大迂曲的胰十二指肠静脉显影；C：导管经分流道进入脾动 - 静脉"瘘腔"内造影，显示肠系膜下静脉、胃左静脉显影，一侧分流道显影（▷）；D：经动脉及静脉双途径使用弹簧圈联合组织胶填塞"瘘腔"；E：栓塞后腹腔动脉造影未见"瘘腔"显示，参与供血的脾动脉分支血管消失，肝总动脉及胃左动脉显影较栓塞前显影浓密、清晰；F：在分流道第二次植入的覆膜支架内向肠系膜上静脉远端续接 1 枚裸支架后肠系膜上静脉造影，显示支架分流道内对比剂显影浓密（⇨），侧支血管减少，另一侧分流道内无对比剂充盈（▷）。

　　患者术后口服华法林 1.5 mg q.d. 抗凝治疗，定期于当地医院复查。现已术后 6 年余，肝功能等各项指标基本正常，未再发生消化道出血及腹泻、腹胀等门静脉高压症状及显性肝性脑病。患者一般情况良好，继续随访中。

【病例小结】

　　患者为中青年男性，有多年乙型肝炎病史，曾因肝硬化、门静脉高压、脾亢及呕血行部分性脾动脉栓塞术及脾切除术，在手术中未发现门静脉系统血栓及脾动 - 静脉瘘，因此患者 PVT、CTPV 及脾动 - 静脉瘘为脾切除术并发症。导致患者门静脉压力显著升高的原因有两方面：①脾动 - 静脉瘘，脾动脉血液经瘘口直接流入门静脉系统，门静脉动脉化，导致门静脉压力明显升高；②肝硬化、门静脉闭塞导致门静脉压力进一步升高。

内脏动静脉瘘和外周动静脉瘘、神经血管动静脉瘘的栓塞方法基本相同：①经动脉途径"顺行"栓塞，即利用栓塞物质（弹簧圈、组织胶、PVA 颗粒等）栓塞输入动脉。因为大多数动-静脉瘘有多支输入动脉，难以全部栓塞，而栓塞不完全又极易复发，所以经动脉途径要达到完全栓塞往往非常困难。因此，经动脉途径的栓塞只适合于单发、局限性动-静脉瘘的治疗。②经静脉途径"逆行"栓塞，即"填湖"，可完全栓塞瘘腔、闭塞瘘口而达到完整栓塞动-静脉瘘。③经动、静脉"双途径"栓塞，一般经静脉途径栓塞，动脉途径监视栓塞效果，安全性高。推荐使用第③种方法栓塞。虽然第一次手术时对该患者的动-静脉瘘做了相对"彻底"的栓塞，但随着时间的推移，动-静脉瘘仍然复发，再次栓塞后维持了更久的疗效。由于患者合并慢性门静脉闭塞，单纯栓塞动-静脉瘘不足以有效降低门静脉压力，同时给予 TIPS 术治疗，术后患者腹水明显吸收、肝脏受压减轻，体积增大。

第一次分流术后患者反复出现肝性脑病，考虑原因为分流道直接建立在肠系膜上静脉与下腔静脉之间，虽然使用的是直径 8 mm 的支架，但分流道长度不足 8 cm（相对短），致使分流道直径相对偏大，分流量大。给予分流道限流后，肝性脑病消失。对于 TIPS 术后分流道直径粗、分流量大诱发肝性脑病的情况，国内外学者采用的限流方式亦各不相同，需要术者随机应变，利用现有的技术和材料，安全地将分流道直径缩小，有效地减少分流量，控制肝性脑病。此例患者限流的方式为经裸支架网眼植入直径 6 mm 覆膜支架，术后疗效满意。

对于此例中青年患者，虽然治疗过程复杂，尤其是第一次治疗的花费巨大，并且经过了多次的治疗，但最终效果令人满意，提高了患者生活质量，延长了生存期，目前已无症状存活 6 年，患者仍继续从事教育工作。

（病例收集：张艳阳　整理：罗骏阳）

病例 14　不明原因肝硬化脾切除致 CTPV

【病例介绍】

1. 病史

患者女性，54 岁。主因"反复呕血、黑便 9 年，再发黑便 1 周"于 2017 - 06 - 19 入院。患者 2008 年因呕血、黑便在当地医院诊断为：门静脉高压症、食管胃底静脉曲张出血、脾大，行"脾切除+断流术"，当时无门静脉闭塞或 CTPV 表现。2012 年起又出现反复呕血、黑便，2012 - 11 - 19 外院上腹部 CT 提示：慢性门静脉闭塞合并门静脉海绵样变（Ⅲb 型）；食管胃底静脉曲张；脾切除术后；腹主动脉、肠系膜上动脉血栓形成狭窄（图5 - 78）。

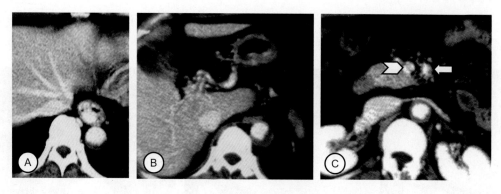

图 5 - 78　上腹部 CT（2012 - 11 - 19）

依图序显示：食管静脉曲张；门静脉主干及分支显示不清，肝门区丛状纤细 CTPV 血管影；肠系膜上静脉管腔内（▷）不规则密度影，肠系膜上动脉狭窄（⇨）；脾脏缺如，脾静脉未显示；主动脉腔内不规则环形附壁低密度影。

于 2012 - 11 - 19 在当地医院行 PTIPS 术（图 5 - 79），术中造影显示肠系膜上静脉纤细、形态不规则，管壁毛糙，流入道不佳，术后给予口服华法林 3 mg q. d. 抗凝治疗。

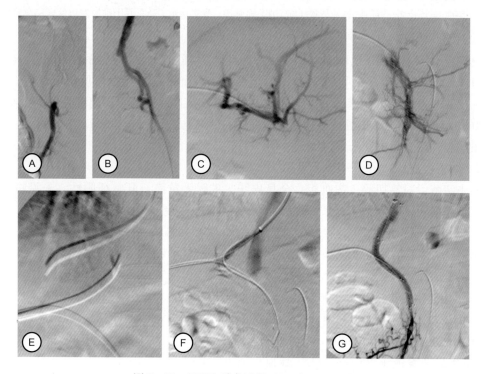

图 5 - 79　PTIPS 手术过程（2012 - 11 - 19）

A、B：右股动脉及腹主动脉下端造影显示右侧髂动脉闭塞无对比剂充盈；C：经皮经肝穿刺门静脉右支显示肝内门静脉分支管径变细、僵硬，门静脉主干未显影；D：导丝导管技术开通闭塞的门静脉主干行肠系膜上静脉造影，显示肠系膜上静脉、部分门静脉主干及残端脾静脉管壁毛糙、腔内多发不规则充盈缺损，肠系膜上静脉属支纤细；E：以 PTIPS 穿刺针经门静脉右支穿刺肝静脉或下腔静脉，肝静脉内已留置导管定位；F：成功建立工作通路，鞘管冒烟显示下腔静脉及分流道显影，表明穿刺点为下腔静脉而非肝静脉；G：自肠系膜上静脉至下腔静脉由远及近依次重叠植入 8 mm×8 cm E-Luminexx™ 支架及 10 mm×8 cm Fluency™ 支架各 1 枚，造影显示肠系膜上静脉及分流道内对比剂充盈，肠系膜上静脉属支纤细、紊乱、边缘毛糙（流入道不佳）。

PTIPS 术后 2 个月 (2013 - 01 - 13) 外院复查上腹部 CT 提示 TIPS 支架内血栓形成、闭塞 (图 5 - 80)。

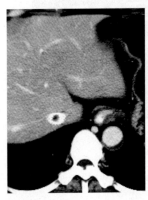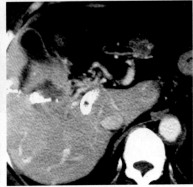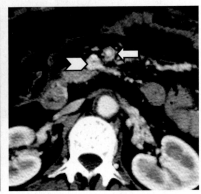

图 5 - 80 上腹部 CT (2013 - 01 - 13)

图序显示: 食管静脉曲张; 支架内充满低密度影, 支架远端肠系膜上静脉 (▷) 仍见低密度影, 与 2012 - 11 - 19 相比管径增粗、显影清晰; 肝门区仍见丛状纤细 CTPV 血管影; 腹主动脉、肠系膜上动脉腔内低密度影较前减少 (⇨)。

之后患者又反复出现呕血、黑便等门静脉高压症状, 每次出血量不大 (少于 300 mL), 给予药物及多次胃镜下套扎硬化治疗, 出血停止后继续口服抗凝治疗。曾于 2015 - 12 - 04 尝试开通闭塞的分流道未能成功。此次入院 1 周前再次出现黑便, 出血量约为 200 mL, 无伴呕血。既往无肝炎病史; 有高血压病史, 未规律服药; 否认结核、伤寒等传染病史; 有输血史; 未到过疫区; 顺产 2 子 1 女。

2. 体格检查

神志清醒, 对答切题, 贫血貌, 全身皮肤、巩膜无黄染, 肝掌征阴性, 未见蜘蛛痣, 未见瘀点或瘀斑, 颈静脉无怒张, 腹部平坦, 左上腹见长约 20 cm 陈旧性手术瘢痕, 未见胃肠形或蠕动波, 未见腹壁静脉曲张, 腹壁柔软, 无波动感, 全腹无压痛或反跳痛, Murphy's 征阴性, 肝肋下未触及, 移动性浊音阴性, 双下肢无水肿。

3. 辅助检查

(1) 实验室检查 (2017 - 06 - 20): 白细胞 $5.1 \times 10^9 L^{-1}$, 红细胞 $2.5 \times 10^9 L^{-1}$, 血红蛋白 95 g/L, 血小板 $146 \times 10^9 L^{-1}$; 白蛋白 37.3 g/L, 谷草转氨酶 15 U/L, 谷丙转氨酶 11 U/L, 总胆红素 9.7 μmol/L, 直接胆红素 3.0 μmol/L, 胆碱酯酶 4095 U/L; 肌酐 71 μmol/L, 尿素氮 6.25 mmol/L; 凝血酶原时间 14.4 s, PT-INR 1.14, D - 二聚体 2.85 μg/mL; 血同型半胱氨酸 9.3 μmol/L; 乙肝表面抗原阴性, 丙型肝炎抗体阴性, 抗 - HIV 阴性; 甲胎蛋白 3.1 ng/mL。

(2) CT 检查 (2017 - 06 - 16): ①TIPS 术后改变, 支架内血栓形成; 肠系膜上静脉、门静脉主干及其分支内血栓形成; 门静脉海绵样变。②食管下段、胃周静脉曲张。③脾脏缺如。④腹主动脉硬化、血栓形成, 肠系膜上动脉近端附壁血栓形成 (图 5 - 81)。

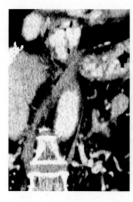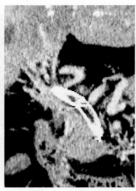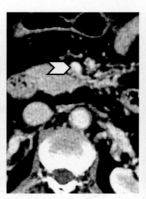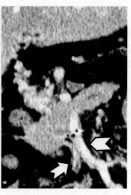

图 5 - 81 上腹部 CT

依图序显示：食管、胃底静脉重度曲张；支架内充满低密度影；门静脉主干及肝内分支未显影，周围多发迂曲 CTPV 血管影；支架远端肠系膜上静脉空肠支（▷）形态较前规则、显影良好，回结肠支（⇨）变细、其内不规则充盈缺损。

（3）胃镜检查（2016 - 07 - 20）：①食管重度静脉曲张，红色征（ + ）；②胃底重度静脉曲张，红色征（ + ）；③门静脉高压性胃病（重度）。

4. 术前诊断

慢性门静脉闭塞，门静脉海绵样变（Ⅱd 型），TIPS 术后分流道闭塞；门静脉高压症：食管胃底静脉曲张破裂出血；脾切除术后。

5. 术前肝功能评分

Child-Pugh 评分 5 分（A 级），MELD 评分 8 分。

6. 手术过程

因患者 CTPV 行 TIPS 术后 5 年，原分流道闭塞时间较久，且分流道角度较大，曾尝试开通闭塞的分流道未能成功，故决定行平行 TIPS 术治疗。于 2017 - 06 - 22 完成第二次 TIPS 手术，步骤如下（图 5 - 82）：

（1）经右侧颈内静脉置入 RUPS-100 鞘管于下腔静脉窝，测量分流前中心静脉压力为 6 mmHg。穿刺针经肝静脉穿刺门静脉主干裸支架部位，将导管导丝经闭塞支架网孔插入残存的脾静脉造影，以组织胶栓塞胃左静脉及脾静脉残端曲张静脉。

（2）导管插入肠系膜上静脉造影，显示空肠支尚通畅，回结肠支呈盲端。测量肠系膜上静脉压力为 32 mmHg。

（3）以直径 8 mm 球囊扩张分流道，自肠系膜上静脉空肠支起在分流道内植入 1 枚 8 mm ×15 cm VIABAHN® 支架，以直径 8 mm 球囊扩张支架。肠系膜上静脉造影显示分流道通畅，侧支血管消失。测量分流后肠系膜上静脉及中心静脉压力分别为 19 mmHg 及 7 mmHg，PPG 由分流前 22 mmHg 降至分流后 12 mmHg。患者生命体征稳定，结束手术。

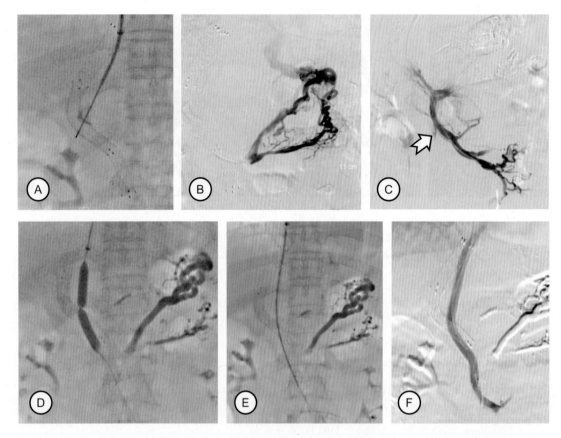

图 5 – 82　第二次 TIPS 手术过程

A：RUPS-100 穿刺针经肝静脉穿刺门静脉内裸支架。B：导管经支架网孔进入脾静脉残端造影，显示胃左静脉及残存脾静脉属支迂曲、扩张，食管胃底静脉重度曲张。C：肠系膜上静脉造影显示空肠支充盈良好，回结肠支残端显影（⇨）；门静脉主干未显影，肝门区丛状纤细 CTPV 血管影，食管胃底曲张静脉已用组织胶栓塞。D：以球囊扩张分流道及支架网孔，可见球囊"腰征"。E：在分流道内植入支架。F：肠系膜上静脉造影显示分流道充盈良好，侧支血管未显影。

7. 术后处理

术后常规处理，第 2 天开始皮下注射依诺肝素钠 0.4 mL q. 12. h.，并桥接口服华法林 3 mg q. d. 抗凝治疗，定期复查凝血功能调整华法林用量，维持 PT-INR 在 2.0 左右。第 6 天复查肝功能等各项指标基本正常，患者一般情况良好出院，并长期口服华法林抗凝治疗。

8. 随访结果

患者按计划复诊，平行 TIPS 术后 21 个月（2019 – 03 – 18）上腹部 CT 提示：食管胃底静脉曲张明显减轻；原 TIPS 分流道闭塞，新建分流道通畅；肠系膜上静脉部分属支血栓；腹主动脉及肠系膜上动脉腔内附壁血栓较前减少（图 5 – 83）。彩超支架内血流速度 v_{max} 为 78 cm/s。

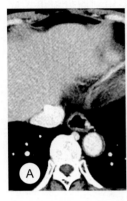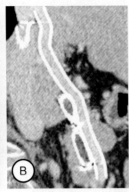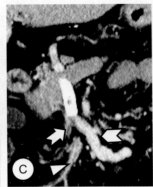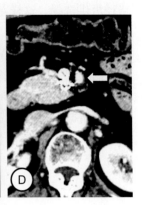

图 5-83　术后 21 个月上腹部 CT

依图序显示：食管静脉无明显曲张；第二次植入的支架全程显影良好，腔内未见充盈缺损；首次植入的支架内充满低密度血栓影；支架远端空肠静脉支（◁）充盈良好，回结肠支（⇨）管径变细，腔内可见充盈缺损影。肠系膜上动脉近端（⇨）和腹主动脉管腔形态规则，其内低密度血栓影基本消失；肠系膜上动脉远端（△）形态仍不规则，边缘毛糙。

患者未再发生门静脉高压症状，亦无显性肝性脑病，实验室检查（2019-11-18）：白细胞 $4.87 \times 10^9 L^{-1}$，红细胞 $3.89 \times 10^9 L^{-1}$，血红蛋白 125 g/L，血小板 $166 \times 10^9 L^{-1}$；谷草转氨酶 28 U/L，谷丙转氨酶 20 U/L，白蛋白 41.5 g/L，总胆红素 19.8 μmol/L，直接胆红素 3.9 μmol/L，胆碱酯酶 7470 U/L；凝血酶原时间 32.0 s，PT-INR 2.97；血浆氨 22.6 μmol/L。患者一般情况良好，继续随访中。

【病例小结】

患者为中年女性，既往无病毒性肝炎病史，无酗酒史，肝硬化、脾大原因未明，患者 CTPV 考虑与脾切除术后 PVT 有关。另患者腹主动脉、肠系膜上动脉附壁血栓形成，右侧髂动脉闭塞，提示存在血栓易发因素，遗憾的是未做易栓症方面的筛查。

患者因门静脉高压症食管胃底静脉曲张破裂导致反复消化道出血，在当地接受了 PTIPS 术治疗，术前 CT 及术中造影提示肠系膜上静脉纤细，管壁毛糙，流入道不佳，CTPV 属于Ⅲb 型。分流道内无足够的血流，TIPS 术后短期支架内血栓形成、分流道闭塞，是此患者分流道失功的主要原因。这也说明对于无通畅流入道的 CTPV 患者，应慎行 TIPS。值得庆幸的是，患者 TIPS 术后 5 年上腹部 CT 显示肠系膜上静脉空肠支代偿增粗，CTPV 由Ⅲb 型变为Ⅱd 型，因此我们决定再次给患者施行 TIPS 以解决门静脉高压症状。CTPV 分型发生变化的原因考虑与患者坚持抗凝治疗有关，加上血管代偿性扩张，创造了二次 TIPS 的条件。此种情况在我们的资料中目前只有 1 例，也提示我们不能轻易放弃治疗与随访，在消化道出血量不大、并能得到控制的情况下，积极的抗凝治疗是有意义的。

TIPS 术后分流道失功的处理方案包括：①修复原分流道，对于陈旧的血栓或内膜增生所致的闭塞以球囊、支架成形术为主，在早期形成的新鲜血栓给予抗凝、溶栓、抽栓治疗，必要时放置支架（第四章图 4-22 病例在 TIPS 术后第 3 天发生分流道血栓形成，给予球囊扩张及置管溶栓治疗）。②平行 TIPS 术，即重新建立新的分流道。因 CTPV 患者原本是通过闭塞的门静脉建立 TIPS 分流道，平行 TIPS 在技术上存在困难，除非有更合适的路径可供选择，这样新建立的分流道才更有效。新的分流道或多或少要用到原分流道，此种 TIPS 应该叫作交叉 TIPS，而非普通门静脉高压患者修复时的平行 TIPS。至于此例患者为何选用 15 cm 长的 VIABAHN® 支架，主要考虑病变长度及支架的柔顺性，张力及硬度过大的支架其远端与肠系膜上静脉相接部分易刺激血管引起内膜增生导致狭窄闭塞。对于分流道长度超过 10 cm 的患者，抗凝治疗在预防分流道血栓形成中起着重要作用，本例患者通过抗凝治疗使其腹主动脉及肠系膜上动脉内的血栓也基本消除，实属意外。

二次 TIPS 术后随访至今 2 年余，患者一般情况良好，无门静脉高压症状，效果满意。

（资料收集：张艳阳　整理：罗骏阳）

病例 15　乙肝肝硬化脾切除致 CTPV

【病例介绍】

1. 病史

患者男性，55 岁。主因"反复呕血、黑便近 10 年，再发 2 个月"于 2011 - 12 - 29 入院。患者近 10 年来因乙肝肝硬化、门静脉高压反复出现呕血、黑便，呕血量较多时超过 1000 mL，伴胸闷、心慌等不适，多次在当地医院输血、输液、三腔二囊管压迫及内镜下注射组织胶止血等治疗，并口服抗乙肝病毒药物治疗。患者 9 年前因食管胃底静脉曲张破裂出血行"脾切除 + 断流术"，术中未见门静脉闭塞及海绵样变。2 个月前患者再次出现呕血并排黑便数次，在当地医院对症治疗后转入我市某大医院介入科就诊，经皮经肝穿刺门静脉造影显示门静脉海绵样变（图 5 - 84），由于不能以常规 TIPS 术式穿刺到门静脉而放弃手术，为进一步治疗而转入我科。患者否认高血压、糖尿病等慢性病史，无酗酒史，未到过疫区。

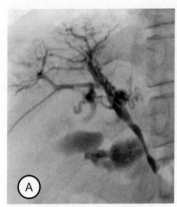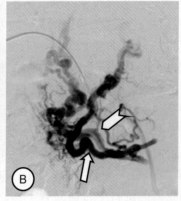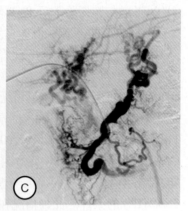

图 5 - 84　外院经皮经肝穿刺门静脉造影

A：经皮经肝穿刺门静脉造影，显示肝内门静脉分支纤细、僵硬、紊乱，门静脉主干走行区内对比剂呈粗细不均条状显影，无正常管腔显影，门静脉左支未显影；B、C：导管于门静脉主干远端造影，显示粗大的 CTPV 血管，胰十二指肠前静脉（▷）延续为胆道周/旁静脉向肝内引流，胰十二指肠后静脉（⇨）延续为胃左静脉向食管胃底静脉引流。

2．体格检查

神志清醒，对答切题，慢性肝病面容，贫血貌，全身皮肤、巩膜无黄染，肝掌征阳性，未见蜘蛛痣，未见瘀点或瘀斑，颈静脉无怒张，腹部膨隆，左上腹见长约 20 cm 陈旧性手术瘢痕，腹壁静脉无曲张，右上腹压痛可疑，无反跳痛，Murphy's 征阴性，肝肋下未触及，移动性浊音阳性，双下肢凹陷性水肿。

3．辅助检查

（1）实验室检查（2011 - 12 - 29）：白细胞 6. 10 ×10⁹ L⁻¹，红细胞 1. 88 ×10⁹ L⁻¹，血红蛋白 71 g/L，血小板 138 ×10⁹ L⁻¹；白蛋白 31. 1 g/L，谷草转氨酶 32 U/L，谷丙转氨酶 11 U/L，总胆红素 15. 8 μmol/L，直接胆红素 5. 7 μmol/L，胆碱酯酶 2263 U/L；肌酐 88. 6 μmol/L，尿素氮 5. 95 mmol/L；凝血酶原时间 15. 7 s，PT-INR 1. 24，D - 二聚体 >20 μg/mL；血同型半胱氨酸 10. 3 μmol/L；乙肝标志物 HBsAg（ + ），HBsAb（ - ），HBeAg（ - ），HBeAb（ + ），HBcAb（ + ）；丙型肝炎抗体阴性，抗 - HIV 阴性；甲胎蛋白 0. 18 ng/mL。

（2）CT 检查（2011 - 12 - 29）：①门静脉主干、左右支及肠系膜上静脉广泛血栓闭塞，门静脉海绵样变；②肝硬化，食管胃底静脉曲张并硬化剂注射术后，大量腹水；③脾切除术后（图 5 - 85）。

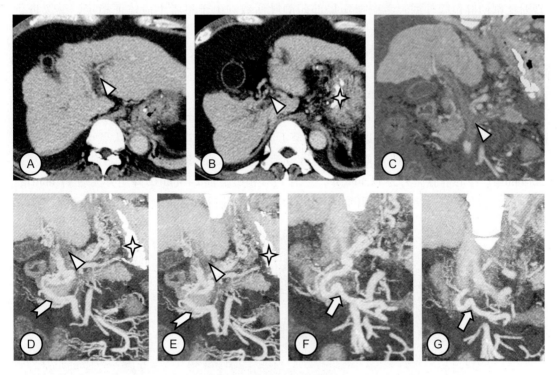

图 5 - 85　术前上腹部 CT

依图序显示：肝脏萎缩变形，肝裂明显增宽，脾脏缺如，腹腔大量水样密度影；门静脉主干、左右支及肠系膜上静脉近端腔内充满低密度血栓影（△），肝内门静脉分支未显影；胰十二指肠前静脉（▷）与胆道旁静脉相连向肝内引流，胰十二指肠后静脉（⇨）与胃左静脉沟通向食管胃底静脉引流；胃壁内见高密度硬化剂影（✧）。

4．术前诊断

慢性门静脉闭塞，门静脉海绵样变（Ⅱd 型）；乙型肝炎后肝硬化失代偿期，门静脉高压症：食管胃底静脉曲张破裂出血，腹水；脾切除术后。

5. 术前肝功能评分

Child-Pugh 评分 8 分（B 级），MELD 评分 9 分。

6. 手术过程

2011 - 12 - 30 完成 PTIPS 手术，步骤如下（图 5 - 86）：

（1）经右侧股动脉入路肝动脉造影显示肝动脉扭曲，肝右动脉聚拢。留置导管于肝动脉定位。

（2）穿刺右侧颈内静脉插入鞘管、导管至肝段下腔静脉定位并测量分流前中心静脉压力为 8 mmHg。

（3）以 21 G Chiba 针穿刺 S6 门静脉分支，导丝导管技术成功开通闭塞的门静脉进入粗大侧支血管（胰十二指肠后静脉），造影并测量分流前侧支血管内压力为 32 mmHg。使用直径 6 mm 球囊扩张门静脉闭塞段。保留导丝于侧支血管内作为第 1 安全导丝。

（4）在经皮经肝鞘管内送入 PTIPS 穿刺针，在下腔静脉内导管定位下，由门静脉右干穿刺肝段下腔静脉，插入导丝并经颈静脉鞘管拉出体外作为第 2 安全导丝，沿第 2 安全导丝以直径 6 mm 球囊扩张穿刺分流道。在送入 PTIPS 穿刺针的过程中，鞘管内"冒烟"发现对比剂向肝包膜外溢，考虑损伤局部门静脉所致。由于患者生命体征稳定，继续进行手术。

（5）沿第 2 安全导丝推送长鞘进入门静脉管腔内，在长鞘内并行插入 260 cm 工作导丝使其沿门静脉主干"真腔"进入侧支血管，建立颈静脉 - 下腔静脉 - 门静脉 - 胰十二指肠后静脉的工作通路。

（6）沿工作导丝以直径 8 mm 球囊扩张分流道，于分流道内植入 10 mm × 10 cm E-Luminexx™支架 1 枚，支架近心端延伸至下腔静脉，远心端连接于粗大胰十二指肠后静脉侧支血管。导管于支架远端造影显示分流道通畅，测量分流后侧支血管内压力为 22 mmHg、中心静脉压力为 11 mmHg，患者 PPG 由分流前 24 mmHg 降至分流后 11 mmHg。

（7）以组织胶栓塞经皮经肝穿刺道，肝动脉造影排除肝脏穿刺出血后结束手术。

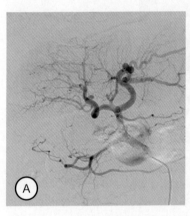 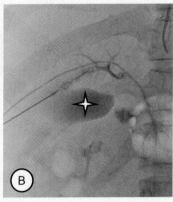 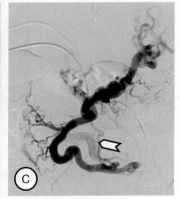

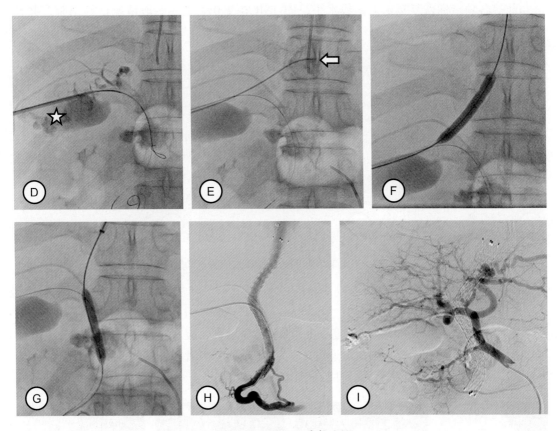

图 5 - 86 PTIPS 手术过程

A：肝动脉造影显示肝动脉迂曲，肝右动脉聚拢，肝右叶萎缩。B：经皮经肝穿刺显示局部门静脉分支纤细，穿刺针上方为穿刺另一门静脉分支时插入的导管（经此通路未能打通闭塞的门静脉）。胆囊显影（◇）；图像右上角为经颈静脉置入肝段下腔静脉内的导管。C：开通闭塞的门静脉后造影，显示代偿扩张的胰十二指肠后静脉与肠系膜上静脉相连，并直接延续为胃左静脉；门静脉主干未显影，浅淡胰十二指肠前静脉显影（▷）。D：由经肝鞘管送入 PTIPS 穿刺针至门静脉右支，鞘管"冒烟"显示对比剂外溢（☆），提示为损伤肝脏出血。E：PTIPS 穿刺针经门静脉右支穿刺下腔静脉，穿刺针"冒烟"显示下腔静脉显影（⇨）。F：以球囊扩张肝实质穿刺分流道。G：建立颈静脉 - 下腔静脉 - 门静脉 - 胰十二指肠后静脉的工作通路并以球囊扩张分流道。H：在分流道内植入支架后造影，分流道显影良好，侧支血管未显影。支架呈"S"形扭曲。I：以组织胶栓塞经皮经肝穿刺道后肝动脉造影未见对比剂外溢及滞留。

7. 术后情况及处理

术后当晚开始皮下注射那屈肝素钙 0.4 mL q. 12. h. 抗凝治疗，患者于第 2 天下午出现呼吸急促，胸闷，心率增快，血红蛋白由术前 71 g/L 下降至 44 g/L，床边胸部 X 线片提示右侧大量胸腔积液，胸腔穿刺抽出暗红色血性胸腔积液，提示胸腔出血，考虑为穿刺损伤血管所致。立即停用抗凝药物及中和肝素，并急诊予肝动脉、肋间动脉、胸廓内动脉及膈下动脉造影（图 5 - 87），未见明确出血征象，对可疑动脉以粒径 150～350 μm 明胶海绵颗粒栓塞，加用止血药物、输注血液制品，患者生命体征逐渐稳定。第 4 天血红蛋白升至术前水平，胸腔积液减少，出血停止。第 10 天皮下注射那屈肝素钙 0.4 mL q. 12. h.，并桥接口服华法林 3 mg q. d. 抗凝治疗，定期复查凝血功能调整华法林用量。患者第 14 天肝功能等各项指标恢复至术前基线水平，PT-INR 在 2.0 上下，一般情况良好出院，并长期口服华法林抗凝治疗。

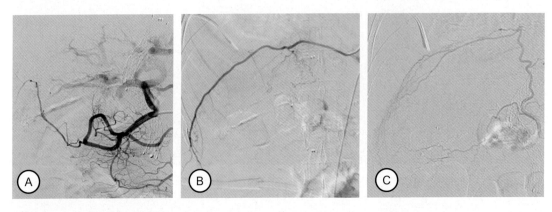

图 5-87　肝动脉、肋间后动脉及右侧膈下动脉造影

未见对比剂外溢或滞留。

8. 随访结果

术后 1 个月（2012 - 02 - 13）复查上腹部 CT 显示胸、腹水完全吸收，TIPS 分流道通畅（图 5 - 88）；彩超示支架内血流速度 v_{max} 为 80 cm/s。患者一般情况良好，各项指标基本正常，无门静脉高压症状，无肝性脑病症状。

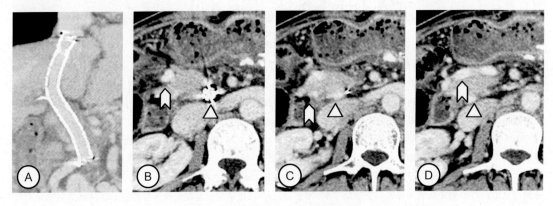

图 5-88　术后 1 个月上腹部 CT

A：支架重建显示支架内对比剂充盈良好，未见充盈缺损，与图 5 - 86H 支架植入时 "S" 形相比，支架远端变直。B～D：门静脉期由头侧至足侧连续三幅图像，支架与相连的静脉血管 "成角"，相接处静脉血管变细。显示该静脉血管位于胰头背侧（后方），为胰十二指肠后静脉（△）。胰十二指肠前静脉（▽）位于胰头前部。

术后 1 年（2012 - 12 - 04）复查上腹部 CT 显示支架下腔静脉端狭窄（大于 50%）（图 5 - 89A、图 5 - 89B），考虑内膜增生可能性大。彩超示支架内血流速度 v_{max} 为 50 cm/s。虽然患者无症状，考虑到狭窄超过 50%，2012 - 12 - 07 给予分流道支架修复术（图 5 - 89C、图 5 - 89D）。

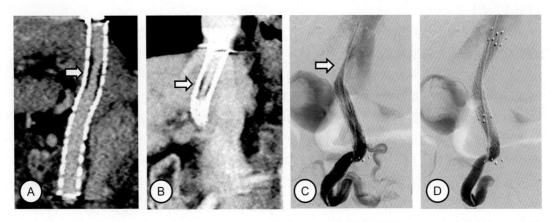

图 5 – 89　上腹部 CT 支架重建及分流道支架修复术

　　A、B：术后 1 年上腹部 CT 支架重建图像，显示支架上端向心性狭窄（⇨），狭窄位于支架上段与下腔静脉相交处。C、D：分流道狭窄修复过程图像。C：经颈静脉插入导管于胰十二指肠后静脉造影，显示分流道上端向心性狭窄，对比剂充盈尚好，可见侧支血管显影，与图 5 – 86H 支架植入时 "S" 形相比明显变直。测量分流道远端压力为 20 mmHg、中心静脉压力为 4 mmHg。D：在分流道远端狭窄处植入 1 枚 10 mm×6 cm Fluency™ 支架，再次造影显示狭窄消失，侧支血管消失。测量分流道远端压力为 17 mmHg、中心静脉压力为 8 mmHg，PPG 由支架修复前 16 mmHg 降为修复后 9 mmHg。

　　术后 62 个月（2017 – 03 – 08）复查上腹部 CT，再次提示 TIPS 分流道近心端狭窄（图 5 – 90A），仍然考虑内膜增生所致。彩超示支架内血流速度 v_{max} 为 46 cm/s。2017 – 03 – 10 再次给予分流道支架修复术（图 5 – 90B 至图 5 – 90D）。

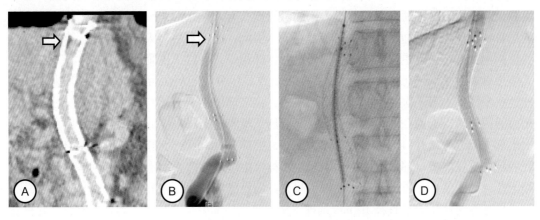

图 5 – 90　术后上腹部 CT 及分流道狭窄修复过程

　　A：术后 62 个月上腹部 CT 图像显示支架上端向心性狭窄（⇨），周围呈环形低密度影，其余部位对比剂充盈良好。B～D：分流道狭窄修复过程图像。B：经支架插入导管进入胰十二指肠后静脉造影显示支架近心端狭窄（⇨），胰十二指肠后静脉扩张。C、D：在狭窄部位植入 1 枚 10 mm×10 cm VIABAHN® 支架，再次造影显示狭窄消失，远端血管回缩变细。

　　术后复查彩超示分流道通畅，支架内血流速度 v_{max} 为 114 cm/s。患者于 2017 年 5 月底因肺部感染后并发多器官功能衰竭去世，其间未再发生门静脉高压相关症状。

【病例小结】

此例患者为中年男性，有乙肝、肝硬化病史。患者既往因食管胃底静脉曲张破裂出血行脾切除联合曲张静脉离断术，此术式是外科治疗食管胃底静脉曲张破裂出血的常用手术方式。该术式的主要并发症之一就是门静脉血栓形成，出现率为 5%～25%，门静脉血栓又是导致 CTPV 的重要原因，此患者的 CTPV 可能与手术并发症有关。

具有通畅的流入道是 CTPV 患者接受 TIPS 治疗的前提条件，流入道可以是肠系膜上静脉及粗大属支、脾静脉或者粗大通畅的侧支血管。因本例为脾切除术后患者，术前 CT 及术中 DSA 均提示肠系膜上静脉主干闭塞，粗大的胰十二指肠后静脉连接肠系膜上静脉和胃左静脉，因此将分流道远端连接于此血管对于降低门静脉压力、控制消化道出血是可行的。患者在外院经皮经肝穿刺时也发现此条曲张血管，由于没有相关的手术器材和临床经验，尝试常规 TIPS 手术没有成功。

穿刺导致的围手术期出血是 TIPS 术比较常见且严重的并发症，尤其是合并 CTPV 的患者，术中常常需要经皮经肝穿刺或经皮经脾穿刺开通闭塞的门静脉，引起穿刺出血的风险更高。经皮经肝或经皮经脾穿刺时，以下几点可以帮助减少穿刺出血的发生：①动脉内置管定位；②穿刺前要计划好进针点和穿刺路径，尽量不要随意更换穿刺点；③调整穿刺方向时穿刺针尽量不要退出脏器包膜；④术后需密实地栓塞经脏器的穿刺道；⑤术后长时间、大剂量动脉造影排除脏器出血；⑥如有可疑出血，以小粒径（100～300 μm）明胶海绵或 PVA 颗粒预防性栓塞相关动脉。此例患者术后出现胸腔出血主要有两方面原因：①术后过早抗凝；②穿刺点靠近胸膜腔。动脉造影未发现明确出血征象，考虑为术中穿刺损伤局部小静脉血管，术后早期抗凝致使穿刺点不能自行止血，出血聚集在肝脏周围，由于胸腔负压作用，血液通过膈肌孔进入胸腔。我们共有 4 例术后 1～2 天内发生胸腹腔出血的患者，考虑与术后即刻给予抗凝治疗有关。因此，建议术后当天不要抗凝。第 2 天复查各项指标良好，血红蛋白无降低，患者生命体征稳定，再给予抗凝治疗。

患者术后长期预防性抗凝治疗，1 年后复查显示分流道局限性环形狭窄，其表现非血栓性狭窄征象。第一次手术使用的是裸支架，狭窄部位位于支架与下腔静脉相交处，可能是血管内膜从支架网孔向内生长引起狭窄。给予覆膜支架修复。分流道修复术后 4 年余再次出现支架近心端开口部狭窄，考虑为支架覆膜部分进入下腔静脉长度不够，门静脉与下腔静脉血流在支架口部形成湍流，引起血小板聚集、假性内膜增生所致。由于患者持续抗凝治疗，即使发生分流道狭窄，亦未引起大范围血栓形成、分流道闭塞。

患者首次使用的是直径 10 mm 的裸支架，虽然后面发生了 2 次支架开口部狭窄并再套入覆膜支架修复，但分流量依然够大，分流道维持通畅的时间较长。此例提示在复杂门静脉高压症患者 TIPS 术中使用直径 10 mm 的支架比直径 8 mm 的支架更合适。患者植入 E-Luminexx™ 支架术后 1 个月复查显示支架由 "S" 形变为近似直线形，说明 E-Luminexx™ 支架硬度较大。在分流道支架延伸至肠系膜上静脉或脾静脉时，需要考虑支架的特性，避免支架与相连的血管形成折角影响血流或者刺激内膜增生引起狭窄，导致分流道失功。此为较早期的 CTPV 患者，虽然 TIPS 分流道支架远端与相接的血管成角，但未影响血流，分流道发生狭窄亦不在此部位。而我们后期的 CTPV 患者支架远端与相接血管成角的情况下发生分流道闭塞的概率较高，可能有以下几个原因：①早期使用的多为直径 10 mm 的支架，后期多使用 8 mm 直径的支架，直径 10 mm 的支架分流量更大，不易形成血栓。②早期的手术分流道建立在流入道与下腔静脉之间，分流道长度小于 10 cm，分流道短，分流更直接，且 PPG 降得低；后期的分流道建立在流入道与肝静脉之间，分流道长度超过 10 cm，分流道长、PPG 高，分流效果差。③早期主要为肝硬化患者，病情单一，流入道血管较粗且通畅，术后单纯抗凝治疗能达到预防血栓形成的目的；后期的患者病情更复杂，流入道血管较细且血流欠佳，需要多种治疗方法预防血栓形成。以后的临床工作中，遇到此种情况时，建议：①远端使用质地更软、顺应性更好的裸支架；②支架的直径与相连血管的直径按 1 : 1 匹配；③分流道主体使用直径 10 mm 的覆膜支架。相关经验在进一步总结中。

（整理：李名安）

病例 16　乙肝肝硬化脾切除致 CTPV

【病例介绍】

1. 病史

患者男性，21 岁。主因"反复黑便半年，再发伴呕血 1 个月"于 2014 - 10 - 28 入院。患者近半年来反复出现黑便，每次出血量 200～800 mL，外院诊断：乙肝肝硬化、门静脉高压，多次内镜下套扎及药物治疗，近 1 个月来呕血 2 次，总量约为 800 mL，伴有柏油样大便，并再次给予内镜下治疗。患者 5 年前曾因"乙肝、脾大、脾亢"行"脾切除术"，术中未发现门静脉血栓及 CTPV，并开始口服抗乙肝病毒药物。否认其他传染性疾病，未到过疫区。

2. 体格检查

神志清醒，对答切题，贫血貌，全身皮肤、巩膜无黄染，肝掌征阴性，未见蜘蛛痣，未见瘀点或瘀斑，颈静脉无怒张；腹部平坦，左上腹见长约 20 cm 陈旧性手术瘢痕，未见胃肠形或蠕动波，未见腹壁静脉曲张，腹壁柔软，无波动感，全腹无压痛或反跳痛，Murphy's 征阴性，肝肋下未触及，移动性浊音阴性，双下肢无水肿。

3. 辅助检查

（1）实验室检查（2014 - 10 - 28）：白细胞 $4.58 \times 10^9 \ L^{-1}$，红细胞 $1.6 \times 10^9 \ L^{-1}$，血红蛋白 61 g/L，血小板 $525 \times 10^9 \ L^{-1}$；白蛋白 35.8 g/L，谷草转氨酶 15 U/L，谷丙转氨酶 13 U/L，总胆红素 10.2 μmol/L，直接胆红素 3.5 μmol/L，胆碱酯酶 4281 U/L；肌酐 48.3 μmol/L，尿素氮 7.94 mmol/L；凝血酶原时间 16.4 s，PT-INR 1.29；D - 二聚体 1.85 μg/mL；血同型半胱氨酸 7.2 μmol/L；乙肝标志物 HBsAg（+），HBsAb（-），HBeAg（-），HBeAb（+），HBcAb（+）；丙型肝炎抗体阴性，抗 - HIV 阴性；甲胎蛋白 4.35 ng/mL。

（2）CT 检查（2019 - 10 - 29）：①门静脉左右分支及主干闭塞，门静脉海绵样变；②肝硬化，食管胃底静脉曲张，少量腹水；③脾切除术后缺如（图 5 - 91）。

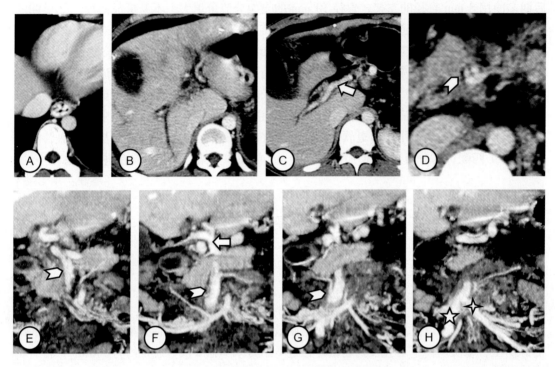

图 5 - 91　术前上腹部 CT

依图序显示：肝脏萎缩变形、各叶比例失常；食管下段静脉曲张；腹腔少量水样密度影，脾脏缺如；肝动脉显著增粗（⇨），门静脉主干、左右干及肝内分支显示不清，门静脉主干走行区呈低密度影，肝门区少量纤细 CTPV 血管影；肝内外胆管轻度扩张；肠系膜上静脉（▷）管壁毛糙，管腔内不规则低密度充盈缺损影；回结肠支（☆）扩张迂曲，空肠支（✧）形态相对正常；肠系膜上静脉属支周围多发纤细曲张血管，胃左静脉曲张。

（3）胃镜检查（2014 - 10 - 18）食管、胃底静脉重度曲张，红色征（＋）。

4. 术前诊断

慢性门静脉闭塞，门静脉海绵样变（Ⅱd 型），慢性乙型病毒性肝炎，肝硬化，门静脉高压症：食管胃底静脉曲张破裂出血，腹水；脾切除术后。

5. 术前肝功能评分

Child-Pugh 评分 7 分（B 级），MELD 评分 10 分。

6. 手术经过

2014 - 10 - 31 完成 PTIPS 手术，步骤如下（图 5 - 92）：

（1）经右侧股动脉入路，依次行肠系膜上动脉及肝动脉造影，各期图像可见：肠系膜上静脉显影，门静脉未显影，肝门区 CTPV 血管浅淡显影，肝动脉增粗、扭曲、聚拢。留置导管于肝固有动脉定位。

（2）以 21 G Chiba 针穿刺 S6 门静脉分支，导丝导管技术成功开通闭塞的门静脉，导管于肠系膜上静脉造影显示部分属支通畅，边缘毛糙；门静脉主干闭塞，周围见少量 CTPV 血管显影，胃左静脉迂曲扩张。测量分流前肠系膜上静脉压力为 23 mmHg。以组织胶栓塞食管胃底曲张静脉。

（3）以直径 6 mm 球囊扩张闭塞的门静脉，保留导丝于肠系膜上静脉内作为第一安全导丝。

（4）经右侧颈内静脉置入9F鞘管，测量分流前中心静脉压力为6 mmHg，导管置入肝静脉定位。

（5）在肝穿鞘管内送入PTIPS穿刺针由门静脉右干穿刺肝静脉，插入导丝并经颈静脉鞘管拉出体外作为第二安全导丝。沿导丝置入7F长鞘至肝静脉，以直径6 mm球囊扩张肝实质穿刺道，扩张后将7F长鞘沿第2安全导丝引入门静脉内。

（6）在长鞘内并行插入260 cm长工作导丝，使其沿门静脉主干"真腔"进入肠系膜上静脉，建立颈静脉–肝静脉–门静脉–肠系膜上静脉的工作通路。

（7）沿工作导丝以直径6 mm球囊进一步扩张分流道，自肠系膜上静脉起在分流道内依次重叠植入8 mm×10 cm E-Luminexx™支架、8 mm×8 cm E-Luminexx™支架各1枚，于肝实质段内再植入8 mm×6 cm Fluency™支架1枚，并以直径8 mm球囊扩张支架。肠系膜上静脉造影显示分流道通畅，测量分流后肠系膜上静脉压力为17 mmHg、中心静脉压力为8 mmHg，患者PPG由分流前17 mmHg降至分流后9 mmHg。

（8）以组织胶栓塞经肝穿刺道，肝动脉造影排除肝脏出血后结束手术。

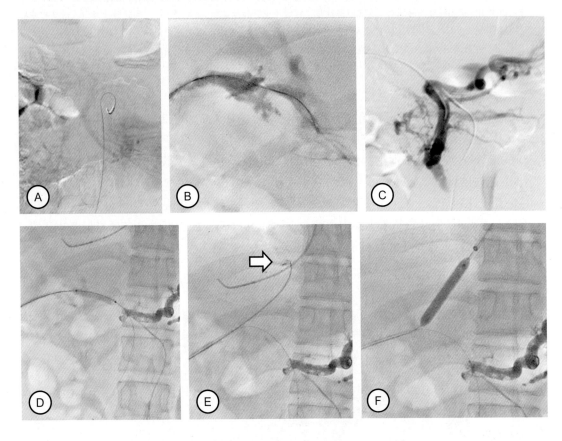

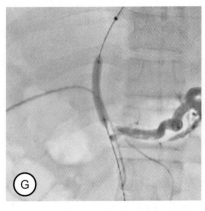
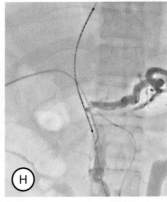
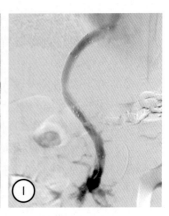

图 5 – 92　PTIPS 手术过程

A：经肠系膜上动脉造影静脉期可见肠系膜上静脉及属支显影，门静脉主干未显影，肝门区少量 CTPV 血管影。B：经皮经肝穿刺 S6 门静脉分支并以导丝导管技术开通闭塞的门静脉，未见门静脉"真腔"显影，对比剂在肝门区滞留。C：成功开通闭塞的门静脉后行肠系膜上静脉造影，肠系膜上静脉近段管壁毛糙，管腔无狭窄，可见迂曲扩张的胃左静脉，肝门区少量纤细 CTPV 血管。D：以球囊扩张门静脉闭塞段，胃左静脉已用组织胶栓塞。肝静脉内已插入导管定位。E：以 PTIPS 穿刺针经门静脉右干穿刺肝静脉并"冒烟"见肝静脉显影（⇨）。F：经颈静脉途径引入球囊扩张肝实质段穿刺分流道。G：经颈静脉鞘管插入导丝进入肠系膜上静脉，并以球囊扩张分流道。H：在经皮经肝导管"冒烟"定位下，在分流道内植入支架。I：植入支架后肠系膜上静脉造影显示分流道充盈良好，侧支血管明显减少。肠系膜上静脉远端属支毛糙。

7. 术后处理

术后常规处理，第 2 天开始皮下注射依诺肝素钠 0.4 mL q. 12. h.，并桥接口服华法林 3 mg q. d. 抗凝治疗，定期复查凝血功能调整华法林用量，维持 PT-INR 在 2.0 上下。第 7 天肝功能等各项指标基本正常，一般情况良好出院，并长期口服华法林抗凝治疗。

8. 随访结果

患者按计划复诊，第一年规律随访。术后 1 个月上腹部 CT 提示 TIPS 分流道通畅（图 5 – 93）；术后 12 个月彩超示支架内血流 v_{max} 为 81.9 cm/s。患者肝功能各项指标基本正常，一般情况良好，未再发生腹胀、消化道出血等症状，之后患者失访。

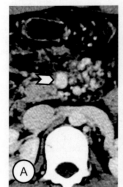
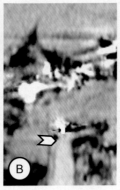
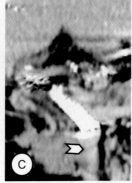
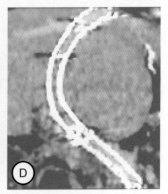

图 5 – 93　术后 1 个月上腹部 CT

依图序显示：支架远端肠系膜上静脉（▷）显影清晰，与支架相接处有"成角"，支架内两端对比剂充盈良好，中段显示欠清。

术后 29 个月 (2017 - 04 - 09) 患者因"腹痛、低热 5 天, 血便 1 天"由外院转入我院急诊科, 上腹部增强 CT 提示支架分流道内血栓形成闭塞、肠系膜上静脉多发血栓形成、不完全性肠梗阻 (图 5 - 94)。实验室检查提示: 白细胞 $13.0 \times 10^9 L^{-1}$, 红细胞 $4.6 \times 10^9 L^{-1}$, 血红蛋白 134 g/L, 血小板 $135 \times 10^9 L^{-1}$; 凝血酶原时间 13.1 s, PT-INR 1.14; D-二聚体 > 20 μg/mL。诊断为: TIPS 术后支架内及肠系膜上静脉血栓形成, 不完全性肠梗阻。追问病史, 患者 2 个月前停用华法林。

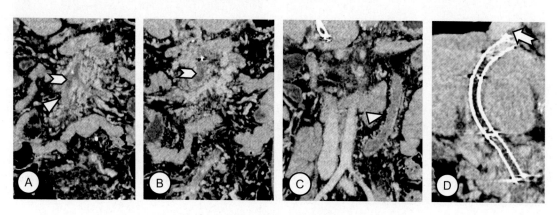

图 5 - 94 术后 29 个月腹部 CT

依图序显示: 肠系膜上静脉 (▷) 及其主要属支 (△) 管腔内充满低密度影; 支架内几乎充满低密度影; 支架近端下腔静脉内可见与支架相连的类圆形低密度血栓影 (⇨)。

遂予抗凝、抗感染、禁食、静脉营养等治疗, 2017 - 04 - 10 行分流道造影及置管接触性溶栓 (图 5 - 95A ~ C)。溶栓 4 天后复查造影, 分流道仍未通畅。以直径 8 mm 球囊扩张分流道及肠系膜上静脉, 7F 鞘管抽吸血栓, 造影显示充盈缺损影减少 (图 5 - 95D 至图 5 - 95E)。继续置管溶栓 3 天造影复查显示分流道内血流增多, 仍见充盈缺损 (图 5 - 95F), 再溶栓 2 天后复查造影显示支架内血栓大部分消失, 血流通畅 (图 5 - 95G), 患者症状显著减轻, 结束溶栓并予口服华法林 3 mg q.d. 抗凝治疗, 定期复查凝血功能调整华法林用量, 维持 PT-INR 在 2.0 左右。

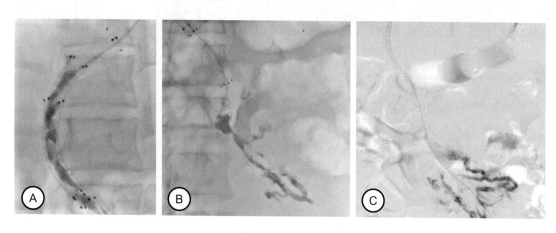

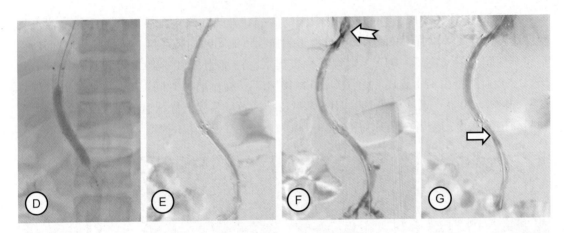

图 5 - 95 术后 29 个月分流道失功修复过程

A、B：经颈静脉途径将导管置入分流道造影，显示支架内及远端肠系膜上静脉属支内多发充盈缺损，形态不规则，对比剂滞留；C：导管接触性溶栓 4 天后复查造影，显示肠系膜上静脉及支架内仍无对比剂充盈；D、E：以直径 8 mm 球囊扩张分流道及肠系膜上静脉并以鞘管抽吸血栓，复查造影显示充盈缺损影减少；F：继续置管溶栓 3 天后复查造影，支架内充盈缺损影进一步减少，肝静脉开口部支架处见附壁充盈缺损（⇨）；G：继续置管溶栓 2 天，支架内充盈缺损大部分消失，支架口部充盈缺损消失，但支架远端仍有狭窄（⇨）。

术后 34 个月患者因间断右上腹痛半个月再次入院，2017 - 09 - 07 上腹部 CT 提示分流道支架血栓形成（图 5 - 96）。

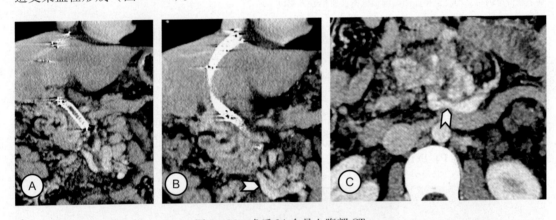

图 5 - 96 术后 34 个月上腹部 CT

依图序显示：支架内充满低密度影，支架远端肠系膜上静脉空肠支（⇨）显影相对完整，提示有流入道。

2017 - 09 - 20 经颈静脉途径行分流道造影证实分流道及肠系膜上静脉血栓形成，于分流道内重叠植入 8 mm × 15 cm 及 8 mm × 5 cm VIABAHN® 支架各 1 枚，并以直径 8 mm 球囊扩张支架（图 5 - 97）。术后患者症状缓解，继续口服华法林抗凝治疗，维持 PT-INR 在 2.0 左右。

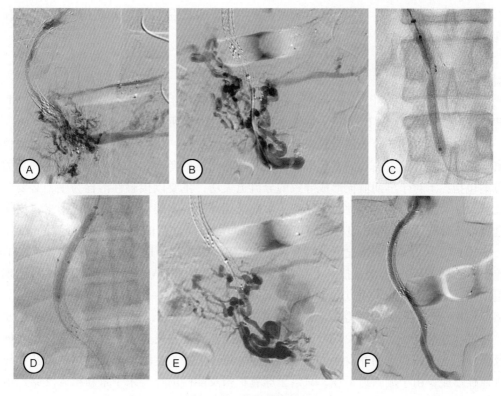

图 5 - 97　分流道修复过程

A：经颈静脉置管至分流道内造影显示分流道内广泛充盈缺损，对比剂呈"线样"显影，远端肠系膜上静脉血管紊乱、毛糙；B：导管插入空肠支造影，显示杂乱的血管相互沟通，肝门区 CTPV 显影；C～E：以球囊全程扩张闭塞的分流道后造影，分流道内仍无对比剂显影；F：在分流道内植入支架后造影显示分流道充盈良好，侧支血管消失。

　　TIPS 术后 43 个月（2018 - 05 - 18）复查上腹部 CT 显示支架分流道通畅（图 5 - 98），彩超示支架内血流 v_{max} 为 93 cm/s。实验室检查（2019 - 05 - 11）：白细胞 6.41×10^9 L^{-1}，红细胞 4.20×10^9 L^{-1}，血红蛋白 121 g/L，血小板 364×10^9 L^{-1}；谷草转氨酶 11 U/L，谷丙转氨酶 7 U/L，白蛋白 38.2 g/L，总胆红素 14.9 μmol/L，直接胆红素 6.8 μmol/L，胆碱酯酶 5782 U/L；凝血酶原时间 27.5 s，PT-INR 2.48；血浆氨 31.9 μmol/L。

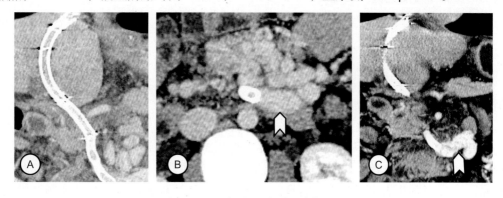

图 5 - 98　术后 43 个月上腹部 CT

依图序显示：支架内对比剂充盈良好，肠系膜上静脉空肠支（▷）显影良好，二者相连处未见充盈缺损影。

患者一般情况良好，口服华法林规范抗凝治疗，未再发生门静脉高压症状，亦无显性肝性脑病，继续随访中。

【病例小结】

患者为青年男性，因乙肝、脾大行脾切除术，脾切除术前的检查未发现 PVT 及 CTPV，因此，患者的 PVT、CTPV 可能是脾切除术并发症所致。

CTPV 患者因 TIPS 分流道较长，且需要多枚支架拼接，大部分患者存在易形成血栓的因素，所以术后分流道失功的发生率比普通门静脉高压患者高。TIPS 术后分流道失功的处理方案包括：①对于早期血栓形成导致的分流道失功，主要以接触性溶栓为主，必要时结合抽栓；②对于亚急性、慢性血栓闭塞，一般采用球囊、支架对原分流道成形术，支架可以选择裸支架或覆膜支架；③平行 TIPS 治疗，即重新建立新的分流道解决门静脉高压症状，在方案①、②无效的情况下施行。因 CTPV 患者原本就是通过闭塞的门静脉建立 TIPS 分流道，平行 TIPS 在解剖及技术上存在困难，所以对于 CTPV 患者，若 TIPS 术后出现分流道闭塞，绝大多数均采用方案①、②修复原分流道。

此病例术后 2 年多一直遵医嘱规范口服华法林抗凝治疗，后自行停用抗凝治疗及复查，再发门静脉高压症状时发现分流道血栓形成闭塞，且并发了肠系膜上静脉广泛血栓形成及肠梗阻这一较严重的并发症。第一次发生分流道失功，是因为患者停用抗凝药物导致急性血栓形成，由于流入道不佳，只给予球囊扩张及溶栓治疗，未予重新植入支架。第二次分流道失功时，是在患者一直抗凝治疗的情况下发生（可能未规范抗凝），由于有相对通畅的流入道，因此给予植入支架修复。此为两次分别采用不同方法修复失功分流道的依据。此患者与病例 14 有类似之处，脾切除术后肠系膜上静脉流入道不甚理想，病例 14 尤甚，TIPS 术后发生分流道血栓形成闭塞，在坚持抗凝治疗的情况下，经过较长时间的等待，出现相对通畅的流入道，再次给予支架成形术，分流道维持了较长的二期通畅时间。因此，分流道血栓闭塞失功后坚持抗凝、适时积极地治疗能给患者获益。

此患者 TIPS 分流道长度超过 10 cm，而且流入道不甚理想，如果首次手术时在分流道使用直径 10 mm 的支架，并且远端使用材质较软的裸支架与肠系膜上静脉属支相连，分流道失功的发生率可能更低。此为设想，需要进一步验证。

（整理：罗骏阳）

病例 17　肝移植术致 CTPV

【病例介绍】

1. 病史

患者男性，66 岁。主因"肝移植术后 7 个月，发现门静脉海绵样变 3 个月"于 2019 - 02 - 20 入院。患者 7 个月前检查发现肝内占位遂在外院行肝移植术，病理诊断"肝细胞癌"，6 个月前患者出现腹胀、纳差，当地上腹部 MRI 检查提示门静脉及肠系膜上静脉血栓形成，给予抗凝治疗，症状明显好转。3 个月前再次复查 MRI 提示门静脉主干慢性闭塞、门静脉海绵样变，在北京、天津各大医院未找到满意的治疗方案转入我院。患者肝移植前因酒精性肝硬化导致反复消化道出血3年余，否认高血压、冠心病、糖尿病、慢性肾炎等疾病史，否认肝炎、结核、伤寒等传染性疾病史，否认食物、药物过敏史，有酗酒史。

2. 体格检查

神志清醒，对答切题，贫血貌，全身皮肤、巩膜无黄染，肝掌征阴性，未见蜘蛛痣，未见瘀点或瘀斑，颈静脉无怒张；腹部平坦，腹部见人字形陈旧性手术瘢痕，未见胃肠形或蠕动波，未见腹壁静脉曲张，腹壁柔软，无波动感，全腹无压痛或反跳痛，Murphy's征阴性，肝、脾肋下未触及，移动性浊音阴性，双下肢无水肿。

3. 辅助检查

（1）实验室检查（2019-02-21）：白细胞$2.84 \times 10^9 L^{-1}$，红细胞$2.2 \times 10^9 L^{-1}$，血红蛋白119 g/L，血小板$69 \times 10^9 L^{-1}$；谷丙转氨酶15 U/L，谷草转氨酶12 U/L；总胆红素19.4 μmol/L，直接胆红素6.8 μmol/L，胆碱酯酶6801 U/L；白蛋白36.0 g/L；肌酐75 μmol/L，尿素氮8.16 mmol/L；凝血酶原时间18.1 s，PT-INR 1.68，D-二聚体0.95 μg/mL；血同型半胱氨酸11.7 μmol/L；乙肝表面抗原阴性，丙型肝炎抗体阴性，抗-HIV阴性；甲胎蛋白4.1 ng/mL。

（2）CT检查（2019-02-15）：门静脉主干、肠系膜上静脉血栓形成，门静脉海绵样变，食管下段、胃底静脉、脾静脉曲张，附脐静脉开放，脾大（图5-99）。

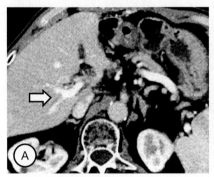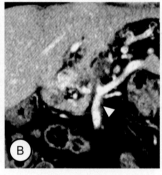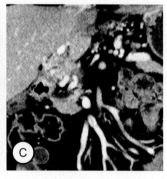

图5-99　术前CT扫描

依图序显示：肝脏形态基本正常，轻度萎缩变小；肝内门静脉分支显影（⇨），管径变细，门静脉主干未显影；肠系膜上静脉主干可见附壁低密度充盈缺损影（△），属支显影良好，脾静脉主干显影基本异常；肝门区大量CTPV血管影。

（3）胃镜检查（2019-02-15）：①食管中度静脉曲张，红色征（-），胃底重度静脉曲张，红色征（-）；②门静脉高压性胃病（轻度）；③胃窦溃疡（A2）。

4. 术前诊断

慢性门静脉闭塞，门静脉海绵样变（Ⅰ型）；肝移植状态；脾功能亢进。

5. 术前肝功能评分

Child-pugh评分5分（A级），MELD评分13分。

6. 手术经过

患者肝内门静脉、肠系膜上静脉及脾静脉通畅，近期未发生消化道出血等门静脉高压症状，手术方案选择门静脉成形术，2019 – 02 – 22 完成，步骤如下（图 5 – 100）：

（1）经右侧股动脉入路，以 5F Yashiro 导管行肝动脉造影显示移植肝动脉走行分布基本正常，留置微导管于右肝目标肝段动脉内定位。

（2）以 21 G Chiba 针穿刺 S8 门静脉分支，推注对比剂显示肝内分支通畅，门静脉左右干汇合部呈盲端，导丝导管技术成功开通闭塞的门静脉，推注对比剂显示肠系膜上静脉及粗大的胃左静脉。

（3）调整导管导丝进入脾静脉，先后以直径 5 mm、6 mm 球囊反复扩张门静脉闭塞段，使用标记导管行脾静脉造影，可见脾静脉通畅，胃左静脉、胃后静脉及胃短静脉迂曲扩张，为逆肝血流；肠系膜上静脉近端逆显影，胰十二指肠前静脉显影，为向肝血流。门静脉扩张后有线样对比剂通过。测得脾静脉压力为 27 mmHg。将导管超选至胃周曲张静脉，以组织胶栓塞。

（4）调整导管导丝进入肠系膜上静脉，造影示肠系膜上静脉通畅，未见门静脉显影，可见粗大的胰十二指肠前静脉，为向肝血流。

（5）在脾静脉主干近心端及闭塞的门静脉内，植入 8 mm × 6 cm E-Luminexx™ 支架 1 枚，并以直径 8 mm 球囊扩张支架。

（6）调整导管导丝经支架网眼进入肠系膜上静脉，在支架内交叉 8 mm × 4 cm E-Luminexx™ 支架 1 枚，使用直径 8 mm 球囊扩张支架。

（7）使用标记导管依次行脾静脉及肠系膜上静脉造影，显示脾静脉、肠系膜上静脉、门静脉主干、肝内门静脉分支通畅，对比剂顺利进入肝内门静脉，未见明确狭窄，原肝周多发侧支血管未显影，食管、胃底曲张静脉消失。测量门静脉开通后脾静脉压力为 19 mmHg。

（8）以组织胶栓塞经肝穿刺道，腹腔干动脉造影未见穿刺出血征象，静脉期可见脾静脉 – 门静脉及肝内分支显影，血流通畅。患者生命体征稳定结束手术。

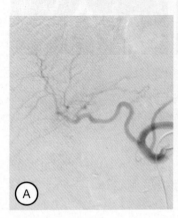
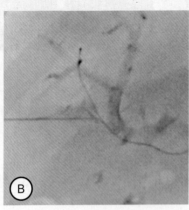
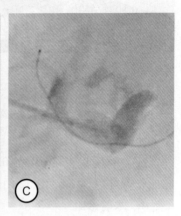

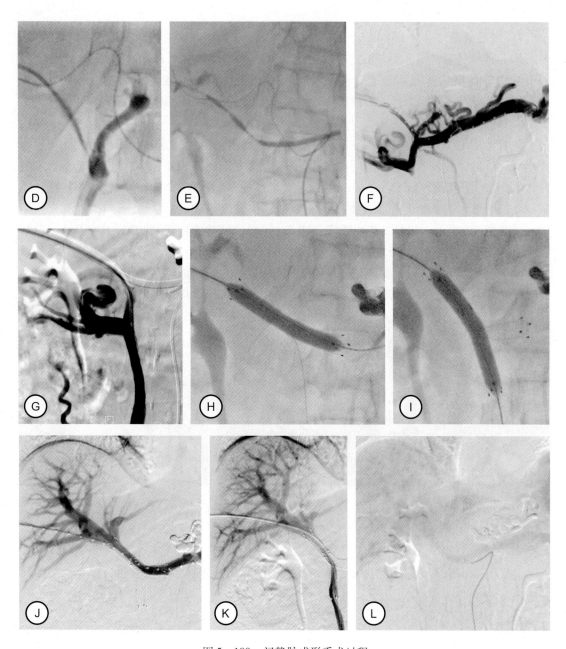

图 5 - 100　门静脉成形手术过程

　　A：肝动脉造影显示肝动脉迂曲，分布正常，肝内未见明显异常染色；B、C：经皮经肝穿刺门静脉 S8 分支，导管于门静脉左右支汇合部推注对比剂显示肝内门静脉分支形态基本正常，管径变细，门静脉主干未显影；D：导丝导管技术开通闭塞段门静脉后推注对比剂，显示部分肠系膜上静脉及扩张的胃左静脉；E：球囊扩张门静脉闭塞段，显示闭塞部位的球囊"腰征"；F：标记导管行脾静脉造影，脾静脉显影基本正常，胃左静脉、胃后静脉及胃短静脉曲张，门静脉主干扩张后有线样对比剂通过，肝内门静脉分支浅淡显影，近端肠系膜上静脉及胃结肠静脉干显影；G：肠系膜上静脉造影显示其近端轻度变窄，管腔内未见充盈缺损影，门静脉主干未显影，粗大的胰十二指肠前静脉显影；H：在门静脉主干闭塞段至脾静脉内植入支架，并以球囊扩张；I：经支架网眼引入支架于肠系膜上静脉至门静脉闭塞段，并以球囊扩张；J、K：分别行脾静脉及肠系膜上静脉造影，脾静脉、肠系膜上静脉、门静脉及肝内分支显示良好，未见充盈缺损或对比剂外溢，侧支血管未显影；L：以组织胶栓塞经肝穿刺道后行腹腔干造影，肝脏穿刺点未见对比剂外渗或滞留，脾静脉 - 门静脉 - 肝内分支显影良好。

7. 术后处理

术后常规处理，第 2 天开始皮下注射达肝素钠 5000 IU q. 12. h. 抗凝治疗，第 6 天复查肝功能等各项指标基本正常，一般情况良好出院，出院后改为口服利伐沙班 10 mg b. i. d. 抗凝治疗 1～3 个月，后视血管通畅情况、有无血栓形成调整抗凝方案。

8. 随访结果

患者术后 1 个月（2019 - 03 - 25）上腹部 CT 提示：门静脉支架通畅，肝脏体积较术前增大，脾脏体积较术前轻度缩小。彩超示门静脉主干支架内血流 v_{max} 为 15 cm/s。术后 3 个月改为口服利伐沙班 15 mg q. d. 抗凝治疗。术后 14 个月（2020 - 04 - 27）复查彩超提示：门静脉、肠系膜上静脉及支架内血流通畅，血流速度 v_{max} 为 18 cm/s，血流充盈饱满；上腹部 CT 提示：门静脉支架通畅（图 5 - 101）；实验室检查（2020 - 04 - 26）：白细胞 7.18×10^9 L^{-1}，红细胞 5.10×10^9 L^{-1}，血红蛋白 157 g/L，血小板 148×10^9 L^{-1}；谷草转氨酶 13 U/L，谷丙转氨酶 9 U/L，白蛋白 47.3 g/L，总胆红素 14.6 μmol/L，直接胆红 3.6 μmol/L，胆碱酯酶 7456 U/L；凝血酶原时间 18.4 s，PT-INR 1.55。

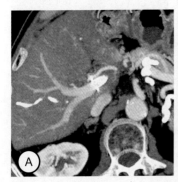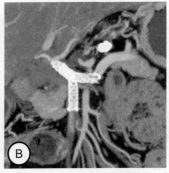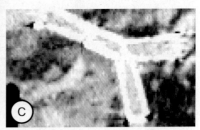

图 5 - 101　术后 14 个月上腹部 CT 及支架重建

依图序显示：肝内门静脉分支、脾静脉及支架内对比剂充盈良好，未见充盈缺损，脾静脉与支架相连处成角；肠系膜上静脉显影较脾静脉浅淡（可能血流有所减慢）。图 A 与术前图 5 - 99A 对照所示术后肝内门静脉右支管径增粗。

随访至今，患者一般状况良好，未再发生门静脉高压症状，体重增加 5 千克，继续随访中。

【病例小结】

患者为中老年男性，肝移植术后 7 个月出现门静脉血栓闭塞，此为肝移植术常见血管并发症。患者初次发病时发现门静脉及肠系膜上静脉血栓形成，行抗凝治疗后大部分血栓消失。再次复查上腹部 MR 提示 CTPV。

患者门静脉完全闭塞，已形成 CTPV，虽暂无消化道出血及腹水等门静脉高压症状，但胃镜检查已提示食管中度、胃底重度静脉曲张，并有门静脉高压性胃病。另患者为肝移植术后，由于门静脉闭塞使肝脏血流灌注不足致肝脏体积缩小，似有肝硬化影像表现，但肝实质暂未受到影响。及时开通闭塞的门静脉对于保护患者肝功能、延长移植肝寿命均有裨益，所以对此患者给予了积极治疗。因为患者肝内门静脉左右支形态基本正常，且暂无门静脉高压症状，所以治疗上采取门静脉支架植入术开通闭塞的门静脉，恢复正常门静脉血流，达到降低门静脉压力的目的。

患者门静脉系统闭塞同时累及脾静脉及肠系膜上静脉汇合部，术中采用"人"字形支架植入方式。门静脉支架先延伸至脾静脉保证脾静脉通畅，降低消化道出血风险，继而经支架网眼再植入支架至肠系膜上静脉，开通肠系膜上静脉避免腹水形成。导丝通过支架网眼后，需要先使用球囊将网眼扩大再植入支架，然后再扩张使支架贴壁减少血栓形成。术后给予长期规范抗凝治疗，避免血栓形成，以维持支架的长期通畅性。

术中使用了直径 8 mm 的支架在三支血管内交叉放置，对于脾静脉和肠系膜上静脉是合适的，但对于门静脉主干可能偏小。术后 1 个月复查 CT 显示脾静脉与支架相接处"成角"，与 E-Luminexx™ 支架较硬有一定关系。以上情况提醒我们，一定要给予患者规范抗凝、密切复查，避免血栓形成导致支架闭塞。此种在不同直径血管内交叉放置支架，需要进一步探索支架的组合方式，包括支架的长度、直径及性能，减少血栓形成，提高疗效。

此患者脾静脉和肠系膜上静脉汇合部形态尚好，只是管径略细，如果裸支架远端置入汇合部，近端位于门静脉主干分叉部，支架只覆盖门静脉主干，手术方式更简单，支架对血管的影响更小，对血流的影响亦小，应该更合理。

（病例收集：周楚人　整理：罗骏阳）

病例 18　脾切除、肝移植术致 CTPV

【病例介绍】

1. 病史

患者男性，52 岁。主因"乙肝、肝硬化伴呕血 20 余年，肝移植术后 8 年，再发反复间断呕血 1 年"于 2017 - 03 - 27 入院。患者自诉 27 年前体检发现患有"乙型肝炎"，先给予"干扰素"及"中药"治疗，后改为口服抗乙肝病毒药物治疗（具体不详），超声检查提示肝硬化，伴门静脉高压，其后出现反复呕血及便血，给予药物及内镜下治疗。11 年前在当地医院行 TIPS 治疗，术后反复出现"肝性脑病"。8 年前在当地医院施行"肝移植术 + 脾切除术"，术后 5 年内无消化道出血或肝性脑病等症状，复查彩超提示门静脉狭窄。1 年前患者再次出现呕吐鲜血，量巨大，约 2000 mL，伴昏迷，于当地华西医院就诊并接受内镜套扎治疗，腹部 CT 显示门静脉闭塞、海绵样变。患者曾在当地医院试行 TIPS 手术，由于没有穿刺到门静脉致使手术未能成功。其后反复多次内镜套扎及硬化治疗，仍见重度食管胃底静脉曲张。由于反复套扎硬化治疗致使吞咽不畅。患者既往有"2 型糖尿病"史 10 余年，长期使用胰岛素控制血糖。有多次输血及血制品史。

2. 体格检查

神志清醒，对答切题，贫血貌，全身皮肤、巩膜无黄染，肝掌征阴性，未见蜘蛛痣，未见瘀点或瘀斑，颈静脉无怒张；腹部平坦，腹部见人字形陈旧性手术瘢痕，未见胃肠形或蠕动波，未见腹壁静脉曲张，腹壁柔软，无波动感，全腹无压痛或反跳痛，Murphy's 征阴性，肝肋下未触及，腹部移动性浊音阴性，双下肢无水肿。

3. 辅助检查

（1）实验室检查（2017 - 03 - 28）：白细胞 7.9×10^9 L^{-1}，红细胞 2.2×10^9 L^{-1}，血

红蛋白 79 g/L, 血小板 230×10^9 L^{-1}; 白蛋白 42.2 g/L, 谷草转氨酶 28 U/L, 谷丙转氨酶 24 U/L, 总胆红素 34.9 μmol/L, 直接胆红素 13.6 μmol/L, 胆碱酯酶 6246 U/L; 肌酐 50 μmol/L, 尿素氮 5.42 mmol/L; 凝血酶原时间 13.9 s, PT-INR 1.07; D-二聚体 0.75 μg/mL; 血同型半胱氨酸 9.2 μmol/L; 乙肝标志物 HBsAg（＋）, HBsAb（－）, HBeAg（－）, HBeAb（＋）, HBcAb（＋）; 丙型肝炎抗体阴性, 抗-HIV 阴性; 甲胎蛋白 2.1 ng/mL。

（2）CT 检查（2017-03-30）：①肝移植术后, 胆囊缺如, 脾脏切除术后；②门静脉闭塞、海绵样变；③肠系膜上静脉主干附壁血栓, 部分属支闭塞；④食管下段-胃底静脉重度曲张（图 5-102）。

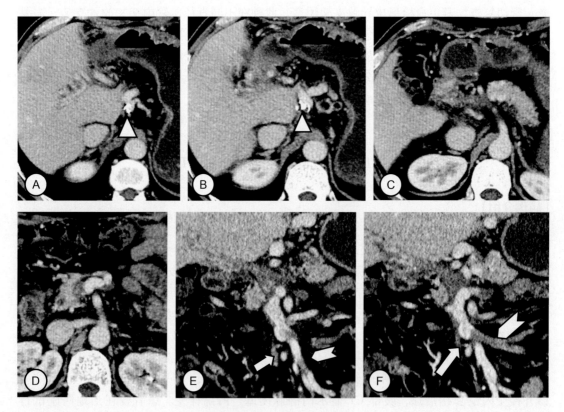

图 5-102　术前上腹部 CT

依图序显示：门静脉主干及分支未显示, 肝门区可见纤细 CTPV 血管; 空肠支（▷）部分显影、部分管腔内可见低密度充盈缺损影, 回结肠支闭塞萎缩（⇨）; 胃左静脉增粗迂曲, 其内可见金属弹簧圈影（△）; 脾脏缺如。

4. 术前诊断

慢性门静脉闭塞, 门静脉海绵样变（Ⅱd 型）; 门静脉高压症：食管胃底静脉曲张; 肠系膜上静脉血栓形成; 肝移植状态; 脾切除术后; 2 型糖尿病。

5. 术前肝功能评分

Child-Pugh 评分 6 分（A 级）, MELD 评分 9 分。

6. 手术经过

2017-03-31 完成 TIPS 手术, 步骤如下（图 5-103）：

（1）经左侧股动脉入路，以 5F Cobra 导管行肝动脉造影，显示肝动脉迂曲、聚拢，留置导管于肝动脉内定位。

（2）经右侧第 9 肋间腋中线穿刺 S5 门静脉分支，显示门静脉右支管径变细，形态基本正常，门静脉主干未显影。

（3）导管于肝门区造影可见大量 CTPV 血管向肝内回流，导丝导管技术反复尝试开通门静脉闭塞段未成功。

（4）将动脉内导管插入肠系膜上动脉造影，静脉期可见肠系膜上静脉部分属支显影，大量走行紊乱的丛状侧支血管向肝门区汇集，门静脉主干未显示。

（5）在肠系膜上动脉内导管间接定位下，在经皮经肝门静脉鞘管内以 RUPS-100 穿刺针穿刺肠系膜上静脉未能成功。改用 PTIPS 穿刺针边穿刺边推注对比剂，及时调整穿刺方向和深度，成功穿通闭塞的门静脉"真腔"至肠系膜上静脉近心端部位，经穿刺针推注对比剂可见胃左静脉显影。

（6）经穿刺针引入 0.018 in 导丝于肠系膜上静脉内，交换导管行肠系膜上静脉造影，显示肠系膜上静脉主干基本通畅，对比剂主要流向粗大胃左静脉，CTPV 血管纤细。以直径 5 mm 球囊扩张门静脉闭塞段，并保留球囊于门静脉内作为穿刺定位标识。

（7）经右侧颈内静脉置入 RUPS-100 于下腔静脉窝测量分流前中心静脉压为 5 mmHg。RUPS-100 穿刺针经肝静脉穿刺门静脉内留置的球囊，交换导丝导管进入肠系膜上静脉，测得分流前肠系膜上静脉压力为 33 mmHg。以直径 6 mm 球囊扩张穿刺分流道。

（8）在肠系膜上静脉至下腔静脉分流道内由远及近依次重叠植入 8 mm×8 cm/2 cm VIATORR® 支架及 8 mm×10 cm VIABAHN® 支架各 1 枚，并用直径 8 mm 球囊扩张支架。测量分流后肠系膜上静脉压力为 17 mmHg、中心静脉压力为 5 mmHg，PPG 由分流前 28 mmHg 降至分流后 12 mmHg。肠系膜上静脉造影提示支架分流道通畅，侧支血管未显影。

（9）以组织胶栓塞经肝穿刺道，肝动脉造影排除肝脏出血后结束手术。

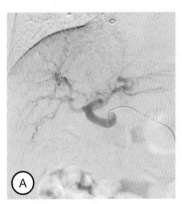 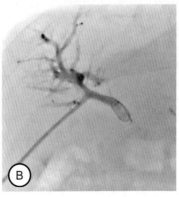 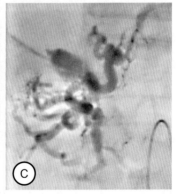

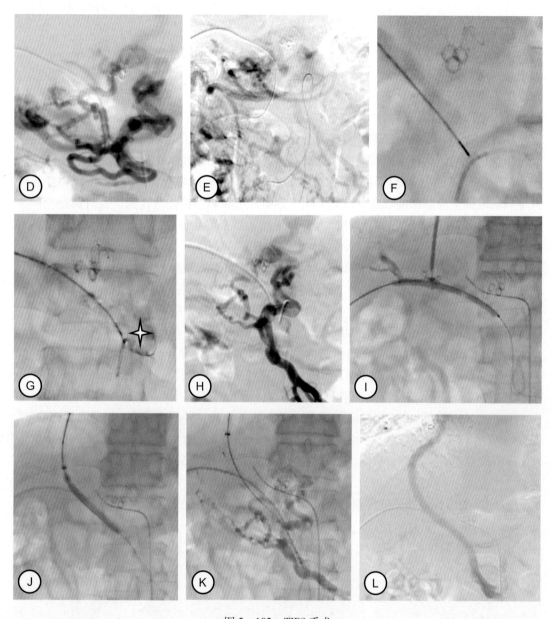

图 5 – 102　TIPS 手术

A：肝动脉造影显示移植肝动脉增粗、迂曲，可见既往介入手术中使用的弹簧圈影；B：经皮经肝穿刺肝右叶门静脉分支，显示门静脉右前分支形态基本正常，管径变细；C、D：导丝导管技术未能开通闭塞的门静脉，导管内推注对比剂未见正常门静脉主干显影，CTPV 血管、肠系膜上静脉及胃左静脉显影；E：肠系膜上动脉造影静脉期可见肠系膜上静脉显影，以空肠支为主，门静脉主干未显影，肝门区大量紊乱的丛状侧支血管影；F：在经皮经肝门静脉鞘管内以 RUPS-100 穿刺针穿刺肠系膜上静脉未能成功；G：改用 PTIPS 穿刺针由经皮经肝鞘管内经闭塞的门静脉向肠系膜上静脉近心端穿刺，经穿刺针推注对比剂可见胃左静脉显影（✧）；H：开通闭塞的门静脉后插入导管至肠系膜上静脉造影，空肠支内可见充盈缺损影，粗大胃左静脉及胃底、食管支显影，CTPV 血管纤细；I：以 RUPS-100 穿刺针由肝静脉穿刺门静脉内留置的球囊，可见球囊内对比剂外溢；J：以球囊扩张肝内穿刺分流道；K：在经肝鞘管内导管"冒烟"定位下，在分流道内植入支架；L：植入支架后肠系膜上静脉造影显示支架分流道全程显影，胃左静脉及肝门区侧支血管未显影。

7. 术后处理

术后常规处理，第 2 天开始口服利伐沙班 10 mg q. d. 抗凝治疗，术后第 5 天复查肝功能等各项指标基本正常，一般情况良好出院，并长期口服利伐沙班 10 mg q. d. 抗凝治疗。

8. 随访结果

患者术后于当地医院复诊，肝功能等各项指标基本正常，一般情况良好，术后 2 年半（2019 - 09 - 29）在当地医院复查上腹部 CT 提示：支架分流道通畅，食管胃底曲张静脉消失（图 5 - 104）。

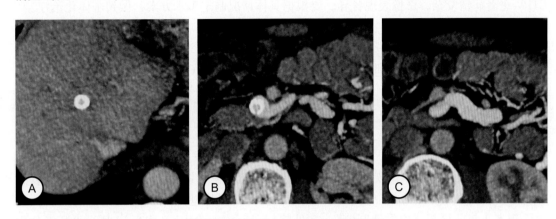

图 5 - 104 术后 2 年半复查上腹部 CT

依图序显示：支架内对比充盈良好，未见充盈缺损，支架远端肠系膜上静脉空肠支充盈良好，未见充盈缺损影。

现已随访 3 年，患者未发生消化道出血等门静脉高压症状，亦无显性肝性脑病，一般情况良好，继续随访中。

【病例小结】

患者为中年男性，有肝移植、脾切除术史，门静脉闭塞、海绵样变考虑为手术的并发症。

患者门静脉系统闭塞范围局限于门静脉主干，肝外门静脉呈条索纤维化，符合肝移植术后门静脉慢性闭塞的特征。肠系膜上静脉主干通畅，但有附壁血栓形成；部分空肠支血栓形成，管腔尚在；回结肠支闭塞萎缩。以上特点说明血栓形成的时间各异，新旧不等，与患者多次呕血、反复药物止血有密切的关系。虽然患者病程较长，但在肝门区形成的 CTPV 血管纤细，更多向胃左静脉引流，导致患者反复出现静脉曲张破裂出血。此情况与患者术后出现门静脉狭窄、闭塞未能及时处理有关，以致形成门静脉闭锁、海绵样变，增加了治疗难度。门静脉高压→消化道出血→药物、内镜止血→PVT→加重门静脉高压，如此恶性循环，使门静脉系统血栓闭塞范围增大。故推荐该类患者要在术后病情早期处理门静脉血栓、狭窄并发症，保障门静脉主干的通畅，增加入肝血流。

开通闭塞的门静脉是 TIPS 治疗 CTPV 的技术重点及难点，本例患者在使用导丝导管技术开通门静脉失败后，以 RUPS-100 穿刺针又未能穿刺到肠系膜上静脉，主要原因为 RUPS-100 穿刺针不够锋利、不能精细调整穿刺角度，而且为实心针，不能实时推注对比剂了解穿刺针的位置。使用 PTIPS 穿刺针后，通过边进针边"冒烟"，实时调整穿刺方向和位置，准确穿刺到肠系膜上静脉理想部位，顺利开通闭塞的门静脉并完成 TIPS 术。经门静脉腔内穿刺技术虽然难度高、风险大，但可以提高手术成功率，使患者受益。

此例患者与前一例患者皆为肝移植术后门静脉闭塞、CTPV，病情类似，处理方法却不同。前一例患者病史较短，没有发生门静脉高压症状，闭塞范围更局限，肝内门静脉分支管径略细、形态基本正常，因此予以门静脉支架成形术即达到治疗目的。此例患者病史久、反复发生静脉曲张破裂出血、门静脉闭塞段长、肠系膜上静脉多发血栓形成，肝内门静脉分支萎缩变细显示不清，因此采用 TIPS 手术彻底缓解门静脉高压症状更为合理。CTPV 患者病情复杂，影像表现各异，要根据具体情况制定手术方案，做到个体化治疗。

（整理：王皓帆）

病例 19　门静脉癌栓消融术致 CTPV

【病例介绍】

1. 病史

患者女性，65 岁。主因"反复呕血、黑便 2 月余，再发 1 周"于 2017 – 06 – 28 入院。患者 2 个月前无明显诱因出现反复呕血、黑便，当地医院胃镜示食管胃底静脉曲张破裂出血，予内科止血治疗后好转，曾行 TIPS 未能成功。1 周前患者再发呕血、伴黑便转入我院。患者 3 年前诊断"原发性肝癌"，在外院行"肝癌切除术"，术后病理示"肝未分化癌"，后因肿瘤复发对肝内复发灶及门静脉癌栓施行多次"消融术"。患者既往有慢性乙型肝炎病史多年，近 3 年来口服"恩替卡韦"抗病毒治疗。顺产 1 子 1 女。

2. 体格检查

神志清醒，对答切题，贫血貌，全身皮肤、巩膜无黄染，肝掌征阴性，未见蜘蛛痣，未见瘀点或瘀斑，颈静脉无怒张；腹部平坦，右上腹见长约 10 cm 陈旧性手术瘢痕，未见胃肠形或蠕动波，未见腹壁静脉曲张，腹壁柔软，无波动感，全腹无压痛或反跳痛，Murphy's 征阴性，肝肋下未触及，脾肋下 4 cm 可触及，质韧，边缘钝，腹部移动性浊音阴性，双下肢无水肿。

3. 辅助检查

（1）实验室检查（2017 – 06 – 29）：白细胞 $1.04 \times 10^9\ L^{-1}$，红细胞 $2.09 \times 10^9\ L^{-1}$，血红蛋白 69 g/L，血小板 $42 \times 10^9\ L^{-1}$；白蛋白 27.6 g/L，谷草转氨酶 30 U/L，谷丙转氨酶 7 U/L，总胆红素 26.2 μmol/L，直接胆红素 15.5 μmol/L，胆碱酯酶 2533 U/L；肌酐 46 μmol/L，尿素氮 1.59 mmol/L；凝血酶原时间 19.1 s，PT-INR 1.57，D – 二聚体 2.7 μg/mL；乙肝标志物 HBsAg（＋），HBsAb（－），HBeAg（－），HBeAb（＋），HBcAb（＋）；丙型肝炎抗体阴性，抗 – HIV 阴性；甲胎蛋白 1.2 ng/mL。

（2）CT 检查（2017 – 06 – 29）：①肝恶性肿瘤综合治疗后，未见肿瘤残留或复发征象；②门静脉血栓形成闭塞，门静脉海绵样变；③肝硬化，脾大，食管胃底静脉重度曲张（图 5 – 105）。

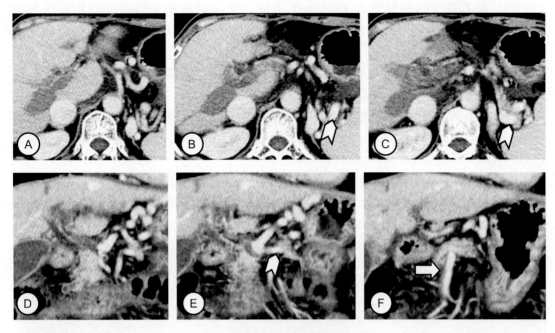

图 5 – 105　术前上腹部 CT

依图序显示：胃左静脉曲张；门静脉主干及分支走行区呈低密度影，无强化，周围见少量 CTPV 血管影；肠系膜上静脉（⇨）及脾静脉（▷）显影良好，肠系膜上静脉伴附壁低密度血栓影；胆总管轻度扩张。

4. 术前诊断

慢性门静脉闭塞，门静脉海绵样变（Ⅱa 型）；乙型肝炎后肝硬化失代偿期，门静脉高压症：食管胃底静脉曲张，脾功能亢进；肝恶性肿瘤治疗后。

5. 术前肝功能评分

Child-Pugh 评分 8 分（B 级），MELD 评分 16 分。

6. 手术经过

2017 – 07 – 03 完成 TIPS 手术，步骤如下（图 5 – 106）：

（1）经右侧股动脉入路，以 5F Cobra 导管依次行肠系膜上动脉及肝动脉造影，各期图像显示：肠系膜上静脉通畅，门静脉未显影，胃左静脉曲张，肝动脉走行分布基本正常，未见明确肿瘤染色。留置导管于肝右动脉定位。

（2）以 22 G Chiba 针经皮经肝反复尝试穿刺门静脉失败。

（3）将肝动脉内导管插入脾动脉造影，静脉期显示脾脏阴影增大，对比剂主要经胃底静脉丛、胃 – 肾分流道回流。以 22 G Chiba 针穿刺脾静脉后置入 5F 鞘管，脾静脉造影显示对比剂经粗大的胃 – 肾分流道回流。导管置入肠系膜上静脉造影，可见胃左静脉曲张，对比剂通过粗大胃 – 肾分流道回流。测量分流前脾静脉压力为 30 mmHg。穿刺脾静脉的过程中可见对比剂外溢至脾包膜下并滞留，患者生命体征稳定，动脉造影未见对比剂外溢，继续手术。

（4）经脾静脉途径以导丝导管技术成功通过闭塞的门静脉主干"真腔"进入肝内，以直径 6 mm 球囊扩张门静脉主干并保留球囊定位。

（5）经右侧颈内静脉置入 RUPS-100 于下腔静脉窝测量分流前中心静脉压力为 8 mmHg。穿刺针经肝静脉穿刺门静脉内留置的球囊，插入工作导丝使其沿门静脉主干 "真腔"进入肠系膜上静脉。

（6）以沿工作导丝直径 6 mm 球囊扩张肝内穿刺道并将鞘管推进至门静脉主干，超选择插入导管至胃左静脉并以弹簧圈栓塞。

（7）在分流道内由近及远依次重叠植入 8 mm × 8 cm/2 cm VIATORR® 支架及 8 mm × 10 cm E-Luminexx™ 支架各 1 枚，支架近心端延伸至下腔静脉，远端至脾静脉与肠系膜上静脉汇合部，并以直径 6 mm 球囊扩张支架。

（8）肠系膜上静脉造影显示支架分流道通畅，侧支血管未显影。测量分流后脾静脉及中心静脉压力分别为 19 mmHg 及 12 mmHg，患者 PPG 由分流前 22 mmHg 降至分流后 7 mmHg。以组织胶栓塞经肝及经脾穿刺道，肝动脉及脾动脉造影排除穿刺出血，患者生命体征稳定，结束手术。

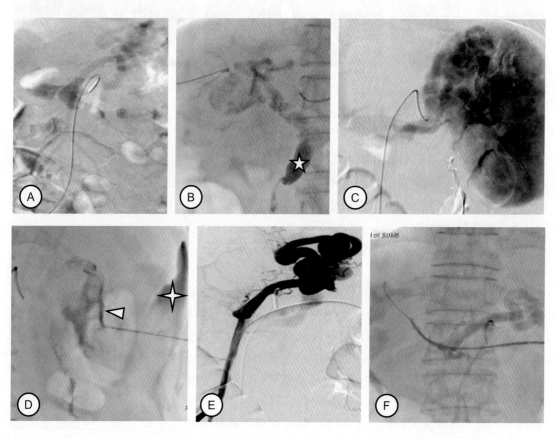

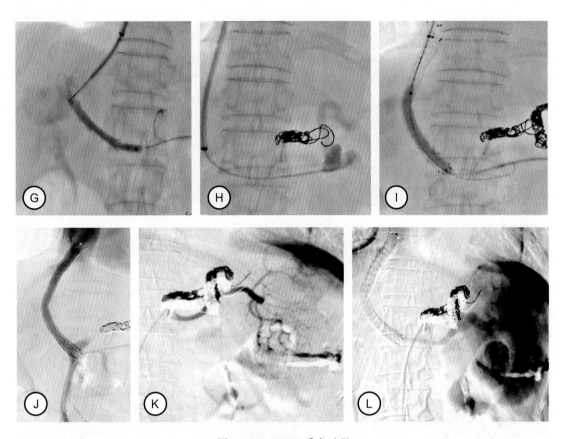

图 5 - 106　TIPS 手术过程

A：间接门静脉造影可见肠系膜上静脉及曲张胃左静脉显影，门静脉未显影；B：经皮经肝穿刺门静脉分支失败，可见胆道显影（☆）；C：经脾动脉造影静脉期见胃短静脉、胃 - 肾分流道及下腔静脉显影；D：经皮穿刺脾脏下极静脉分支（△），脾包膜下可见对比剂滞留（◇）；E：肠系膜上静脉造影显示其主干及属支充盈良好，胃左静脉逆显影，在胃底部呈瘤样扭曲，可见胃 - 肾分流道显影，纤细 CTPV 血管显影；F：经脾静脉途径导管导丝配合进入闭塞段门静脉，导管"冒烟"显示曲张的胃左静脉；G：以球囊扩张门静脉闭塞段，以 RUPS-100 穿刺针由肝静脉穿刺门静脉内留置的球囊；H：以弹簧圈栓塞曲张的胃左静脉后导管置入胃后静脉造影，显示胃后静脉曲张（以弹簧圈栓塞）；I：在分流道内植入支架并以球囊扩张；J：肠系膜上静脉造影显示分流道充盈良好，胃周曲张血管未显影；K、L：脾动脉造影未见对比剂外溢及滞留，脾静脉及支架分流道显影，胃底静脉从未显影。

7. 术后处理

术后患者反复低热、腹痛，合并肝区皮肤穿刺口渗血，凝血酶原时间在 30 s 左右，未予抗凝治疗，给予护肝、抗感染、输注血制品等治疗。术后 1 周复查血常规提示白细胞 $8.46 \times 10^9 L^{-1}$，红细胞 $1.94 \times 10^9 L^{-1}$，血红蛋白 56 g/L，血小板 $70 \times 10^9 L^{-1}$；腹部彩超提示脾窝内混杂回声团，不除外血肿。当天（2017 - 07 - 11）进一步复查上腹部 CT 提示：考虑脾脏出血、血肿形成；TIPS 术后改变，支架通畅（图 5 - 107）。

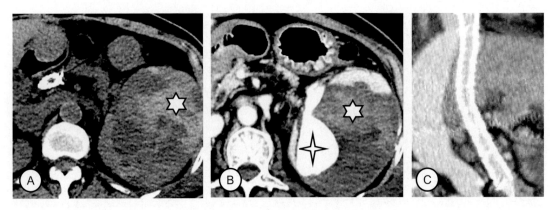

图 5 - 107　术后 1 周上腹部 CT

A、B：分别为平扫及增强动脉期，平扫显示脾区密度不均匀，其内见片状高密度影（六角星，为凝固的血液）；增强后呈局限性高密度影（✧），与动脉密度一致。C：支架重建显示其内对比剂充盈良好。

遂急诊行脾脏出血动脉栓塞术（图 5 - 108）。栓塞术后第 8 天，患者病情稳定，复查血常规提示血红蛋白稳定在 70 g/L 左右，凝血酶原时间在 20 s 左右，余肝功能等各项指标恢复至基线状态，一般情况良好出院。出院后未予抗凝治疗。

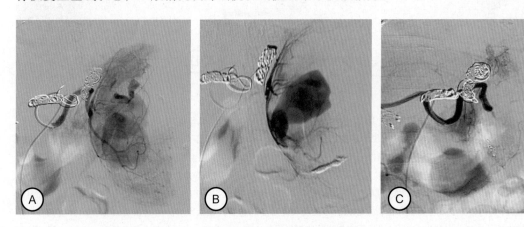

图 5 - 108　栓塞脾脏出血过程

A、B：脾动脉造影可见局部团片状对比剂滞留，脾脏外带染色缺失。C：以粒径 350～560 μm 明胶海绵颗粒及弹簧圈栓塞后造影未见对比剂外溢滞留，脾动脉呈盲端，分支未显影，脾区染色缺失。

8. 随访结果

患者术后一般情况良好，无门脉高压症状，无显性肝性脑病。术后 15 个月因身目黄染外院 CT 提示肝内肿瘤复发，合并胆道扩张，于术后第 17 个月（2018 - 11 - 26）来我院行胆道支架植入术（图 5 - 109）。

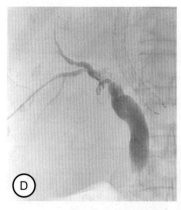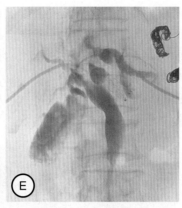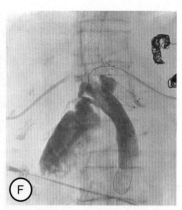

图 5-109　术后 17 个月胆道造影并支架植入

A：经皮穿刺右肝内胆管造影显示右肝胆管轻度扩张，胆总管中度扩张；B：穿刺左肝内胆管造影显示左肝胆管中度扩张；C：在左右两侧胆管狭窄部位分别植入 1 枚 8 mm×6 cm 和 8 mm×8 cm 胆道支架。

患者术后在当地医院复查，由于肝功能持续恶化，22 个月后因肝功能衰竭病逝。生存期间分流道保持通畅，未发生门脉高压症状。

【病例小结】

患者为老年女性，有乙肝病史，患有"肝恶性肿瘤、门静脉癌栓"，曾行手术切除，并多次对复发肿瘤及门静脉癌栓给予射频消融治疗。肿瘤侵犯门静脉和门静脉癌栓消融术后反应可能是此患者 CTPV 的主要原因。患者主要的临床症状为食管胃底静脉曲张引起的反复消化道出血，由于术前一般情况良好，肿瘤处于稳定状态，具有 TIPS 的指征。

本例经皮经肝途径开通闭塞的门静脉未能成功，最终采用经脾途径开通门静脉完成 TIPS 治疗。对于拥有通畅脾静脉的患者，当经肝途径逆行开通闭塞的门静脉失败时，采用经脾途径顺行开通不失为有效的替代方法。但是因为脾脏质地松脆、包裹能力差，如果在穿刺的过程中损伤脾脏血管，容易引起严重的出血并发症，尤其是损伤脾门区的血管，将引起致命性的出血。有时穿刺损伤的血管暂时形成血栓没有活动性出血，如果血栓不牢固或者术毕对出血血管栓塞不完全，患者术后抗凝治疗或凝血功能差亦会诱发出血。为避免穿刺出血的并发症，建议经验不丰富的操作者在超声定位下穿刺脾脏，术后一定要牢固栓塞穿刺道，并延缓抗凝治疗的时间以降低即刻和迟发的出血风险。此例术中（图 5-106D）发现脾包膜下对比剂外溢，已经有出血的征象，由于出血量不大，而且术毕使用组织胶栓塞穿刺道，复查脾动脉造影亦未见出血征象，患者生命体征稳定，提示出血已经停止，但术后 1 周仍发生脾脏内出血。此种情况可能与术中未能栓塞所有穿刺损伤的血管有直接的关系。提醒我们经脏器的穿刺诊疗看似简单，但只有掌握扎实的基本功和提升综合诊治能力，才能最大限度地保证医疗安全，即使发生意外也能从容应对。

与手术相关的穿刺出血往往多来自动脉血管的损伤，一旦确定或者可疑，立即施行动脉造影及出血动脉栓塞术，这是止血最快、最直接、最实用的抢救措施，尽量不要等到外科干预，否则有可能丧失抢救的机会。

开通闭塞的门静脉是 CTPV 患者 TIPS 术中技术难点，该患者术中经皮经肝穿刺到门静脉管腔内的栓子，但因为栓子坚硬，导管导丝不能"挤过"栓子进入门静脉主干，后期我们又遇见1例类似的患者（图5-110），门静脉内的栓子非常坚韧，通过常规TIPS途径极其艰难地成功开通闭塞的门静脉（图5-111）。现在回想，此患者使用常规TIPS技术直接穿刺门静脉内的栓子也有可能成功打通闭塞的门静脉，从而避免了穿刺脾脏出血的风险。在术前准备充分、安全措施到位的情况下，可尝试多种手术方式，尽量以最简捷的方法完成手术，减少对患者的创伤，提高手术的成功率。

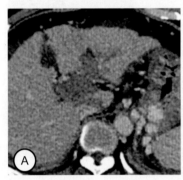 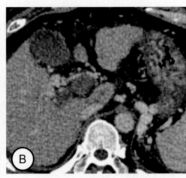 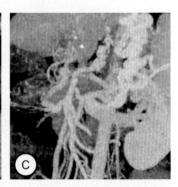

图5-110 术前CT

患者男性53岁，因"腹胀、呕血3个月"诊断为：乙肝肝硬化，PVT、CTPV（Ⅱa型），门静脉高压症，食管胃底静脉曲张出血，腹水，脾大。患者术前CT显示：肝硬化表现，边缘凹凸不平，肝裂增宽，腹腔内可见水样密度影；门静脉管腔内充满低密度影，管径无变细；肝门区纤细CTPV血管影，肠系膜上静脉及脾静脉通畅，胰十二指肠静脉曲张、胃左静脉曲张，胃-肾分流。

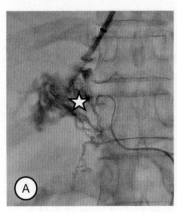 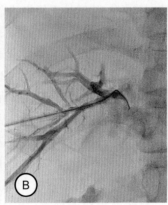 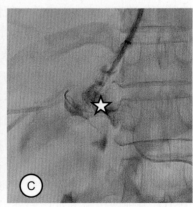

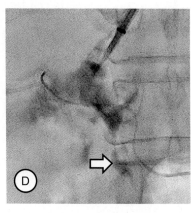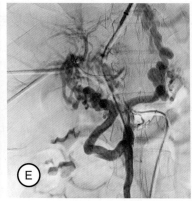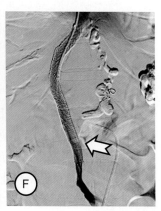

图 5 - 111　TIPS 手术过程

　　A：在肝动脉导管定位下，RUPS-100 由门静脉穿刺门静脉，推注对比剂显示门静脉"管腔"内的充盈缺损影（☆），反复尝试，导管导丝未能通过栓子进入门静脉远端；B：分别经两个不同的穿刺路径经皮经肝穿刺肝内门静脉分支，推注对比剂显示肝内门静脉形态基本正常，管径变细，门静脉右干及主干未显影，反复尝试，导管导丝无法开通闭塞的门静脉；C：更换肝静脉穿刺点由肝静脉穿刺门静脉左支，推注对比剂显示门静脉"管腔"显影（☆）；D：导丝导管技术反复尝试开通闭塞的门静脉，推注对比剂可见远端门静脉管腔内对比剂充盈（➡）；E：开通闭塞的门静脉后行肠系膜上静脉造影，见其显影良好，粗大胰十二指肠前静脉延续为胆管旁静脉丛，并与肝内门静脉分支沟通，曲张的胃左静脉逆显影；F：在分流道植入支架后肠系膜上静脉造影显示支架分流道通畅，可见脾静脉层流征象（➡），侧支血管未显影，胃左静脉已用弹簧圈及组织胶栓塞。

　　单纯的门静脉癌栓以及急性、亚急性血栓皆为相对松脆的组织，CT 图像上能显示门静脉管腔轮廓和腔内栓子影。此种情况下如果穿刺到管腔，推注对比剂能使门静脉内潜在的腔隙显影，理论上经皮经肝或者经 TIPS 途径直接穿刺开通栓子完成手术是比较容易的，但实际情况往往并非如此。因此，PVT、CTPV 患者的病情复杂，术前要做好充分的准备，否则易致手术的失败。

（病例收集：朱多、吴平　整理：罗骏阳）

四、肿瘤

　　主要见于原发性肝脏恶性肿瘤、胰头肿瘤及胃肠恶性肿瘤肝门区淋巴结转移，病变对门静脉的侵犯或压迫，是引起门静脉血栓、CTPV 的重要因素。恶性肿瘤的高凝状态也是诱因之一。对于此类患者，介入治疗的价值在于缓解门静脉高压后，使肿瘤获得治疗的机会，以取得更好的预后。

病例20　原发性肝癌、门静脉癌栓致 CTPV

【病例介绍】

1. 病史

患者男性，51 岁。主因"反复呕血、黑便 4 年，再发 1 周"于 2017 – 07 – 25 入院。患者 4 年前因黑便在当地医院诊断为"胃底静脉曲张破裂出血"，并施行"内镜下硬化剂注射"治疗，后又多次出现呕血、黑便症状给予内镜及保守治疗。1 周前患者再发呕血，量约为 1000 mL，经内科止血治疗后出血停止。患者发现乙肝 20 余年，近 4 年来口服"恩替卡韦"抗病毒治疗。无腹部感染及外科手术史，未到过疫区。

2. 体格检查

神志清醒，对答切题，贫血貌，全身皮肤、巩膜无黄染，肝掌征阳性，可见蜘蛛痣，未见瘀点或瘀斑，颈静脉无怒张；腹部平坦，未见胃肠形或蠕动波，未见腹壁静脉曲张，腹壁柔软，无波动感，全腹无压痛或反跳痛，Murphy's 征阴性，肝肋下未触及，脾肋下 3 cm 可触及，质韧，边缘钝，移动性浊音阴性；双下肢无凹陷性水肿。

3. 辅助检查

（1）实验室检查（2017 – 07 – 26）：白细胞 2.34×10^9 L^{-1}，红细胞 2.15×10^9 L^{-1}，血红蛋白 87 g/L，血小板 54×10^9 L^{-1}；谷草转氨酶 35 U/L，谷丙转氨酶 19 U/L，白蛋白 43.3 g/L，总胆红素 23.1 μmol/L，直接胆红素 9.5 μmol/L，胆碱酯酶 7604 U/L；凝血酶原时间 15.4 s，PT-INR 1.15；D – 二聚体 1.83 μg/mL；血同型半胱氨酸 6.2 μmol/L；尿素氮 4.2 mmol/L，肌酐 59 μmol/L；乙肝标志物 HBsAg（+），HBsAb（–），HBeAg（–），HBeAb（+），HBcAb（+）；丙型肝炎抗体阴性，抗 – HIV 阴性；甲胎蛋白 2450 ng/mL。

（2）CT 检查（2017 – 07 – 27）：①S4 肝癌，门静脉左右支及主干栓子，门静脉海绵样变；②肝硬化，食管胃底静脉曲张，脾大（图 5 – 112）。

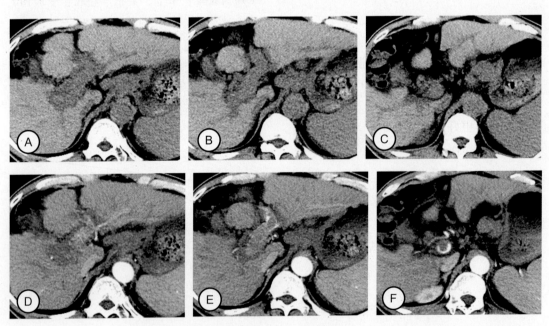

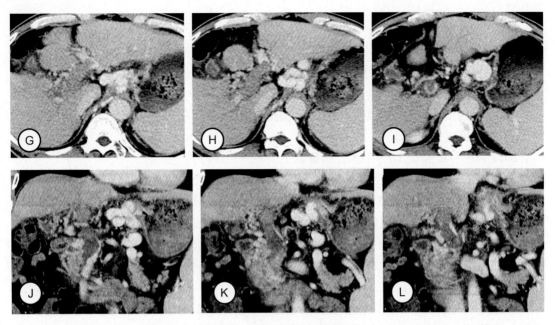

图 5 - 112　术前上腹部 CT

　　A～C、D～F、G～I 分别为同一层面平扫、动脉期、门静脉期图像，J～L 为冠状面重建图像。依图序显示：肝脏表面凹凸不平，左右叶比例失调，脾脏增大。A～I 对照显示：S4 段可见直径约 2 cm 的结节灶，平扫呈等密度，动脉期呈稍高密度，门静脉期呈等密度；与病灶相邻的门静脉左支矢状部动脉期轻度强化、门静脉期呈低密度；门静脉主干呈低密度并一直延伸至肠系膜上静脉，管径基本正常（无萎缩）；肝门区少量纤细 CTPV 血管影，肝内门静脉分支可见对比剂充盈，肠系膜上静脉部分充盈，胃左静脉曲张。

　　（3）MR 检查（2017 - 07 - 29）：①S4 肝癌，门静脉左右分支及主干癌栓形成，门静脉海绵样变；②肝硬化，食管胃底静脉曲张，脾大（图 5 - 113）。

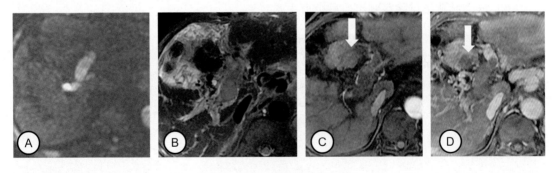

图 5 - 113　术前上腹部 MR

　　A～D：分别为同一层面 DWI、T2WI、T1WI 增强扫描动脉期，T1WI 增强扫描静脉期图像。图序显示：肝脏体积缩小，表面凹凸不平，肝叶比例失调，肝裂增宽。S4 段可见一结节影（⇨），边界欠清，增强扫描动脉期可见强化，延迟期强化减退，肝细胞特异期呈低信号。门静脉主干增宽，肠系膜上静脉、门静脉主干及左右支内可见多发充盈缺损影，DWI、T2WI 呈高信号，增强扫描动脉期可见强化。肝门部可见多发迂曲血管影。食管下段、胃周静脉及脾静脉迂曲。

　　（4）胃镜检查（2017 - 07 - 27）：食管、胃底静脉重度曲张，红色征（＋）；门静脉高压性胃病。

4. 术前诊断

肝癌，门静脉癌栓，门静脉海绵样变（Ⅱa 型）；乙肝肝硬化失代偿期，门静脉高压症：食管胃底静脉曲张破裂出血，脾功能亢进。

5. 术前肝功能评分

Child-Pugh 评分 5 分（A 级），MELD 评分 10 分。

6. 手术经过

2017–08–02 完成 TIPS 手术，步骤如下（图 5–114）：

（1）经右侧股动脉入路，以 5F Cobra 导管依次行肠系膜上动脉和肝动脉造影，各期图像可见：肠系膜上静脉显影，肝门区浅淡 CTPV 血管显影，门静脉主干未显影；门静脉左支于动脉期显影，S4 可见异常染色，由肝中动脉供血。留置导管于肝右动脉定位。

（2）经右侧颈内静脉置入 RUPS-100 于肝段下腔静脉，测量分流前中心静脉压力为 8 mmHg。穿刺针经肝静脉穿刺门静脉右支，手推对比剂造影可见门静脉主干"管腔"显影，部分对比剂滞留。

（3）导丝导管技术通过门静脉管腔内的栓子，分别行肠系膜上静脉及脾静脉造影，肠系膜上静脉近心端见充盈缺损，脾静脉血流尚通畅，门静脉主干线样显影，周围 CTPV 血管与肝内门静脉分支沟通，胃左静脉重度曲张。测量分流前脾静脉压力为 38 mmHg。

（4）以直径 6 mm 球囊扩张肝内穿刺分流道及门静脉栓子，将 RUPS-100 鞘管引入门静脉主干，将导管插入胃左静脉内并以弹簧圈联合组织胶栓塞。

（5）自脾静脉起在分流道内依次重叠植入 8 mm × 8 cm/2 cm VIATORR® 支架和 8 mm × 10 cm VIABAHN® 支架各 1 枚，并以直径 8 mm 球囊扩张支架。测量分流后脾静脉及中心静脉压力分别为 21 mmHg 及 10 mmHg，患者 PPG 由分流前 30 mmHg 降至分流后 11 mmHg。脾静脉造影显示脾静脉及分流道通畅，曲张血管消失。

（6）肝动脉造影排除穿刺出血后结束手术。

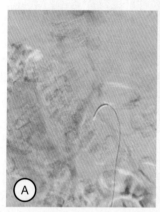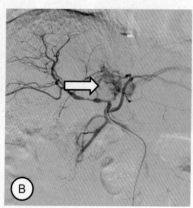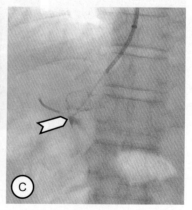

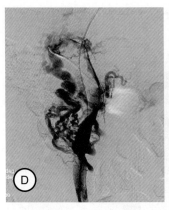
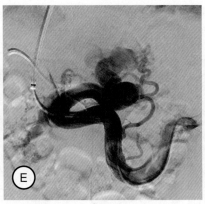
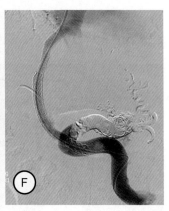

图 5-114 TIPS 手术

A：经肠系膜上动脉间接门静脉造影，肠系膜上静脉间断轻度狭窄，门静脉主干未显影，肝门区 CTPV 血管浅淡显影；B：肝动脉造影显示 S4 部位结节状异常染色（⇨），边缘不清，密度不均匀，供血动脉为肝中动脉，门静脉左支提前显影；C：RUPS-100 穿刺针由肝静脉穿刺门静脉，推注对比剂可见门静脉"管腔"显影（▷），对比剂滞留；D：置入导管至肠系膜上静脉造影，显示门静脉主干及肠系膜上静脉近心段充盈缺损，胰十二指肠后静脉延续为肝门区 CTPV 血管显影，门静脉主干线样显影；E：脾静脉造影显示脾静脉曲张，未见充盈缺损，粗大迂曲的胃左静脉显影；F：以弹簧圈＋组织胶栓塞曲张的胃左静脉、在分流道内植入支架后脾静脉造影，显示支架分流道对比剂充盈良好，曲张静脉未显影。

7. 术后处理

术后常规处理，第 2 天开始口服利伐沙班 10 mg b. i. d. 抗凝治疗，1 周复查肝功能等指标基本正常，患者一般情况良好出院。出院后开始口服索拉非尼 0.4 g b. i. d. 靶向抗肿瘤治疗，并长期口服利伐沙班抗凝治疗。

8. 随访结果

术后按计划随诊，1 个月后（2017-08-30）复查甲胎蛋白为 538.7 ng/mL，较治疗前（2450 ng/mL）明显下降。复查上腹部 CT 提示 S4 结节及门静脉癌栓强化消失，TIPS 分流道通畅。2017-09-05 肝动脉造影显示肿瘤染色消失（图 5-115）。其后继续口服抗凝、抗乙肝病毒及靶向抗肿瘤治疗至今。术后 3 个月复查甲胎蛋白降至正常。

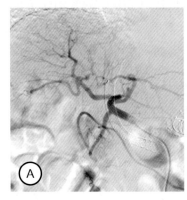
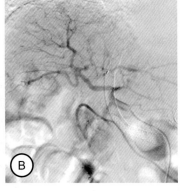
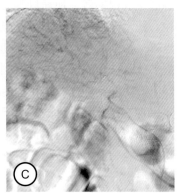

图 5-115 术后 1 个月复查 DSA

原 S4 结节状染色灶消失，未见门静脉左支早显。

术后 2 年（2019 - 08 - 14）复查上腹部 CT 提示分流道通畅、肿瘤缩小、癌栓坏死萎缩（图 5 - 116），彩超示支架内血流 v_{max} 为 115 cm/s。

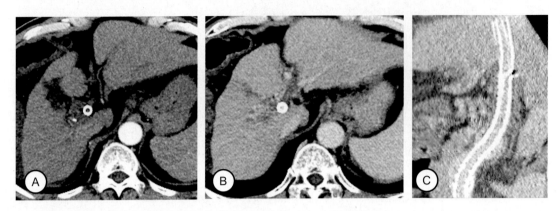

图 5 - 116　术后 2 年上腹部 CT

依图序显示：肝硬化、萎缩较前加重；原肝 S4 结节灶缩小，未见强化；门静脉管腔萎缩变细，其内仍见低密度栓子影，增强扫描未见强化；TIPS 分流道显影良好。

实验室检查（2019 - 12 - 30）：白细胞 $3.98 \times 10^9 L^{-1}$，红细胞 $3.23 \times 10^9 L^{-1}$，血红蛋白 106 g/L，血小板 $40 \times 10^9 L^{-1}$；谷草转氨酶 46 U/L，谷丙转氨酶 23 U/L，白蛋白 36.0 g/L，总胆红素 43.5 μmol/L，直接胆红素 18.9 μmol/L，胆碱酯酶 4547 U/L；凝血酶原时间 17.7 s，PT-INR 1.48；血浆氨 36.7 μmol/L；甲胎蛋白 2.61ng/mL。患者一般情况良好，未再发生门静脉高压症状，亦无显性肝性脑病，继续随访中。

【病例小结】

患者为中年男性，既往有乙肝病史，因"反复呕血、黑便"入院，入院检查甲胎蛋白明显升高，上腹部 CT 及 MR 均提示 S4 肿瘤结节灶、门静脉管腔内癌栓形成、CTPV、食管胃底静脉曲张。因此肝癌致门静脉癌栓、CTPV 及门静脉高压症诊断成立。

门静脉癌栓是影响肝癌患者预后的重要不良因素。一方面门静脉癌栓可引起肿瘤沿门静脉在肝内播散，加速肿瘤进展；另一方面门静脉癌栓引起门静脉高压，导致消化道出血、腹水等临床症状，危及患者生命。目前针对门静脉癌栓导致的门静脉高压症的治疗观点不一，因为大部分患者预期寿命不长，大多数学者建议内科保守治疗。由于 TIPS 手术能有效降低门静脉压力、控制消化道出血，为患者后续接受抗肿瘤治疗提供机会。因此，对于肝功能良好，肝硬化程度不重，肿瘤局限在一个肝叶且范围未超过 50% 肝脏体积的肝癌患者，在条件许可的情况下，我们建议积极 TIPS 治疗。因为门静脉腔内的癌栓为活的肿瘤组织，其在腔内生长会导致门静脉管腔扩大，所以此类 CTPV 患者通过常规 TIPS 方式直接穿刺开通门静脉并不困难，大部分手术可以顺利完成。动脉内导管定位既能预防术中穿刺损伤肝动脉，又能间接标记门静脉的位置，起到双重作用。在不影响门静脉系统主要属支血液循环的前提下，建议分流道全程采用覆膜支架，能有效阻止癌栓长入支架内阻塞分流道。

随着医疗技术的不断进步，目前针对晚期肝癌的治疗手段越来越多，介入微创治疗、分子靶向治疗、免疫治疗、放射治疗等，部分患者经过综合治疗可以达到满意的疗效。此病例术前检查提示 S4 肝癌合并门静脉广泛癌栓，在采用 TIPS 手术控制消化道出血后，患者单纯口服分子靶向药物治疗（索拉非尼）就使甲胎蛋白降至正常，腹部 CT 显示病灶坏死缩小，癌栓亦完全坏死，分流道通畅，现已随访 2 年余，患者无任何临床症状，达到完全缓解。

在临床工作中，我们更多采取 TIPS + TACE 联合靶向治疗的方案治疗类似的患者。通过积极的治疗，大多数患者能达到控制症状、延长生存期的预期效果，体现了 TIPS 的价值。

（整理：李名安）

五、特发性

对于无肝炎、酒精肝、腹腔感染及腹部手术等可追溯到的常见引起 PVT、CTPV 病因的患者，归类为不明原因或特发性 CTPV。由于检查方面的局限性，部分特发性 CTPV 可能暂时没有找到病因，而非真正意义上的特发性 CTPV。

病例 21　特发性 CTPV

【病例介绍】

1. 病史

患者男性，43 岁。主因"肠系膜上静脉及门静脉血栓 8 年余，呕血、黑便 2 个月"于 2018 - 01 - 16 入院。患者于 8 年前无明显诱因出现腹痛，当地医院诊断为"缺血性肠病，门静脉及肠系膜上静脉血栓形成"，予抗凝、解痉、抗感染、抑酸等药物治疗。后在多家医院诊断为"门静脉及肠系膜上静脉血栓形成，淤血性脾大"，予对症治疗。2 个月前患者出现呕血量约 800 mL，伴黑便 1 次，在当地医院予以对症支持治疗稳定后转入我院。否认腹部感染及外科手术史；否认肝炎、结核等传染病史，未到过疫区。

2. 体格检查

神志清醒，对答切题，贫血貌，全身皮肤、巩膜无黄染，肝掌征阴性，未见蜘蛛痣，未见瘀点或瘀斑，颈静脉无怒张；腹部平坦，未见胃肠形或蠕动波，未见腹壁静脉曲张，腹壁柔软，无波动感，全腹无压痛或反跳痛，Murphy's 征阴性，肝区叩击痛阴性，脾肋下 8 cm 可及，质韧，边缘钝圆，表面光滑，无压痛；腹部移动性浊音阴性，双下肢无水肿。

3. 辅助检查

（1）实验室检查（2018 - 01 - 16）：白细胞 2.64×10^9 L^{-1}，红细胞 2.36×10^9 L^{-1}，血红蛋白 85 g/L，血小板 47×10^9 L^{-1}；谷丙转氨酶 24.0 U/L，谷草转氨酶 29.0 U/L，白蛋白 44.6 g/L；总胆红素 21.0 μmol/L，直接胆红素 6.9 μmol/L，胆碱酯酶 5652 U/L；凝血酶原时间 17.1 s，PT-INR 1.4；D - 二聚体 0.98 μg/mL；血同型半胱氨酸 7.2 μmol/L；尿素氮 6.16 mmol/L，肌酐 75.0 μmol/L。乙肝表面抗原阴性；丙型肝炎抗体阴性，抗 - HIV 阴性；癌胚抗原 0.93 μg/L，甲胎蛋白 1.85 ng/mL。

（2）CT 检查（2018 - 01 - 17）：①食管下段 - 胃底静脉曲张，胃 - 肾分流，巨脾；

②门静脉主干、左右支血栓形成闭塞，门静脉海绵样变，胆管轻度扩张，肠系膜上静脉血栓形成（图 5 - 117）。

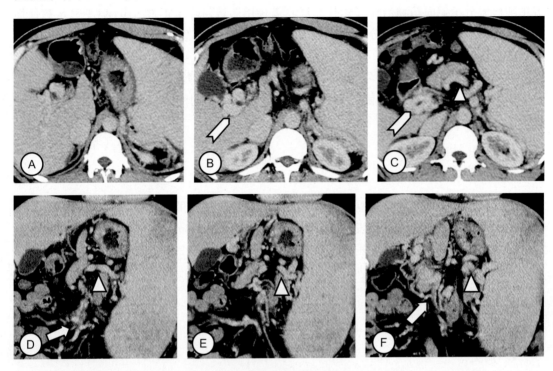

图 5 - 117　术前上腹部 CT

依图序显示：门静脉主干及分支未显影，肝门区、胆管周围见 CTPV 血管显影（▷）；胆管轻度扩张；脾大，脾静脉（△）迂曲，管壁光滑，腔内未见充盈缺损；肠系膜上静脉近端未显影，远端部分属支（⇨）断续显影，管壁毛糙，形态不规则，腔内可见低密度充盈缺损影。

4. 术前诊断

慢性门静脉闭塞；门静脉海绵样变（Ⅱb 型）；门静脉高压症：食管胃底静脉曲张，巨脾。

5. 术前肝功能评分

Child-Pugh 评分 5 分（A 级），MELD 评分 9 分。

6. 手术经过

2018 - 01 - 18 完成 TIPS + 部分性脾动脉栓塞术，步骤如下（图 5 - 118）：

（1）经右侧股动脉入路，分别行肠系膜上动脉及腹腔动脉造影，各期图像可见：肠系膜上静脉部分属支显影，门静脉主干未显影，肝门区丛状 CTPV 影，脾静脉显示不清，留置导管于肝右动脉。

（2）经右侧颈内静脉置入 RUPS-100 于下腔静脉窝测量分流前中心静脉压力为 6 mmHg。

（3）经右侧第 9 肋间穿刺肝右叶 S6 门静脉分支，导管进入门静脉主干造影显示管径变细，形态不规则。导丝导管技术未能开通闭塞的门静脉进入肠系膜上静脉或脾静脉。

（4）经皮经脾穿刺脾静脉分支，造影显示脾静脉扭曲，血流通畅，胃左静脉及胃短静脉曲张，未能探寻到肠系膜上静脉主干及门静脉主干，测得脾静脉压力为 35 mmHg。以组织胶栓塞胃左静脉，将导管留置于脾静脉近端定位。

（5）选右侧第 7 肋间为第二穿刺点经皮穿刺肝右叶 S8 门静脉分支，导丝导管技术仍未能开通闭塞的门静脉进入肠系膜上静脉或脾静脉。

（6）经第二穿刺点鞘管内插入 PITPS 穿刺针，向脾静脉留置的定位导管位置穿刺，边进针边"冒烟"，调整穿刺针的角度和深度。穿刺成功后插入导丝至脾静脉，以直径 6 mm 球囊扩张门静脉闭塞段，留置球囊于门静脉定位。RUPS-100 穿刺针经肝静脉穿刺门静脉内留置的球囊，穿刺成功后将导丝、导管沿门静脉主干"真腔"插入脾静脉，并以组织胶栓塞曲张的胃短静脉。

（7）以直径 6 mm 球囊扩张穿刺分流道后将鞘管引入脾静脉。拔除经肝穿刺鞘管并用组织胶栓塞穿刺道，动脉造影未见出血征象。自脾静脉在分流道内依次重叠植入 8 mm × 8 cm/2 cm VIATORR® 支架和 8 mm × 10 cm VIABAHN® 支架各 1 枚，以直径 8 mm 球囊扩张支架，造影显示分流道通畅，侧支血管消失。测量分流后脾静脉压力为 24 mmHg、中心静脉压力为 10 mmHg，PPG 由分流前 29 mmHg 降至分流后 14 mmHg。

（8）拔除经脾穿刺鞘管并以组织胶栓塞穿刺道，以粒径 200 μm PVA 颗粒行部分性脾动脉栓塞术，栓塞范围约 70%。栓塞后造影显示穿刺道区域脾动脉分支增粗、血流缓慢，可疑出血。微导管超选择插入可疑出血的脾动脉内并以粒径 200 μm PVA 颗粒和弹簧圈栓塞。栓塞后造影显示可疑出血血管闭塞，该区域无染色，脾脏呈散在花斑状染色。患者生命体征稳定，结束手术。

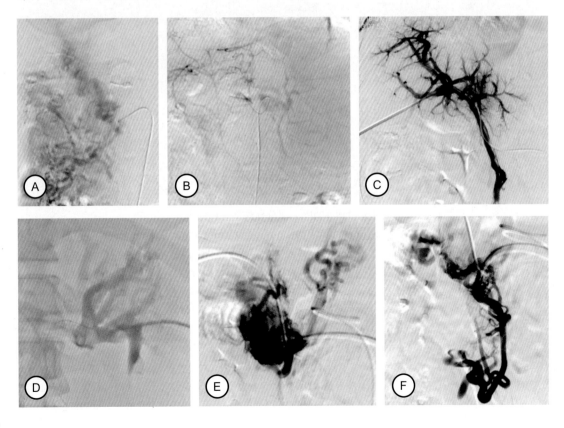

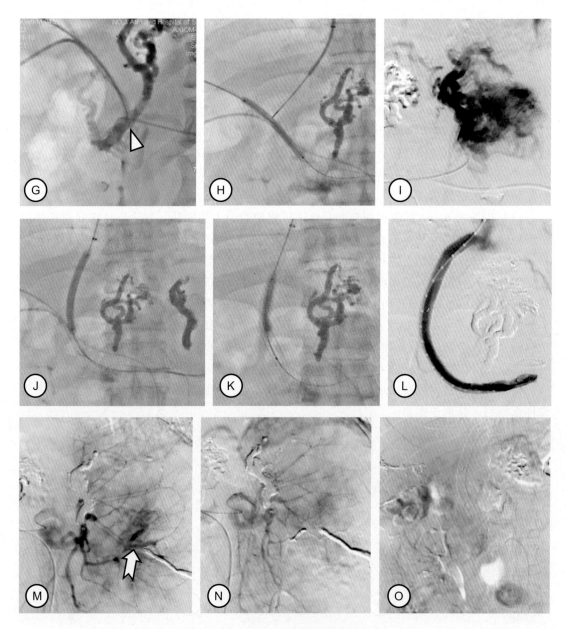

图 5 - 118   TIPS + 部分性脾动脉栓塞术

A：经肠系膜上动脉间接门静脉造影显示肠系膜上静脉血管移至腹部右侧（被巨大的脾脏推压所致），部分属支显影，未见主干显影，肝门区多发丛状 CTPV 血管影向肝内汇流，门静脉主干未显影。B：腹腔动脉造影显示肝动脉紊乱，脾动脉迂曲，脾实质染色均匀。C：经皮经肝穿刺 S6 门静脉分支插入导管于门静脉主干远端造影，门静脉主干管径变细、边缘毛糙，内可见不规则充盈缺损影；肝内门静脉分支同步显影，边缘毛糙，分布紊乱。D：经皮经脾途径穿刺脾静脉分支插入导管在脾静脉远端造影，显示脾静脉主干部分显影，迂曲，胃短、胃后及胃左静脉曲张。E：导管在脾静脉近端造影，显示肝门区大量丛状 CTPV 血管，胃左静脉曲张。F：导管在肠系膜上静脉近端造影，正常肠系膜上静脉管腔未显示，多发迂曲属支或侧支血管逆显影。G：经皮经肝穿刺 S8 段门静脉分支后经鞘管插入 PTIPS 穿刺针，沿门静脉主干"真腔"穿刺脾静脉，"冒烟"显示脾静脉（△）及海绵样变血管显影。胃左静脉已用组织胶栓塞。H：RUPS-100 穿刺针经肝静脉穿刺门静脉内留置的球囊。I：将导管置入胃短静脉造影，显示胃周呈团状分布迂曲扩张的血管丛（使用组织胶栓塞）。J：以球囊扩张肝脏穿刺分流道。K：自脾静脉起在分流道内植入支架后使用球囊扩张分流道。L：脾静脉造影显示分流道充盈良好，侧支血管未显影。M：部分性脾动脉栓塞术后脾动脉造影，显示穿刺道区域脾动脉异常增粗（⇨），未见对比剂外溢。N：栓塞可疑出血的脾动脉分支后造影显示该动脉分支闭塞，局部脾段染色缺失，其余脾组织花斑状染色。O：肠系膜上动脉造影静脉期见肠系膜上静脉属支显影，未见支架分流道显影。

7. 术后处理

术后常规处理，第 2 天开始皮下注射依诺肝素钠 0.4 mL q.12.h. 抗凝治疗，第 5 天复查肝功能等各项指标基本正常，一般情况良好出院，并长期口服利伐沙班 10 mg b.i.d. 抗凝治疗。

8. 随访结果

患者按计划复诊，术后 23 个月（2019 - 11 - 11）复查上腹部 CT 显示支架分流道通畅，脾静脉显示较前清晰，脾脏较前缩小，肠系膜上静脉较前增粗（图 5 - 119）。彩超示支架内血流 v_{max} 为 97 cm/s。

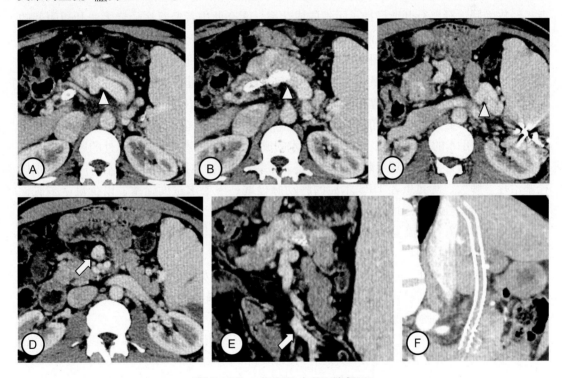

图 5 - 119　术后 23 个月上腹部 CT

依图序显示：脾静脉（△）显影较前增粗、清晰，脾脏较前缩小（仍然较大）；肠系膜上静脉属支（⇨）增粗，支架分流道显影良好。

随访期间患者未再发生门静脉高压症状，亦无显性肝性脑病。实验室检查（2020 - 03 - 15）：白细胞 4.39×10⁹ L⁻¹，红细胞 3.56×10⁹ L⁻¹，血红蛋白 105 g/L，血小板 50×10⁹ L⁻¹；谷草转氨酶 29 U/L，谷丙转氨酶 25 U/L，白蛋白 31.9 g/L，总胆红素 23.2 μmol/L，直接胆红素 9.9 μmol/L，胆碱酯酶 4140 U/L；凝血酶原时间 14.9 s，PT-INR 1.16；血浆氨 33.7 μmol/L。患者一般情况良好，继续随访中。

【病例小结】

患者为中年男性，既往有肠系膜上静脉及门静脉血栓病史，由于患者无肝炎、酒精肝、腹腔感染及腹部手术等可追溯到的常见引起门静脉血栓的病因，因此发生 PVT 及 CTPV 的病因未明。

患者术前 CT 显示门静脉主干、左右干及肠系膜上静脉主干闭塞，脾静脉主干通畅，其症状为门静脉高压性消化道出血，出血曲张血管大多与脾静脉相连，手术方案设计为开通闭塞的门静脉使分流道支架与通畅的脾静脉相连，降低脾静脉压力，控制出血。术中经肝穿刺门静脉分支并顺利开通至门静脉主干远端，理论上进一步开通至脾静脉一般会比较容易，而且在大部分患者手术至此种情况时使用导丝导管技术较易开通闭塞的门静脉。然而，CTPV 患者门静脉闭塞程度不同，有的完全纤维化闭锁，常规导丝导管技术无法打通，术前影像亦未能准确预测手术的难易程度。对于经皮经肝途径逆行开通门静脉失败的患者，经皮经脾途径顺行开通增加了手术的成功率。无奈此患者经双途径皆无法开通闭塞的门静脉，需要以穿刺针穿通门静脉闭塞处。在采取穿刺开通闭塞门静脉的病例中，我们全部采取经肝途径，未采用经脾路径，有以下几点考虑：①经肝穿刺路径短，容易调控穿刺方向，成功率更高；②肝组织比脾组织坚韧，包裹性好，撕裂损伤的风险更低，即使发生出血救治相对容易；③门静脉闭塞后肝内门静脉压力低，脾静脉压力高，由低压血管内向高压血管内穿刺操作更安全；④脾静脉迂曲，处于游离状态，一旦损伤出血将是致命性的。保证患者的安全是手术的第一要素，切忌为了手术的成功而增加患者发生手术意外的风险。

术后动脉造影对于发现穿刺部位出血是非常有帮助的，对于可疑的出血，一定要积极栓塞治疗。脾大、脾亢患者 TIPS 术后的脾动脉栓塞，不要求过度栓塞，以少量、多次栓塞为原则，每次栓塞范围达到 30%～50% 即可。

因为 CTPV 患者分流道较长，由多枚支架拼接，所以术后均建议长期抗凝治疗（除抗凝禁忌外），以预防血栓形成并保障支架的长期通畅。

此患者随访近 2 年，通过规范的抗凝治疗，支脾静脉及架分流道通畅，肠系膜上静脉属支较前扩张，其内血栓减少，血流改善。由于脾脏仍然较大，后期仍需继续给予部分性脾动脉栓塞术，并加强抗凝治疗。

（病例收集：曾昭吝　整理：罗骏阳）

病例 22　特发性 CTPV

【病例介绍】

1. 病史

患者男性，68 岁。主因"反复腹胀 3 年，呕血黑便半年"于 2019 - 02 - 19 入院。患者 3 年来间断出现不明原因腹胀不适，半年前无明显诱因出现呕血，量约为 100 mL，伴黑便，出血量约为 500 mL，当地医院上腹部彩超提示：门静脉海绵样变并肝内分支异常，胆囊结石，脾大，胃镜提示：食管胃底静脉曲张，予内科止血治疗及胃镜下套扎后出血停止。近期患者仍有腹胀，并一直担心再发消化道出血，影响工作与生活，曾到香港、北京等各大医院就诊，并多次心理咨询，现为进一步治疗来我科。否认肝炎、伤寒等传染病史，无高血压、冠心病、糖尿病等病史，无腹部感染、外科手术史，未到过疫区。

2．体格检查

神志清醒，对答切题，贫血貌，全身皮肤、巩膜无黄染，肝掌征阴性，未见蜘蛛痣，未见瘀点或瘀斑，颈静脉无怒张，腹部平坦，未见胃肠形或蠕动波，未见腹壁静脉曲张，腹壁柔软，无波动感，全腹无压痛或反跳痛，Murphy's 征阴性，肝肋下未触及，脾左侧肋缘下 2 cm，质中，边缘钝，移动性浊音阴性，双下肢无水肿。

3．辅助检查

（1）实验室检查（2019 - 02 - 20）：白细胞 $4.19 \times 10^9 \ L^{-1}$，红细胞 $3.28 \times 10^9 \ L^{-1}$，血红蛋白 102 g/L，血小板 $61 \times 10^9 \ L^{-1}$；谷丙转氨酶 27.0 U/L，谷草转氨酶 24.0 U/L，白蛋白 45.6 g/L，总胆红素 14.6 μmol/L，直接胆红素 3.1 μmol/L，胆碱酯酶 5412 U/L；肌酐 83.0 μmol/L，尿素氮 7.16 mmol/L；凝血酶原时间 15.0 s，PT-INR 1.150，D - 二聚体 1.84 μg/mL；血同型半胱氨酸 7.3 μmol/L；乙肝表面抗原阴性，丙型肝炎抗体阴性，抗 - HIV 阴性；甲胎蛋白 2.8 ng/mL。

（2）CT 检查（2019 - 02 - 20）：①门静脉海绵样变，脾大，食管下段 - 胃底静脉曲张；②肝左叶萎缩，胆囊多发结石，慢性胆囊炎；③脾动脉迂曲；腹主动脉钙化（图 5 - 120）。

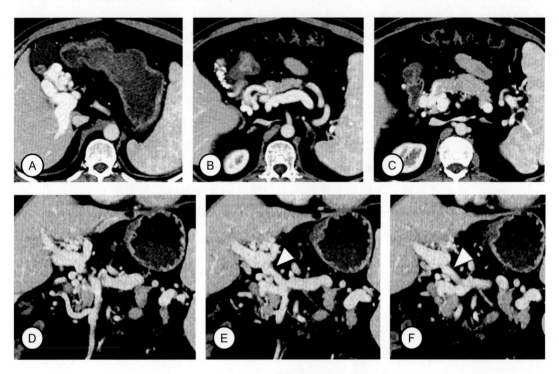

图 5 - 120　术前上腹部 CT

依图序显示：肝内门静脉分支管径、形态基本正常；门静脉主干未显影，肝门区多发、粗大 CTPV 血管（△）；脾静脉、肠系膜上静脉形态、管径基本正常；脾大；胆囊内多发高密度结石影。

4．术前诊断

慢性门静脉闭塞，门静脉海绵样变（Ⅰ型）；门静脉高压症：食管胃底静脉曲张，脾功能亢进；胆囊结石伴慢性胆囊炎。

5. 术前肝功能评分

Child-Pugh 评分 5 分（A 级），MELD 评分 8 分。

6. 手术经过

2019 – 02 – 21 局麻下行门静脉成形术，步骤如下（图 5 – 121）：

（1）经右侧股动脉入路 5F Yashiro 导管行腹腔干造影，静脉期可见脾静脉延迟显影，形态基本正常，门静脉主干未显影，肝门区丛状粗大 CTPV 血管显影。留置导管于肝右动脉定位。

（2）以 21 G 穿刺针经皮经肝穿刺肝右叶 S6 门静脉分支并造影，肝右叶门静脉形态、分布、管径基本正常，门静脉主干未显影，测量肝内门静脉压力为 10 mmHg。导管导丝技术反复尝试未能开通闭塞的门静脉。

（3）以 21 G Chiba 穿刺针经皮经脾穿刺脾静脉，"冒烟"发现脾包膜下穿刺针周围对比剂外溢，患者血压由 140/80 mmHg 降至 100/50 mmHg，心率由 70 次/分升至 100 次/分。考虑为脾脏出血所致。以组织胶栓塞脾脏穿刺道后脾动脉造影，显示穿刺口栓塞组织胶的周围仍可疑对比剂外溢。以粒径 150 μm 明胶海绵颗粒栓塞脾动脉后造影未见对比剂外溢，患者血压逐渐升至 130/80 mmHg，心率降至 75 次/分。此过程中患者无明显不适，继续观察 10 分钟，患者血压、心率稳定，继续下一步手术。

（4）再次经皮经脾穿刺脾静脉并置入 5F 导管鞘，在导丝的引导下将导管送入脾静脉主干造影见脾静脉主干通畅，门静脉主干闭塞，肝门区大量粗大 CTPV 血管并与肝内门静脉分支沟通。测量脾静脉压力为 21 mmHg。导管插入肠系膜上静脉造影显示肠系膜上静脉通畅，胰十二指肠静脉与肝门区 CTPV 血管沟通。

（5）经脾静脉途径以导丝导管技术开通闭塞的门静脉主干进入肝内分支，在经皮经肝途径留置的鞘管内插入抓捕器将导丝抓出后建立工作通路，分别以直径 6 mm、8 mm 球囊扩张门静脉闭塞段。在门静脉主干至脾静脉内重叠植入 12 mm × 6 cm 及 12 mm × 4 cm E-Luminexx™ 支架各 1 枚，为增加支架对闭塞门静脉的覆盖形成类似密网支架的作用，在门静脉狭窄处植入 1 枚 14 mm × 6 cm E-Luminexx™ 支架，以直径 8 mm 球囊扩张支架。脾静脉造影显示脾静脉、门静脉主干、肝内门静脉通畅，原门静脉周围 CTPV 血管未显影。测量肝内门静脉、脾静脉压力均为 13 mmHg。

（6）以组织胶栓塞肝脏及脾脏穿刺道，动脉造影未见对比剂外溢或滞留，患者生命体征稳定，结束手术。

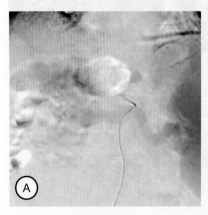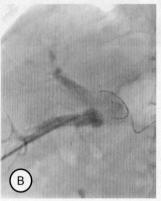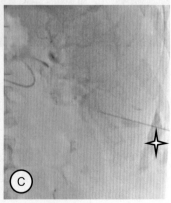

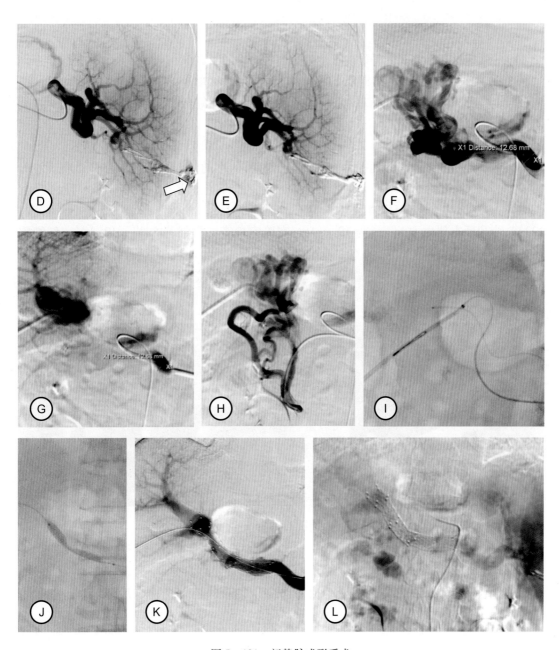

图 5 - 121 门静脉成形手术

A：腹腔动脉造影末期脾静脉显影良好，门静脉主干未显影，肝门区粗大 CTPV 血管影；B：经皮经肝穿刺 S6 门静脉分支，经鞘管"冒烟"显示门静脉右前、右后支显影尚好，门静脉主干未显影；C：经皮经脾穿刺脾静脉过程中"冒烟"显示脾包膜下、穿刺针周围对比剂外溢（◇）；D：以组织胶栓塞脾脏穿刺道后脾动脉造影，脾包膜穿刺口、组织胶的周围仍可疑对比剂显影（⇨）；E：以明胶海绵颗粒栓塞该段脾动脉后造影未见对比剂外溢；F、G：再次经皮经脾穿刺脾静脉造影，不同时期影像见脾静脉主干通畅，门静脉主干闭塞，肝门区粗大 CTPV 血管显影，并与肝内门静脉分支沟通；H：肠系膜上静脉造影见其近端显影良好，胰十二指肠静脉扩张并与 CTPV 血管沟通；I：经脾静脉途径开通闭塞的门静脉后将导丝由经肝鞘管送入的抓捕器抓出建立贯穿肝 - 脾门静脉的工作通路；J：以球囊扩张门静脉闭塞段，可见球囊的"腰征"；K：在门静脉主干至脾静脉内植入支架并以球囊扩张后脾静脉造影，脾静脉、门静脉主干、肝内分支显影良好，门静脉主干近端狭窄（支架未完全膨胀），肝门区 CTPV 血管未显影；L：腹腔动脉造影静脉期显示脾静脉、门静脉及肝内分支显影良好，CTPV 血管未显影。

7. 术后处理

术后常规处理，第 2 天开始皮下注射达肝素钠注射液 5000 IU q. 12. h.，并桥接口服华法林 3 mg q. d. 抗凝治疗，定期复查凝血功能调整华法林用量，维持 PT-INR 在 2.0 上下。第 7 天复查肝功能等各项指标基本正常，患者一般情况良好出院，并长期口服华法林抗凝治疗。

8. 随访结果

患者按计划随诊，考虑到患者口服抗凝药物依从性的问题，更换华法林为利伐沙班 10 mg b. i. d. 抗凝治疗。术后 2 个月复查 CT 显示支架完全扩张至预设直径。术后 14 个月（2020 – 04 – 26）上腹部 CT 提示支架通畅，脾栓塞术后部分坏死，脾脏明显缩小（图 5 – 122），彩超示支架内血流 v_{max} 为 19 cm/s。实验室检查：白细胞 6.37×10^9 L^{-1}，红细胞 4.79×10^9 L^{-1}，血红蛋白 128 g/L，血小板 230×10^9 L^{-1}；谷草转氨酶 32 U/L，谷丙转氨酶 23 U/L，白蛋白 41.7 g/L，总胆红素 24.7 μmol/L，直接胆红素 7.9 μmol/L，胆碱酯酶 5663 U/L；凝血酶原时间 14.9 s，PT-INR 1.15。

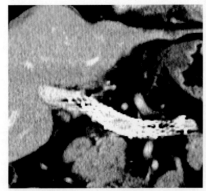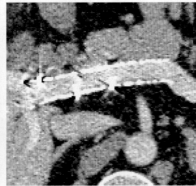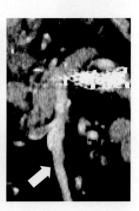

图 5 – 122 术后 14 个月复查上腹部 CT

依图序显示：门静脉分支、主干（支架）、脾静脉、肠系膜上静脉（⇨）等血管内对比剂显影良好，支架完全膨胀，肝门区 CTPV 血管未显影。

现患者一般情况良好，未再发生门静脉高压症状，身心轻松地从事工作，继续随访中。

【病例小结】

患者为老年男性，无肝炎、酗酒、腹腔感染及腹部手术等可追溯到的常见引起 CTPV 的病因，CTPV 病因未明。

患者主要症状为腹胀，曾有过呕血、便血史，胃镜下套扎曲张静脉后出血停止，但仍有腹胀。由于患者经常出差，担心再次出血，自诉心理压力巨大并影响到工作与生活。

患者门静脉主干闭塞，肝门区粗大 CTPV 血管形成，并与肝内门静脉分支形成充分沟通，使肝内门静脉分支显影良好。由于患者肝内门静脉、脾静脉及肠系膜上静脉显影良好，影像显示单纯门静脉主干闭塞，故手术方案选择门静脉成形术，既恢复门静脉系统正常血液循环，又降低了门静脉压力，减轻消化道出血的风险，更不用担心门体分流术后引起肝性脑病的危险。因为术中造影发现患者的入肝血流主要来自脾静脉，所以支架延伸到脾静脉。由于使用的是裸支架，故对肠系膜上静脉的血液回流影响不大。术后血管造影及门静脉压差皆达到了手术的目的。为减少球囊过度扩张引起门静脉撕裂出血的风险，支架植入后使用 8 mm 球囊扩张。虽然即刻造影显示支架未完全膨胀，但由于支架自身的膨胀力，术后 2 个月复查显示其完全膨胀至预设直径。

　　患者经肝脏途径未能开通闭塞的门静脉，在经皮经脾途径穿刺时发现脾脏包膜下出血，给予栓塞穿刺道及脾动脉后出血停止。穿刺脾脏引起出血为手术较常见且严重的并发症，栓塞脾动脉也是不得已而为之，术后血小板计数得到了提升，凝血功能也有改善，可以给予规范的抗凝治疗，而且由于脾脏体积明显缩小，患者自我感觉良好，既往的心理压力消失，生活质量明显提高，达到了手术的目的。

（病例收集：曾昭吝　整理：罗骏阳）

第六章　特殊病例、失败病例及手术并发症

第一节　特殊病例

每一例CTPV患者病情都非常特殊、复杂，除了共性的门静脉系统特殊、复杂之外，此处的特殊病例是指合并身体其他部位血管异常，需要综合的介入技术才能完成治疗，有的需要反复治疗，甚至影响疗效及预后。

病例23　蛋白S缺乏症致CTPV并右侧颈内静脉闭塞

【病例介绍】

1. 病史

患者男性，66岁。主因"反复呕血1个月"于2016-06-29入院。患者1个月前无明显诱因出现呕血、黑便，量不详，至当地医院予药物治疗好转。入院前再大量呕血，量约为1500 mL，随之出现嗜睡、血压下降。急诊胃镜检查提示：食管胃底静脉重度曲张，红色征（+），同时给予曲张静脉套扎及组织胶注射治疗。患者否认肝炎等传染病史，否认糖尿病、高血压等慢性病史，无腹部感染及外科手术史，无颈静脉穿刺史，未到过疫区。

2. 体格检查

神志清醒，对答切题，贫血貌，全身皮肤、巩膜无黄染，肝掌征阴性，未见蜘蛛痣，未见瘀点或瘀斑，颈静脉无怒张，腹部平坦，未见胃肠形或蠕动波，未见腹壁静脉曲张，腹壁柔软，无波动感，全腹无压痛或反跳痛，Murphy's征阴性，肝、脾肋下未触及，移动性浊音阴性，双下肢轻度凹陷性水肿。

3. 辅助检查

（1）实验室检查（2016-06-30）：白细胞3.85×10^9 L^{-1}，红细胞3.08×10^9 L^{-1}，血红蛋白95 g/L，血小板56×10^9 L^{-1}；谷草转氨酶34 U/L，谷丙转氨酶19 U/L，白蛋白29.9 g/L，总胆红素25.3 μmol/L，直接胆红素11.5 μmol/L，胆碱酯酶2901 U/L；凝血酶原时间16.8 s，PT-INR 1.36；D-二聚体0.87 μg/mL；血同型半胱氨酸11.2 μmol/L；肌酐70 μmol/L，尿素氮5.77 mmol/L；乙肝表面抗原阴性，丙型肝炎抗体阴性，抗-HIV阴性；甲胎蛋白4.1 ng/mL；"易栓症"筛查提示"蛋白S缺乏"。

（2）外院CT检查（2016-06-14）：门静脉左、右支及主干血栓形成，门静脉海绵样变；肝硬化；食管胃底静脉曲张；脾稍大；少量腹水（图6-1）。

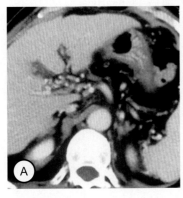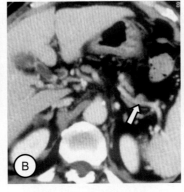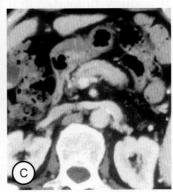

图6-1　术前上腹部CT

依图序显示：肝硬化表现，肝脏萎缩、肝裂增宽，门静脉主干及分支未显示，肝门区纤细CTPV血管影；肠系膜上静脉及脾静脉（⇨）显示清晰，脾静脉纤细，形态基本正常。

4. 术前诊断

慢性门静脉闭塞，门静脉海绵样变（Ⅱa型）；肝硬化失代偿期，门静脉高压症：食管、胃底静脉曲张破裂出血；蛋白S缺乏症。

5. 术前肝功能评分

Child-Pugh评分7分（B级），MELD评分11分。

6. 手术经过

2016-07-04完成PTIPS手术，步骤如下（图6-2）：

（1）经右侧股动脉入路，以5F RH导管依次行肠系膜上动脉和肝动脉造影，各期图像可见：肠系膜上静脉显影良好，门静脉主干未显影；肝右动脉变异起自肠系膜上动脉，扭曲、聚拢。留置导管于肝右动脉。

（2）以22G Chiba针穿刺S6门静脉分支，导丝导管技术成功开通闭塞的门静脉，行脾静脉造影显示胃左静脉及胃后静脉曲张，测量分流前脾静脉压力为31 mmHg。以组织胶栓塞胃后静脉，以直径6 mm球囊扩张闭塞段门静脉，再以组织胶栓塞胃左静脉，保留导丝于肠系膜上静脉作为第一安全导丝。

（3）反复尝试穿刺右侧颈内静脉失败，经左侧股静脉入路行右侧颈内静脉造影显示右侧颈内静脉闭塞。改穿刺左侧颈内静脉入路，置入7F长鞘于下腔静脉窝测量分流前中心静脉压力为7 mmHg。经鞘管置入导管至肝静脉定位。

（4）在经肝鞘管内插入PTIPS穿刺针，由门静脉右干穿刺肝静脉，引入导丝并经颈静脉鞘管拉出体外作为第二安全导丝。沿第二安全导丝更换7F长鞘为10F长鞘，以直径6 mm球囊扩张肝实质分流道，送入10F长鞘至门静脉管腔内，在长鞘内并行插入260 cm工作导丝使其沿门静脉主干"真腔"进入肠系膜上静脉，建立左侧颈内静脉-肝静脉-门静脉-肠系膜上静脉的工作通路。

（5）沿工作导丝以直径8 mm球囊进一步扩张分流道，于分流道内由远及近依次重叠植入8 mm×10 cm E-Luminexx™及8 mm×8 cm Fluency™支架各1枚，并以直径8 mm球囊扩张支架。肠系膜上静脉造影显示分流道通畅，测量分流后脾静脉及中心静脉压力分别为

21 mmHg 及 10 mmHg，患者 PPG 由分流前 24 mmHg 下降至分流后 11 mmHg。

（6）以组织胶栓塞经皮经肝穿刺道，肝动脉造影排除肝脏出血，患者生命体征稳定，结束手术。

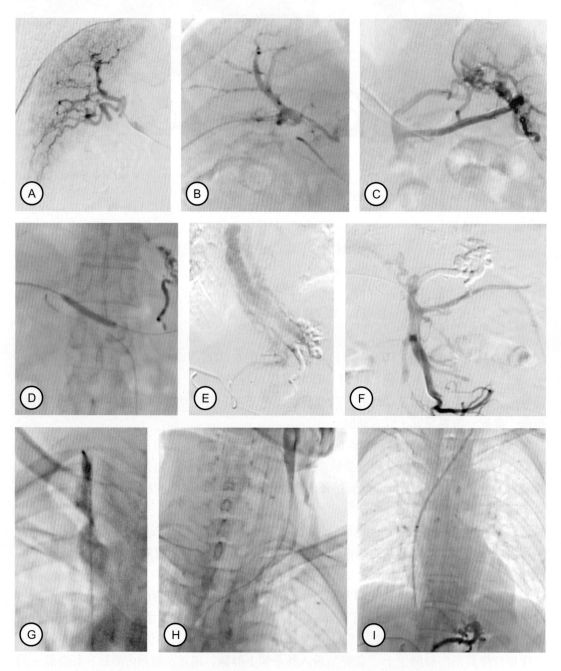

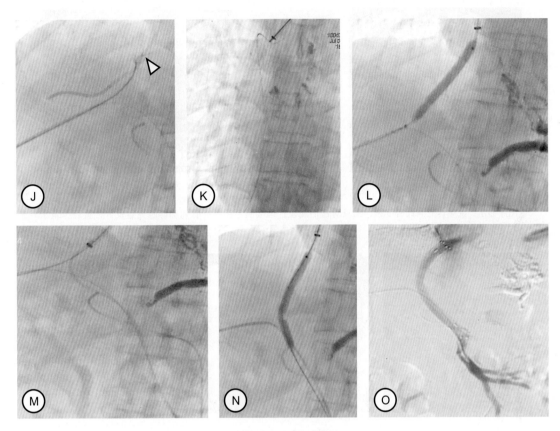

图 6-2 PTIPS 手术

A：肝动脉造影显示肝动脉迂曲、聚拢，边缘毛糙，肝右叶萎缩；B：经皮经肝穿刺门静脉右支造影可见肝右叶部分门静脉分支显影，管径变细、形态不规则，主干未显影；C：成功开通闭塞的门静脉主干后脾静脉造影，显示曲张的胃左、胃后及胃短静脉，脾静脉管径变细，门静脉未显影；D：以球囊扩张闭塞的门静脉主干，胃后静脉已用组织胶栓塞；E：胃左静脉造影显示曲张的食管静脉丛；F：肠系膜上静脉造影显示其近端稍窄，属支显影良好，纤细 CTPV 血管显影，胃左静脉已栓塞；G：导管于右侧颈内静脉近端"冒烟"显示其为盲端；H：穿刺左侧颈内静脉造影显示基本正常；I：经左侧颈内静脉插入 7F 长鞘至肝后段下腔静脉；J：PTIPS 穿刺针经门静脉右支穿刺肝静脉，"冒烟"可见肝静脉显影（△）；K：以抓捕器将导丝经左颈静脉鞘管拉出体外作为第二安全导丝；L：沿第二安全导丝引入球囊扩张穿刺分流道；M：建立左颈静脉-肝静脉-门静脉-肠系膜上静脉的工作通路；N：沿工作导丝以球囊扩张分流道；O：在分流道内植入支架后肠系膜上静脉造影，显示肠系膜上静脉和分流道显影良好，曲张静脉未显影。

7. 术后处理

术后常规处理，第 2 天开始口服利伐沙班 10 mg q. d. 抗凝治疗，第 6 天复查肝功能等各项指标基本正常，患者一般情况良好出院，并继续口服利伐沙班抗凝治疗。

8. 随访结果

术后 1 个半月（2016-08-17）患者诉腹胀，复查上腹部 CT 提示 TIPS 支架内血栓形成，少量腹水（图 6-3），颈部 CT 显示右侧颈内静脉狭窄、闭塞（图 6-4）。

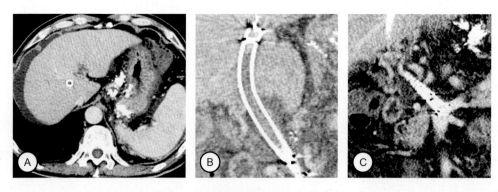

图 6-3　术后 1 个半月上腹部 CT

依图序显示：支架内充满低密度影，未见对比剂充盈；远端肠系膜上静脉和脾静脉充盈良好；腹腔少量水样密度影。

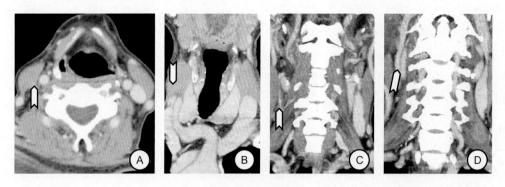

图 6-4　颈部 CT

左右颈内静脉对照可见右侧颈内静脉（▽）汇入上腔静脉部闭塞，中段线样狭窄，远心段变细，左侧表现基本正常。

2016-09-14 予失功分流道支架修复术（图 6-5）。

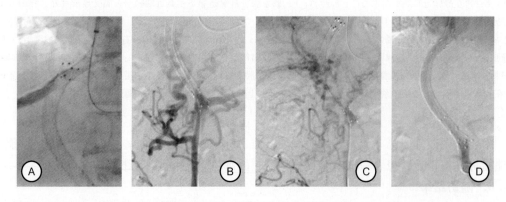

图 6-5　第一次修复失功分流道过程

A：经右侧锁骨下静脉入路插入 6F 鞘管、导丝、导管行肝静脉造影显示支架所在肝静脉通畅，支架近端未进入下腔静脉；B、C：导管经过支架插入肠系膜上静脉造影显示肠系膜上静脉充盈良好，分流道内未见对比剂充盈，对比剂返流使部分脾静脉显影，胰十二指肠静脉扩张延续为 CTPV 血管与肝内门静脉分支沟通；D：在分流道近段植入 1 枚 8 mm×8 cm E-Luminexx™ 支架使其伸入下腔静脉，并以直径 8 mm 球囊扩张后肠系膜上静脉造影，显示分流道内对比剂充盈良好，侧支血管未显影。

术后改为口服利伐沙班 10 mg b. i. d. 抗凝治疗。分流道修复术后 1 个月（2016 − 10 −
11）患者再诉腹胀，复查上腹部 CT 提示 TIPS 支架内再次血栓形成，中量腹水（图 6 −
6）。2016 − 10 − 19 再次给予失功分流道支架修复术（图 6 − 7）。

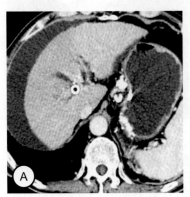 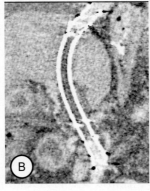 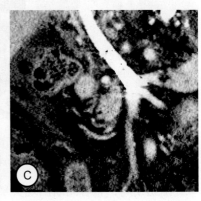

图 6 − 6　第一次分流道修复术后 1 个月上腹部 CT

依图序显示：支架两端可见高密度对比剂影充盈，中段充满低密度影，肠系膜上静脉、肠系膜下静脉和脾静脉内
对比剂充盈；腹腔中量水样密度影。

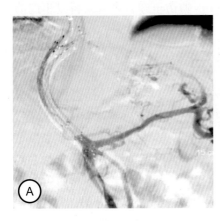 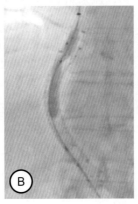 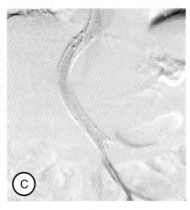

图 6 − 7　再次修复失功分流道过程

A：在支架内插入导管至肠系膜上静脉造影未见分流道内对比剂充盈，肠系膜下静脉、脾静脉逆显影，胃短静脉
曲张；B：以直径 8 mm 球囊扩张支架近端，可见球囊"腰征"；C：在分流道闭塞段植入 1 枚 8 mm × 10 cm VIABAHN®
支架，肠系膜上静脉造影显示分流道充盈良好，侧支血管未显影。

第二次分流道修复术后给患者更换了抗凝药物，给予皮下注射依诺肝素钠 0. 4 mL q. 12. h. ，
并桥接口服华法林 3 mg q. d. 抗凝治疗，定期复查凝血功能调整华法林用量，维持 PT-INR 在
2. 0 上下，出院后长期口服华法林抗凝治疗。第二次分流道修复术后 6 个月（首次手术后
9 个月，2017 − 04 − 06）复查上腹部 CT 提示分流道通畅，腹水消失（图 6 − 8），2019 − 09 彩
超示支架内血流 v_{max} 为 94 cm/s。

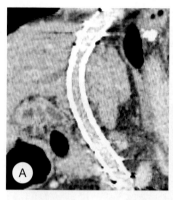
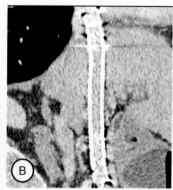
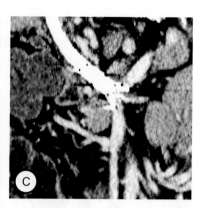

图 6-8　第二次失功分流道修复术后 6 个月复查腹部 CT

依图序显示：支架内对比剂显影良好，未见低密度充盈缺损影；肠系膜上静脉及近端脾静脉显示良好。

随访期间，患者间断出现头晕、性格改变、行为失常等肝性脑病症状，给予内科对症处理后均能恢复。实验室检查（2020-01-06）：白细胞 $3.46 \times 10^9 \ L^{-1}$，红细胞 $3.76 \times 10^9 \ L^{-1}$，血红蛋白 113 g/L，血小板 $66 \times 10^9 \ L^{-1}$；谷草转氨酶 32 U/L，谷丙转氨酶 27 U/L，白蛋白 34.1 g/L，总胆红素 32.1 μmol/L，直接胆红素 16.7 μmol/L，胆碱酯酶 3385 U/L；凝血酶原时间 31.9 s，PT-INR 3.10；血浆氨 23.9 μmol/L。随访至今，患者未再发生门静脉高压症状，继续随访中。

【病例小结】

患者为中老年男性，无肝炎、酗酒、腹部感染及手术病史，"易栓症"筛查提示"蛋白 S 缺乏"，此情况与病例 4 类似，患者出现门静脉主干及分支闭塞，考虑与"易栓症"相关，右侧颈内静脉闭塞也可能与"易栓症"相关。

此患者特殊之处在于 CTPV 合并右侧颈内静脉闭塞。对于普通门静脉高压症合并右侧颈内静脉闭塞患者，有学者报道可以通过左侧颈内静脉途径、重新塑形穿刺器材后再由肝静脉穿刺门静脉施行 TIPS。我们前期遇见过 1 例永存左侧上腔静脉的患者（第四章图 4-11 病例），其门静脉解剖结构基本正常，术中尝试经左侧颈内静脉直接穿刺完成 TIPS，由于经左侧颈内静脉进入肝静脉的路径迂曲，对加硬套管塑形后，虽然 TIPS 套装勉强进入肝静脉，但调整穿刺方向及角度十分困难，故不方便用力穿刺，改用 PTIPS 手术方式后顺利完成。该例患者病情更加复杂，我们直接采取了 PTIPS 方式完成手术。对于复杂、特殊的病例，看起来烦琐的 PTIPS 术反而较常规 TIPS 更显优势，进一步体现了 PTIPS 手术的临床价值。PTIPS 作为常规 TIPS 的有效补充，为患者提供更多的治疗机会。

由于患者术前肝功能为 Child-Pugh B 级，TIPS 术后给予了利伐沙班 10 mg q. d. 预防性抗凝治疗，术后 1 个半月复查发现 TIPS 支架内血栓形成闭塞。支架修复术后给予治疗剂量的利伐沙班 10 mg b. i. d. 抗凝治疗，1 个月后又发生支架内血栓形成闭塞。再次支架修复术后改变了抗凝方案，给予低分子肝素皮下注射并桥接口服华法林抗凝治疗，随访至今已超过 3 年，分流道未再发生血栓形成。术后首次分流道内血栓形成考虑与抗凝药物剂量小有关，加大抗凝药物剂量后再次形成血栓就考虑与患者合并"易栓症"有关。病例 4 同样采用口服利伐沙班抗凝治疗的方案，也在短期内发生了支架内血栓形成，是否提示新型口服抗凝药不适合此类蛋白S缺乏的"易栓症"患者？这需要进一步研究。除了抗凝药物方面的因素，技术方面是否也存在问题，支架的直径是否偏小？首次手术及第一次修复术时覆膜支架没有延伸到下腔静脉可能也有影响。

由于此类疾病的发病率不高，病例有限，需要长期积累临床经验去验证。

（病例收集：朱多 整理：罗骏阳）

病例24 腹腔 AVM 合并 CTPV

【病例介绍】

1. 病史

患者男性，28岁。主因"反复呕血、黑便8个月，再发3天"于2013-03-07入院。患者近8个月来反复出现呕血及黑便多次，最多时呕血约400 mL，外院CT及胃镜检查提示：肝硬化、门静脉海绵样变、腹腔动静脉畸形（AVM）、食管胃底静脉曲张、十二指肠溃疡，予以止血、输血等内科治疗。患者3天前再发呕血约300 mL，予以止血、输血、内镜下组织胶注射治疗，为进一步治疗转入我科。患者否认腹部感染及外伤手术史，否认"肝炎"等传染病史，否认酗酒史，未到过疫区。

2. 体格检查

神志清醒，对答切题，贫血貌，全身皮肤、巩膜无黄染，肝掌征阴性，未见蜘蛛痣，未见瘀点或瘀斑，颈静脉无怒张，腹部膨隆，未见胃肠形或蠕动波，未见腹壁静脉曲张，腹壁柔软，无波动感，全腹无压痛或反跳痛，Murphy's征阴性，肝肋下4 cm，脾肋下未触及，移动性浊音阳性，双下肢无水肿；双下肢浅静脉曲张；可见杵状指。

3. 辅助检查

（1）实验室检查（2013-03-10）：白细胞 3.06×10^9 L^{-1}，红细胞 2.73×10^9 L^{-1}，血红蛋白 62 g/L，血小板 63×10^9 L^{-1}；谷草转氨酶 38 U/L，谷丙转氨酶 43 U/L，白蛋白 30.4 g/L，总胆红素 14.0 μmol/L，直接胆红素 4.5 μmol/L，胆碱酯酶 5184 U/L；凝血酶原时间 15.1 s，PT-INR 1.20；D-二聚体 1.55 μg/mL；血同型半胱氨酸 6.2 μmol/L；肌酐 78.6 μmol/L，尿素氮 4.83 mmol/L；乙肝表面抗原阴性，丙型肝炎抗体阴性，抗-HIV阴性；甲胎蛋白 3.1 ng/mL。

（2）CT检查（2013-03-11）：①门静脉主干及其分支广泛血栓形成，管腔闭塞，门静脉海绵样变；食管下段、胃底、胰腺周围静脉曲张；脾动脉-脾静脉瘘并脾静脉瘤样扩张。②肝硬化、腹水，脾大（图6-9）。

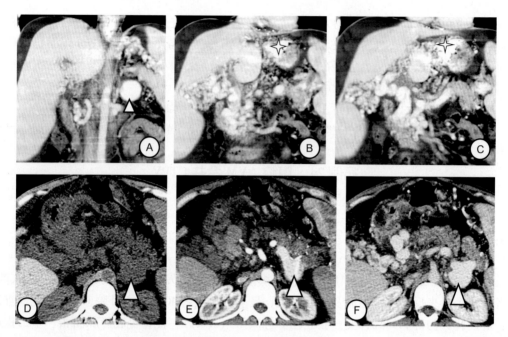

图 6 - 9 术前腹部 CT

D～F 分别为同一层面平扫、动脉期及门静脉期图像。依图序显示：肝硬化表现，肝脏变形，腹腔水样密度影，脾大；门静脉主干显示不清，肝门部大量粗大 CTPV 血管影，脾静脉及肠系膜上静脉部分属支显影；食管下段、胃底静脉曲张，胃壁内见注射组织胶后的高密度影（✧）；脾静脉中段局部瘤样扩张（△），动脉期可见瘤腔内对比剂充盈，静脉期与周围静脉血管强化程度一致。

（3）胃镜检查（2013 - 03 - 8）：食管、胃底重度静脉曲张，红色征（＋）。

4. 术前诊断

慢性门静脉闭塞，门静脉海绵样变（Ⅱc 型）；肝硬化；门静脉高压症：食管胃底静脉曲张破裂出血，脾功能亢进；脾动静脉瘘，脾静脉瘤。

5. 术前肝功能评分

Child-Pugh 评分 8 分（B 级），MELD 评分 8 分。

6. 手术过程

2013 - 03 - 15 完成 PTIPS + 部分性脾动脉栓塞术，步骤如下（图 6 - 10）：

（1）经右侧股动脉入路依次行肠系膜上动脉、腹腔干、脾动脉造影，造影所见肠系膜上动脉及肝动脉走行分布基本正常，静脉期肠系膜上静脉属支显影，门静脉主干未显影，肝门区多发紊乱 CTPV 血管与肝内门静脉沟通；动脉期即见脾静脉瘤显影，由胰体、尾部多发小动脉分支供血。

（2）经右侧腋中线以 21 G Chiba 针穿刺 S6 门静脉分支，导丝导管技术开通闭塞的门静脉及肠系膜上静脉后造影，肠系膜上静脉部分属支显影，胰十二指肠前静脉扩张，在肝门区延续为 CTPV 血管并与肝内门静脉分支沟通；测量分流前肠系膜上静脉压力为28 mmHg。导管导丝反复尝试未能进入脾静脉。

（3）经皮经脾以 21 G Chiba 针穿刺脾静脉分支，在脾门区脾静脉分支内造影未见脾静脉主干显影，脾门区杂乱丛状扩张血管显影并与静脉瘤沟通，胃短静脉扩张并向胃周引流。以组织胶栓塞胃短静脉后再行脾静脉造影仍未见脾静脉主干显影，导丝导管技术未能打通闭塞的脾静脉。经脾动脉导管以粒径 100 μm PVA 颗粒行部分性脾动脉栓塞术，栓塞范围约为 70%。

（4）以直径 6 mm 球囊扩张门静脉及肠系膜上静脉闭塞段，保留导丝于肠系膜上静脉作为第一安全导丝。

（5）经右侧颈内静脉入路将 7F 长鞘插至下腔静脉窝测量分流前中心静脉压力为 8 mmHg，插入导管进入肝静脉定位。

（6）在经肝鞘管内送入 PTIPS 穿刺针由门静脉右支穿刺肝静脉，插入导丝并经颈静脉鞘管拉出体外作为第二安全导丝，沿第二安全导丝以直径 6 mm 球囊扩张肝实质分流道。沿第二安全导丝将 7F 鞘管引入至门静脉管腔内，在鞘管内并行插入 260 cm 工作导丝使其沿门静脉主干"真腔"进入肠系膜上静脉，建立颈静脉 – 肝静脉 – 门静脉 – 肠系膜上静脉的工作通路。

（7）沿工作导丝以直径 6 mm 球囊扩张分流道，于分流道内由远及近重叠植入 2 枚 8 mm×10 cm E-Luminexx™ 支架，支架近心端延伸至下腔静脉，远心端延伸至肠系膜上静脉，并以直径 8 mm 球囊扩张支架。测量分流后肠系膜上静脉压力为 15 mmHg、中心静脉压力为 10 mmHg，患者 PPG 由分流前 20 mmHg 下降至分流后 5 mmHg。肠系膜上静脉造影显示支架分流道通畅，侧支血管消失。

（8）以组织胶栓塞经肝、经脾穿刺道，腹腔干造影显示对比剂经肝门区 CTPV 血管入肝，未流经支架，静脉瘤仍然显影。肠系膜上动脉造影静脉期显示对比剂主要经分流道回流，肝门区仍见部分 CTPV 血管。排除肝脏、脾脏出血，患者生命体征稳定，结束手术。

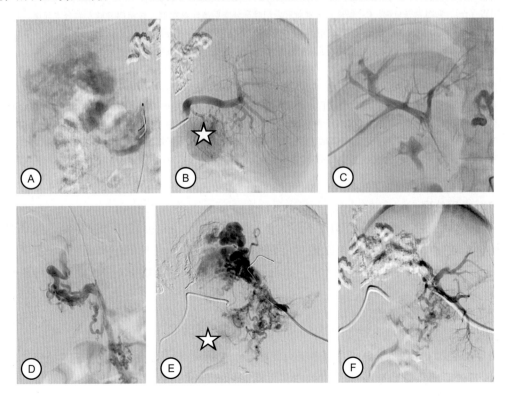

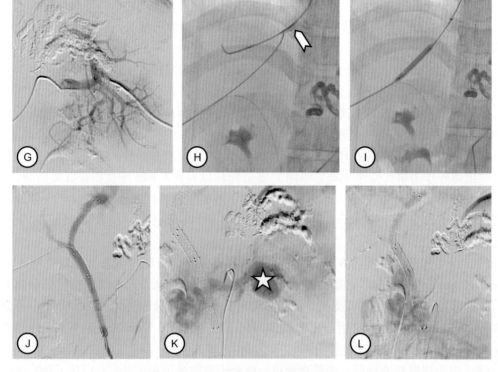

图 6 - 10　PTIPS 及脾动脉栓塞手术过程

A：经肠系膜上动脉间接门静脉造影显示肝门区多发粗大 CTPV 血管影，肝内门静脉分支显影，门静脉主干未显影。图像右上角的阴影为胃底曲张静脉内注射的组织胶。B：脾动脉造影显示脾脏阴影增大，动脉期可见椭圆形瘤样扩张的阴影（☆），脾静脉未显影。C：经皮经肝穿刺肝内门静脉分支后推注对比剂，显示门静脉左右分支显影，管径纤细，门静脉主干闭塞。D：成功开通闭塞的门静脉主干及肠系膜上静脉后造影，显示肠系膜上静脉部分属支显影，门静脉未显影，胰十二指肠前静脉曲张延续为 CTPV 血管。E：经皮经脾穿刺脾静脉分支造影，显示脾门区紊乱、迂曲的血管丛，胃短静脉扩张，脾静脉主干未显影，静脉瘤浅淡显影（☆）。F：以组织胶栓塞曲张的胃短静脉后造影，仍未见脾静脉主干显影，脾静脉属支逆显影。G：在脾动脉内注射 PVA 颗粒行部分性脾动脉栓塞术，显示脾脏外围缺失范围约为 70%。H：以 PTIPS 穿刺针由门静脉右支穿刺肝静脉，可见肝静脉内对比剂影（▷）。I：以球囊扩张肝实质穿刺分流道。J：在分流道植入支架后肠系膜上静脉造影，显示支架分流道对比剂充盈良好，门静脉右支显影，CTPV 血管未显影。K：以组织胶栓塞经肝、经脾穿刺道后腹腔干造影，静脉瘤（☆）及脾静脉显影，肝门区仍见粗大 CTPV 血管向肝内汇流，支架内未见对比剂充盈。L：经肠系膜上动脉造影静脉期显示对比剂大部分经支架分流道回流，肝门区 CTPV 血管明显减少。

7. 术后处理

术后常规处理，第 2 天开始皮下注射依诺肝素钠 0.4 mL q. 12. h，并桥接口服华法林 3 mg q. d. 抗凝治疗，定期复查凝血功能调整华法林用量，维持 PT-INR 在 2.0 上下。第 6 天复查肝功能等各项指标基本正常，患者一般情况良好给予出院，并长期口服华法林抗凝治疗。

8. 随访及处理

患者按计划随诊，术后 1 个月（2013 - 04 - 27）、7 个月（2013 - 10 - 24）及 2 年（2015 - 03 - 20）（图 6 - 11）复查腹部 CT 提示：脾静脉瘤同前；支架分流道通畅，支架中段转弯处考虑附壁血栓形成；腹腔内多发动静脉瘘形成，曲张静脉加重。

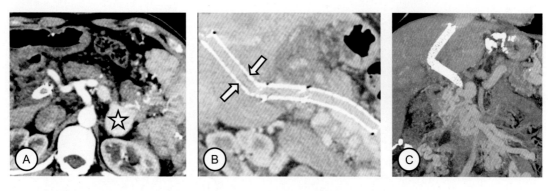

图 6 – 11　术后 2 年腹部 CT

依图序显示：脾静脉瘤（☆）显影基本同前；分流道中段转弯处支架内环形低密度影（⇨），其余部位对比剂显影良好；腹腔内畸形血管显影基本同前。

分别于 2013 – 06 – 03、2013 – 10 – 28 及 2015 – 03 – 20 行脾动脉及畸形血管栓塞术（图 6 – 12），曲张血管以组织胶栓塞，脾动脉发出的畸形血管及脾动脉分支以粒径 300 μm PVA 颗粒栓塞。

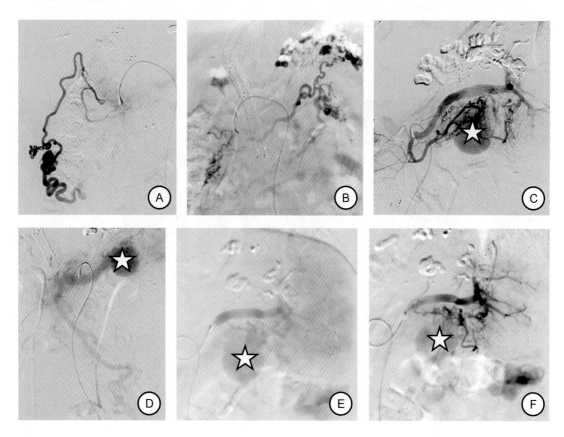

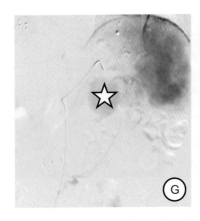
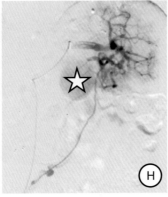
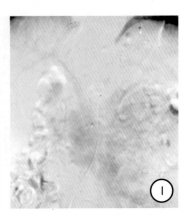

图 6 - 12　腹腔动脉血管造影及栓塞术

A～D：2013 - 06 - 03 手术图像，显示网膜动脉畸形并一直蔓延到脾门区，以组织胶栓塞；胰横动脉、胰尾及脾门区动脉与静脉瘤（☆）沟通，并使肠系膜下静脉逆显影，以 PVA 颗粒栓塞。E、F：2013 - 10 - 28 手术图像，以 PVA 颗粒栓塞脾动脉前后造影图像，栓塞后显示残存脾动脉呈"枯树枝"征，脾实质染色缺失范围约为 70%。G～I：2015 - 03 - 20 脾动脉栓塞前后造影及肠系膜上动脉造影静脉期图像，显示静脉瘤（☆）及胃网膜左动脉畸形，以 PVA 颗粒栓塞脾动脉后显示脾实质染色缺失范围约为 70%。肠系膜上动脉造影静脉期显示肠系膜上静脉属支及曲张血管显影，支架分流道及门静脉右支显影。

术后 5 年半（2018 - 09 - 03）复查腹部 CT 显示曲张血管较前减少，分流道支架内血栓稳定（图 6 - 13）；彩超提示支架内血流 v_{max} 为 95 cm/s。

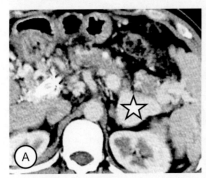
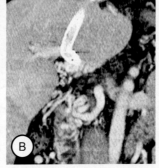
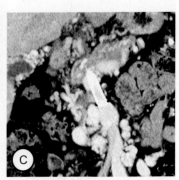

图 6 - 13　术后 5 年半复查腹部 CT

依图序显示：脾静脉瘤（☆）较前大小形态一致，脾脏明显缩小；支架中段转弯处成角加大，其内对比剂显影良好，门静脉右支显影；肠系膜上静脉属支显影清晰，CTPV 血管减少。

2019 - 11 - 16 实验室检查：白细胞 3.99×10^9 L^{-1}，红细胞 4.43×10^9 L^{-1}，血红蛋白 143 g/L，血小板 116×10^9 L^{-1}；谷草转氨酶 22 U/L，谷丙转氨酶 19 U/L，白蛋白 36.5 g/L，总胆红素 30.9 μmol/L，直接胆红素 9 μmol/L，胆碱酯酶 7199 U/L；凝血酶原时间 23.9 s，PT-INR 2.21；血浆氨 21.8 μmol/L。随访至今已 7 年，患者未再发生门静脉高压症状，一般情况良好，继续随访中。

【病例小结】

患者为青年男性，无肝炎、腹腔感染、腹部手术等可追溯的常见引起 CTPV 的病因，未做易栓症方面的筛查，因此其 CTPV 病因不详。

患者病情特殊之处在于 CTPV 合并腹腔内多发动脉畸形、动静脉畸形、脾静脉瘤，其血管畸形考虑为先天性或者自发性，另患者自幼就有手足肥大（形态基本正常，功能不受影响）、下肢静脉曲张，腹腔血管畸形是否为全身病变的局部表现，未能证实。曾行头颅 CT、MRI 检查未见异常，指端肥大症排查未见阳性指标。

病例 13 的动静脉瘘及脾静脉瘤为手术并发症，病灶相对局限，该患者病变血管的范围更广泛，病情更复杂。CTPV 及腹腔内多发血管畸形增加了门静脉高压症的复杂程度，并加重了门静脉高压症，而且腹腔内不同部位不断出现新的血管畸形，以致需要多次动脉内栓塞治疗，而且至目前仍然没有彻底治愈，说明了仅通过动脉途径栓塞治愈复杂的动静脉畸形是非常困难的。患者脾静脉闭塞，合并有区域性门静脉高压，只有开通闭塞的脾静脉才能恢复正常脾静脉的回流。通过经肝经门静脉途径联合经脾静脉途径均未能开通闭塞的脾静脉，是该病例的遗憾之处。所幸患者经多次介入手术，结合积极的抗凝治疗，使 TIPS 分流道保持长期的通畅，未再发生门静脉高压症状。

对于此类多发血管畸形的患者，目前没有规范、系统的治疗方案，介入治疗以其微创、可重复性成为常用的治疗方法。但是单纯通过介入治疗很难达到彻底的治愈，因此每次介入治疗时不要求解剖上做到"完美"，以控制症状为主要目的。

（整理：罗骏阳）

第二节　失　败　病　例

指手术过程中基于技术方面的原因未能完成手术而导致的失败。失败的病例均为各种原因未能开通闭塞的门静脉所致，提示了 CTPV 患者开通闭塞的门静脉是完成 TIPS 的首要条件。由于我们主要使用改良技术对 CTPV 患者进行 TIPS 手术，而非经典 TIPS 经颈静脉途径直接穿刺门静脉，改良技术要求先打通闭塞的门静脉再进行后续的分流操作，这其中最大的风险是经皮经肝或经皮经脾穿刺建立路径过程中穿刺引起脏器出血。经皮经肝或经皮经脾穿刺常使用 22 G、21 G 穿刺针，相较于 RUPS-100 或 RTPS-100 穿刺针，其外径细，引起的创伤较小、大出血的概率较低，即使出现损伤出血，也容易通过介入栓塞治疗，所以即使手术失败也不至于危及患者的生命。

病例 25　未能开通闭塞的门静脉致 TIPS 失败

【病例介绍】

1. 病史

患者男性，52 岁。主因"反复腹部不适 4 年，呕血黑便 3 年，再发黑便 1 周"于 2014 - 10 - 22 入院。患者 4 年前无明显诱因出现腹痛、腹泻，2010 - 08 - 23 当地医院上腹部 CT 检查提示：门静脉系统血栓形成，门静脉海绵样变（图 6 - 14）。给予抗凝、对症治疗后症状缓解。3 年前无明显诱因出现呕血、黑便，当地医院检查提示：食管胃底静脉曲张破裂出血、门静脉血栓形成、门静脉高压症、脾大，于 2011 - 08 - 09 在当地医院行 "脾切除 + 贲门周围血管离断术"。术后患者仍反复出现黑便并于当地医院对症治疗。近 1 周患者再次出现黑便，质量约为 200 g，当地医院上腹部 CT 提示：食管胃底静脉曲张，门静脉海绵样变。患者否认肝炎等传染病史，无酗酒史，未到过疫区。2008 年曾患左下肢深静脉血栓并行介入溶栓治疗。

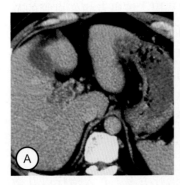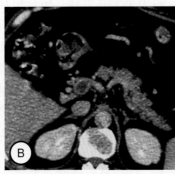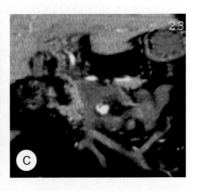

图 6 - 14　2010 - 08 - 23 外院上腹部 CT

依图序显示：门静脉主干、肠系膜上静脉及脾静脉内充满低密度影，肝内门静脉分支显示不清，肝门区纤细 CTPV 血管影。

2. 体格检查

神志清醒，对答切题，贫血貌，全身皮肤、巩膜无黄染，肝掌征阴性，未见蜘蛛痣，未见瘀点或瘀斑，颈静脉无怒张；腹部平坦，左上腹见长约 20 cm 陈旧性手术瘢痕，未见胃肠形或蠕动波，未见腹壁静脉曲张，腹壁柔软，无波动感，全腹无压痛或反跳痛，Murphy's 征阴性，肝肋下未触及，移动性浊音阴性，双下肢无水肿。

3. 辅助检查

(1) 实验室检查 (2014 - 10 - 23)：白细胞 $5.5 \times 10^9 \ L^{-1}$，红细胞 $2.29 \times 10^9 \ L^{-1}$；血红蛋白 73 g/L，血小板 $360 \times 10^9 \ L^{-1}$；谷草转氨酶 24 U/L，谷丙转氨酶 20 U/L，白蛋白 33.9 g/L，总胆红素 6.7 μmol/L，直接胆红素 2.7 μmol/L，胆碱酯酶 5883 U/L；凝血酶原时间 14.1 s，PT-INR 1.07；D - 二聚体 8.83 μg/mL；血同型半胱氨酸 5.9 μmol/L；肌酐 84 μmol/L，尿素氮 3.47 mmol/L；乙肝表面抗原阴性，丙型肝炎抗体阴性，抗 - HIV 阴性；甲胎蛋白 1.9 ng/mL。

(2) CT 检查 (2014 - 10 - 22)：门静脉海绵样变，门静脉主干栓子形成，食管下段、胃底静脉曲张；脾切除术后缺如 (图 6 - 15)。

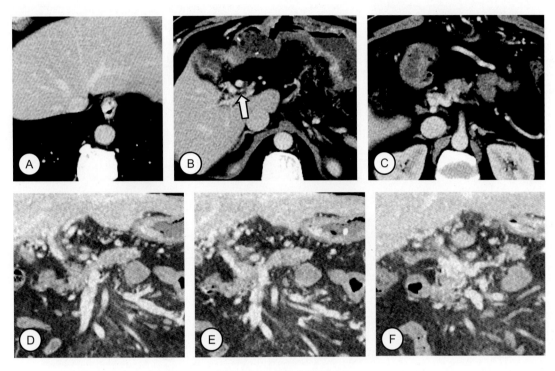

图 6 – 15 术前上腹部 CT

依图序显示：食管下段静脉曲张；肝内门静脉分支显示欠佳，门静脉右干纤细（⇨），主干未显影；肝门区 CTPV 血管影较前增粗；肠系膜上静脉管径基本正常，边缘毛糙；腹腔多发曲张静脉，脾静脉缺如。

4. 术前诊断

慢性门静脉闭塞，门静脉海绵样变（Ⅱd型）；门静脉高压症：食管胃底静脉曲张破裂出血；脾切除术后；下肢深静脉血栓介入治疗后。

5. 术前肝功能评分

Child-Pugh 评分 5 分（A 级），MELD 评分 13 分。

6. 手术经过

2014 – 10 – 25 行 TIPS 术，步骤如下（图 6 – 16）：

（1）经右侧股动脉入路，肝动脉造影显示肝动脉轻度聚拢、扭曲。

（2）以 22 G Chiba 针经皮经肝穿刺 S6 门静脉分支，导管进入门静脉内推注对比剂显示门静脉左右分支显影，管径变细，血流缓慢。导丝导管技术未能开通闭塞的门静脉。

（3）肠系膜上动脉造影静脉期可见肠系膜上静脉及属支显影基本完整，血流通畅，门静脉主干未显影，肝门区粗大 CTPV 血管与肝内门静脉分支沟通。

（4）再次以导丝导管技术反复尝试开通闭塞段门静脉均未能成功，导丝多次突出血管腔外进入腹腔，对比剂在门静脉主干走行区滞留，考虑到患者安全，放弃开通门静脉。

（5）以弹簧圈栓塞经肝穿刺道后，行肝动脉造影显示肝包膜下缘可见对比剂外溢，以粒径 150 ～ 350 μm 明胶海绵颗粒栓塞可疑出血动脉。再次造影未见对比剂外溢或滞留，患者生命体征稳定，结束手术。

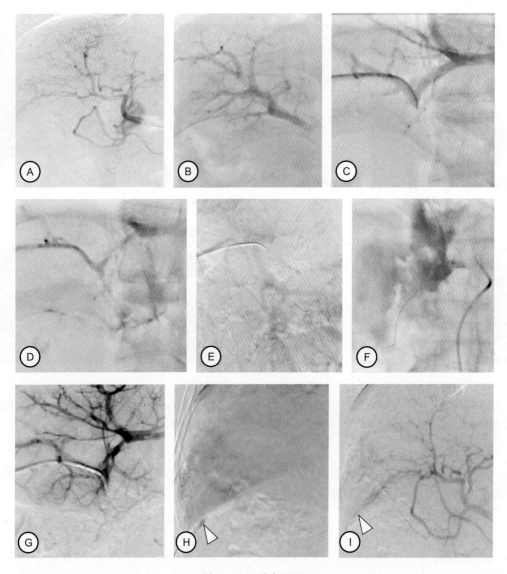

图 6-16 手术过程

A: 肝动脉造影显示肝右动脉扭曲、聚拢，肝内未见异常染色；B、C: 经皮经肝穿刺 S6 门静脉分支后导管在门静脉右支及汇合部"冒烟"，门静脉左右分支显影，管径变细，汇合部呈"鸟嘴状"，门静脉主干未显示；D: 开通闭塞的门静脉主干过程中，显示对比剂在肝门区周围弥散，并局部滞留，未见门静脉主干"真腔"显示；E: 肠系膜上动脉造影静脉期显示肠系膜上静脉及属支基本完好，门静脉主干未显示，可见粗大 CTPV 血管与肝内门静脉分支沟通；F: 导丝导管技术反复尝试开通闭塞的门静脉过程中，可见导丝进入腹腔，对比剂在肝门区潴留；G: 导管在门静脉分支造影未见对比剂外溢；H: 肝动脉造影末期显示 S6 肝包膜下"点状"对比剂外溢（△）；I: 以明胶海绵颗粒栓塞相应肝动脉后造影未见对比剂外溢（△）。

7. 术后处理

术后常规处理，第 3 天复查肝功能等各项指标基本正常，血常规较术前变化不大，一般情况稳定出院。

8. 随访结果

患者出院后在当地医院随访，其间多次便血，2 年后因呕血在当地医院病逝。

【病例小结】

患者为中年男性，既往无肝炎、酗酒病史，有脾切除史，患者 CTPV 可能与手术有关。患者数年前有"下肢深静脉血栓"和"门静脉血栓"史，未能完善"易栓症"等指标的筛查为本病例缺陷。

该患者术中开通闭塞段门静脉失败，导致 TIPS 手术未能完成，分析可能与以下原因有关：①门静脉系统血栓形成时间久、没有得到有效治疗，引起门静脉管腔纤维化闭锁。②患者既往接受脾切除术，失去了经皮经脾途径顺行开通闭塞门静脉的机会。在 CTPV 患者开通门静脉的过程中，若经皮经肝逆行难以开通，可以采取经皮经脾穿刺脾静脉的方法顺行开通，切除脾脏使患者丧失了经脾静脉开通的机会。因此建议合并门静脉血栓的门静脉高压症患者，慎行脾切除术。③此患者为早期病例，当时我们尚未发明经皮经肝腔内穿刺技术开通闭塞门静脉的术式。患者门静脉闭塞段主要位于门静脉主干，而且肠系膜上静脉通畅，管径基本正常，如果采取经皮经肝腔内穿刺技术，开通门静脉的概率较大，后期的病例验证了我们的设想。

患者第一次发现门静脉血栓闭塞时，CT 图像上能够显示门静脉管腔的影像，属于早期的血栓，当地医生按照医疗规范给予了抗凝治疗。早期的抗凝治疗达到了一定的临床疗效，患者腹部症状消失，并且从后期复查的 CT 图像看，肠系膜上静脉内的血栓已被清除。由于抗凝治疗只是清除了肠系膜上静脉的血栓，而门静脉主干内的血栓仍然存在（无论是早期遗留的门静脉血栓还是后来脾切除再继发的门静脉血栓），为后期的门静脉高压症留下隐患。患者发生门静脉高压呕血后行外科脾切除＋贲门周围血管离断术，仍不能有效缓解门静脉高压症状，仍反复呕血。本次入院 CT 显示门静脉管腔已完全闭锁，大大增加了治疗的难度，由于当时我们技术上也不完善，致使 TIPS 未能成功。因此，对于早期的门静脉血栓，如果单纯抗凝治疗无法有效清除血栓，及时给予介入性门静脉腔内治疗（门静脉腔内溶栓、抽栓或 TIPS 术），既能保证手术成功率，又可避免后期发生难以处理的后遗症。因此，建议在有条件的单位对门静脉血栓患者的处理应更加积极。

另外，在此需要强调的是，对这类复杂的患者施行经皮经肝或经皮经脾穿刺的介入手术时，术后一定要进行动脉造影，排除穿刺导致的肝、脾等脏器出血。一旦发现可疑的出血，及时栓塞出血血管，切忌抱有侥幸心理，以免发生危及生命的大出血。

（病例收集：向展望　整理：罗骏阳）

病例 26　未能开通闭塞的门静脉致 TIPS 失败

【病例介绍】

1. 病史

患者男性，12 岁，主因"反复呕血、黑便 8 年余，脾切除术后 7 年余"于 2015 - 07 - 16 入院。患者 8 年前无明显诱因出现呕血、黑便，在当地医院给予止血等对症治疗后症状缓解。7 年前再次出现呕血，我市儿童医院上腹部 CT 提示：门静脉海绵样变、脾大，胃镜检查示：食管、胃底重度静脉曲张，给予"脾切除＋断流术＋肝部分切除活检术"，术后病理提示：淤血性脾肿大，肝结构无异常，肝细胞轻度肿胀。患者于 2013—2015 年发生多次呕血，每次量为300～500 mL，2015 - 05 当地医院腹部 CT 检查提示：门静脉海绵样变，脾脏切除术后，为求进一步治疗入院。患者既往无肝炎等传染病史；足月顺产，无脐带感染等病史；否认药物和食物过敏史；未到过疫区。

2. 体格检查

体形消瘦，神志清醒，对答切题，贫血貌，全身皮肤、巩膜无黄染，肝掌征阴性，未见蜘蛛痣，未见瘀点或瘀斑，颈静脉无怒张；腹部平坦，左上腹见长约 15 cm 陈旧性手术瘢痕，未见胃肠形或蠕动波，未见腹壁静脉曲张，腹壁柔软，无波动感，全腹无压痛或反跳痛，Murphy's 征阴性，肝肋下未触及，移动性浊音阴性，双下肢无水肿。

3. 辅助检查

（1）实验室检查（2015 - 07 - 17）：白细胞 6.3×10^9 L^{-1}，红细胞 3.99×10^9 L^{-1}，血红蛋白 89 g/L，血小板 444×10^9 L^{-1}；谷草转氨酶 26 U/L，谷丙转氨酶 13 U/L，白蛋白 41.7 g/L，总胆红素 10.2 μmol/L，直接胆红素 3.5 μmol/L，胆碱酯酶 6575 U/L；凝血酶原时间 14.2 s，PT-INR 1.12；D - 二聚体 0.98 μg/mL；血同型半胱氨酸 7.7 μmol/L；肌酐 40.00 μmol/L，尿素氮 2.34 mmol/L；乙肝表面抗原阴性，丙型肝炎抗体阴性，抗 - HIV 阴性；甲胎蛋白 3.1 ng/mL。

（2）CT 检查（2015 - 07 - 16）：①门静脉海绵样变，门静脉主干及左右分支闭塞，食管下段 - 胃底静脉曲张；②脾切除术后缺如；③肝内胆管轻度扩张（图 6 - 17）。

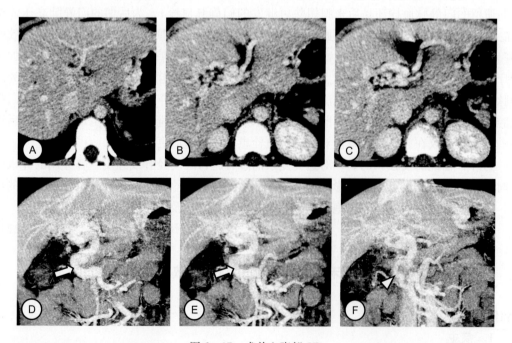

图 6 - 17 术前上腹部 CT

依图序显示：肝脏大小形态基本正常，脾脏缺如；门静脉主干、左右分支及肠系膜上静脉近端未显示；肠系膜上静脉各属支显影良好，胰十二指肠前（⇨）、后（△）静脉扩张延续为肝门区粗大曲张 CTPV 血管；肝内门静脉分支显影，管径变细；肝内胆管轻度扩张；食管、胃底静脉曲张，肝静脉形态正常。

（3）胃镜检查（2015 - 07 - 17）：食管、胃底重度静脉曲张，红色征（ + ）。

4. 术前诊断

慢性门静脉闭塞，门静脉海绵样变（Ⅱd 型）；门静脉高压症：食管胃底静脉曲张破裂出血；脾切除术后。

5. 术前肝功能评分

Child-Pugh 评分 5 分（A 级），MELD 评分 10 分。

6. 手术经过

2015 - 07 - 20 全麻下行 TIPS 术治疗，步骤如下（图 6 - 18）：

（1）经右侧股动脉入路，肝动脉造影显示肝动脉分支僵硬、迂曲，轻度聚拢。

（2）以 21 G Chiba 针穿刺 S6 门静脉分支，导管进入门静脉造影显示门静脉左右分支形态分布基本正常，管径普遍变细，血流缓慢。导丝导管技术未能开通闭塞的门静脉。

（3）调整动脉内导管于肠系膜上动脉间接门静脉造影，肠系膜上静脉各属支显影清晰，血流通畅，门静脉主干未显影，肝门区粗大 CTPV 血管与肝内门静脉沟通。

（4）再次以导丝导管技术反复尝试开通闭塞段门静脉均未能成功，导丝多次突出血管腔外进入腹腔，对比剂在门静脉主干走行区滞留。考虑到患者安全，放弃继续手术。

（5）以粒径 350～560 μm 明胶海绵颗粒栓塞经肝穿刺道，肝动脉造影排除出血，患者生命体征稳定，结束手术。

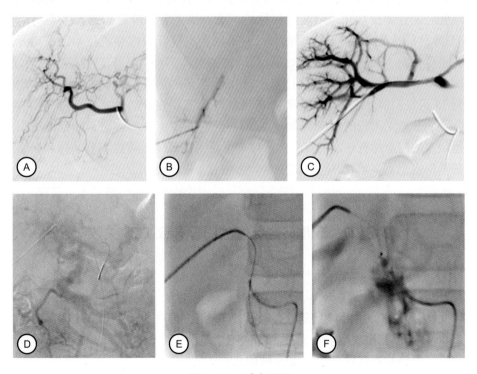

图 6 - 18　手术过程

A：肝动脉造影显示肝动脉僵硬、迂曲，轻度聚拢，肝内未见异常染色；B：经皮经肝穿刺并"冒烟"显示部分 S6 门静脉分支管径细；C：导管于门静脉左右支汇合部造影，门静脉左右分支显示清晰，形态基本正常，管径变细，未见门静脉主干"真腔"缝隙；D：经肠系膜上动脉造影静脉期可见肠系膜上静脉各属支显影，肠系膜上静脉主干及门静脉主干未显示，粗大的 CTPV 血管与肝内门静脉分支沟通显影，胃底见曲张静脉影；E～F：导丝导管技术反复尝试开通闭塞门静脉的过程中，显示导丝突出血管腔外进入腹腔，对比剂在门静脉主干走行区滞留。

7. 术后处理

术后常规处理，第5天复查肝功能等各项指标基本正常，血常规较术前变化不大，一般情况稳定出院。

8. 随访结果

患者出院后每年均发作呕血伴黑便，最大时量约为 500 mL，在当地医院给予对症治疗。最近一次呕血发生于 2019 - 04，给予内镜下组织胶注射及套扎治疗。随访 4 年后失访。

【病例小结】

患者为 12 岁儿童，无肝炎病史，出生时无脐带感染病史，5 岁时因反复呕血、黑便行"脾切除 + 断流术 + 肝部分切除活检术"。脾切除术前 CT 检查已提示门静脉海绵样变，术中发现肝门区大量迂曲扩张血管，未找到门静脉主干管腔，肝组织活检未发现异常病理改变。患者 CTPV 病因不清，考虑到幼年起病，先天性因素可能性大。

术中未能开通闭塞的门静脉，导致 TIPS 手术失败，可能与以下原因有关：①门静脉先天性闭塞或未发育，正常门静脉结构缺失，术中导管导丝不能找到门静脉主干"真腔"残迹。②患者既往接受脾切除术，失去了经皮经脾途径顺行开通门静脉的机会。因此建议门静脉闭塞合并门静脉高压症的患者慎行脾切除术。③此为较早期病例，当时我们尚未发明经皮经肝腔内穿刺技术开通闭塞门静脉的术式。该患者门静脉闭塞段主要为门静脉主干，CT 图像显示肠系膜上静脉近端粗大，若采取经皮经肝腔内穿刺技术，成功开通闭塞的门静脉是可行的，而且这种有粗大通畅流入道的患者 TIPS 术后长期疗效一般较好。

病例 25、26 术中造影显示肝内门静脉分支形态基本正常，由于血流不足致使管径变细。病例 25 可见门静脉左右干汇合部"鸟嘴状"形态，在肝动脉定位下由鸟嘴尖向肠系膜上静脉穿刺开通是可行的。病例 26 未见门静脉左右干汇合部迹象，此种情况采用腔内穿刺开通闭塞的门静脉有一定的盲目性，增加了手术的风险。可以在肝动脉和肠系膜上动脉内导管辅助定位下，术者冒险尝试手术，为患者争取机会。

（病例收集：穆鲁文　整理：罗骏阳）

病例 27　未能开通闭塞的门静脉致 TIPS 失败

【病例介绍】

1. 病史

患者女性，43 岁。主因"反复呕血、黑便 13 年，再发 5 天"于 2019 - 12 - 18 入院。患者自 2006 年起反复出现呕血、黑便，每次呕血量为 100～300 mL，在当地医院给予药物止血治疗，内镜检查提示食管胃底静脉曲张，未行内镜下治疗。本次再发呕血 400 mL 急诊入院。患者幼时曾患有"肠炎"；患有 2 型糖尿病 1 年余，予皮下注射胰岛素治疗；否认肝炎等传染病史；无腹部感染及外科手术史；未到过疫区。顺产 1 女。

2. 体格检查

神志清醒，对答切题，贫血貌，全身皮肤、巩膜无黄染，肝掌征阴性，未见蜘蛛痣，未见瘀点或瘀斑，颈静脉无怒张，腹部膨隆，未见胃肠形或蠕动波，未见腹壁静脉曲张，腹壁柔软，无波动感，全腹无压痛或反跳痛，墨菲征阴性，肝肋下未触及，脾肋下6 cm可触及，质韧，边缘钝，移动性浊音阴性，双下肢无水肿。

3. 辅助检查

（1）实验室检查（2019 - 12 - 06）：白细胞 17.5×10^9 L^{-1}，红细胞 2.4×10^9 L^{-1}，血红蛋白 76 g/L，血小板 455×10^9 L^{-1}；谷草转氨酶 14.0 U/L，谷丙转氨酶 13.0 U/L，白蛋白 42.7 g/L，总胆红素 17.7 μmol/L，直接胆红素 4.2 μmol/L，胆碱酯酶 2850 U/L；凝血酶原时间 17.3 s，PT-INR 1.4；D - 二聚体 0.2 μg/mL；血同型半胱氨酸 8.2 μmol/L；肌酐 39.0 μmol/L，尿素氮 9.94 mmol/L；乙肝表面抗原阴性，丙型肝炎抗体阴性，抗 - HIV阴性；甲胎蛋白 4.1 ng/mL。

（2）CT检查（2019 - 12 - 16）：①门静脉闭塞，门静脉海绵样变，肠系膜上静脉血栓形成；②食管下段 - 胃底静脉曲张，巨脾，脾 - 肾分流；③腹腔、盆腔少量积液（图6 - 19）。

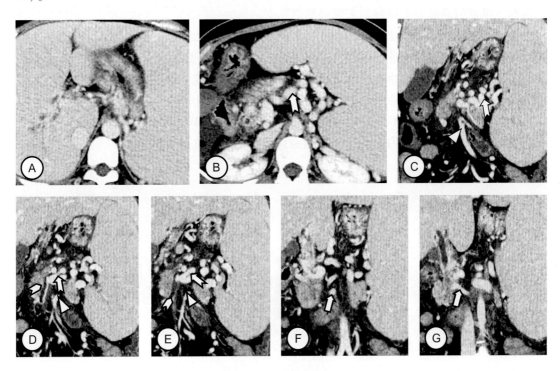

图6 - 19 术前腹部 CT

依图序显示：门静脉及肝内分支未显影，肝门区多发纤细 CTPV 血管影，胆管轻度扩张；胃周静脉曲张；巨脾，脾静脉迂回；肠系膜上静脉空肠支（△）通过胰十二指肠后静脉（⇨）形成肝门区 CTPV 血管，纤细回结肠支（▷）与脾静脉（⇨）相通。

（3）胃镜检查：食管、胃底重度静脉曲张，红色征（＋）。

4. 术前诊断

门静脉闭塞合并门静脉海绵样变（Ⅱb 型），门静脉高压：食管胃底静脉曲张破裂出血，巨脾，肠系膜上静脉血栓形成。

5. 术前肝功能评分

Child-Pugh 评分 6 分（A 级），MELD 评分 8 分。

6. 手术经过

2019 - 12 - 23 行 TIPS 手术，步骤如下（图 6 - 20）：

（1）经右股动脉入路依次行肝动脉、脾动脉及肠系膜上动脉造影，各期图像可见：脾动脉迂曲，脾脏染色均匀，巨大；肝动脉起自肠系膜上动脉，分支僵硬，肝内未见异常染色；肠系膜上动脉被巨大的脾脏推压至右侧腹部，肠系膜上静脉显示欠佳。留置导管于肝右动脉。

（2）以 21 G Chiba 针穿刺右肝不同肝段门静脉分支，发现门静脉 3 级以上分支均闭塞，导管导丝技术无法开通闭塞段门静脉。

（3）经皮经脾穿刺脾静脉分支并插入导管造影，显示脾静脉严重迂曲，呈螺旋状，并见胃左静脉及胃后静脉曲张，门静脉主干闭塞，肝门区可见多发、纤细的 CTPV 血管，肝内门静脉分支紊乱。导丝导管反复尝试后进入肠系膜上静脉，造影显示肠系膜上静脉纤细，为回结肠支显影，与 CT 图像（图 6 - 19D、图 6 - 19E）相吻合，通过 CTPV 与门静脉沟通，可疑门静脉主干显影。未探寻到空肠支。

（4）导丝进入肠系膜上静脉，由于脾静脉扭曲，导管无法跟进至脾静脉近端门静脉闭塞处。以微导管、微导丝进入疑似门静脉主干，再结合经肝途径导管试图对吻，反复多次尝试二者不在同一位置（由此推断可疑的门静脉主干影可能为侧支血管），遂放弃开通门静脉。以组织胶栓塞胃左静脉，再栓塞经皮经脾及经肝穿刺道。

（5）以粒径 300 ~ 500 μm 栓塞微球（Embosphere®，MERIT）行部分性脾动脉栓塞术，造影显示栓塞面积约为 50%。患者生命体征稳定，结束手术。

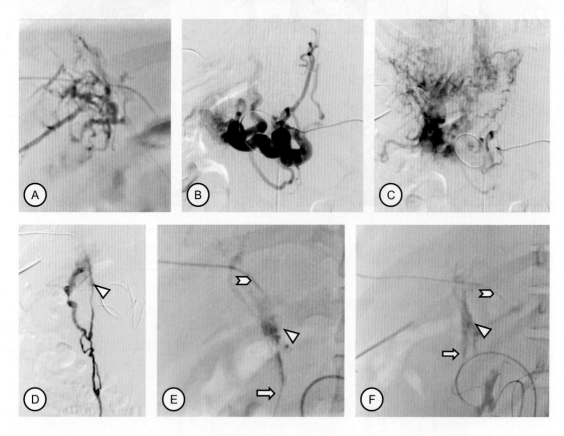

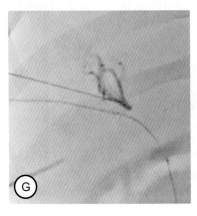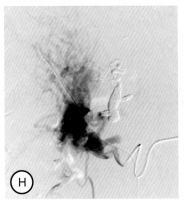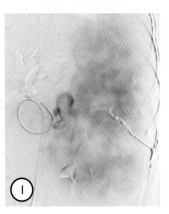

图 6 - 20 手术过程

A：经皮经肝穿刺右肝不同肝段门静脉分支，造影未显示正常走行门静脉分支，呈杂乱网状血管，多次尝试未能找到潜在的门静脉管腔及门静脉主干。B、C：穿刺脾静脉造影，显示脾静脉严重迂曲，呈螺旋状，胃左静脉、胃后静脉曲张；肝门区大量丛状、纤细 CTPV 血管与肝内门静脉沟通，门静脉分支紊乱。D：微导管进入肠系膜上静脉造影，肠系膜上静脉纤细，为回结肠支显影，并通过 CTPV 血管向肝内引流。疑似门静脉主干影向肝内延伸（△）。E：微导管进入疑似门静脉主干"冒烟"显示丛状血管影（△），前后投照位显示微导管（⇨）与经肝插入导管（▷）似乎接近。F：斜位显示二者分离。G：穿刺不同部位门静脉分支，二者始终不能对吻。H：栓塞胃左静脉后门静脉造影，显示肝门区 CTPV 血管同前。I：栓塞脾动脉后造影，显示脾动脉呈"花斑状"染色缺失，经皮经脾穿刺道已用组织胶栓塞。

7. 术后处理及随访

患者术后表现为脾栓塞后反应，给予抗感染、镇痛、支持治疗好转。术后 1 周实验室检查提示：白细胞 $14.2 \times 10^9 \text{ L}^{-1}$，红细胞 $2.5 \times 10^9 \text{ L}^{-1}$，血红蛋白 80 g/L，血小板 $432 \times 10^9 \text{ L}^{-1}$；肝功能等各项指标恢复至术前基线状态。患者一般情况稳定出院，给予口服利伐沙班 10 mg q. d. 抗凝治疗，预防门静脉系统血栓进一步加重。继续随访中。

【病例小结】

此患者为中年女性，幼时有"肠炎"病史，不排除腹腔感染继发 CTPV。但患者存在脾大及白细胞、血小板升高等情况，尚不能排除合并血液系统疾病。由于患者近期发生消化道大出血，待病情进一步稳定后，需行骨髓穿刺及易栓症筛查。

本病例的特别之处在于脾静脉过度迂曲，术中分别以 4F、5F 导管不能通过脾静脉迂曲段到达门静脉主干。虽然微导管能通过迂曲脾静脉进入肠系膜上静脉和疑似门静脉主干，但由于微导管、微导丝支撑力不足，导致经脾脏途径开通门静脉失败。患者在经肝及经脾双途径不能开通闭塞门静脉的情况下，致使分流手术失败。由于穿刺路径较长，不能确保穿刺针在门静脉"真腔"内穿刺，因此该病例未以腔内穿刺技术开通闭塞的门静脉。

CTPV 患者的病情复杂，血管结构千变万化，术中意外情况时有发生，术前影像有时不能充分、准确地评估手术的复杂性，此即为该类手术的难度所在，也是对术者的挑战。术中随机应变，适时改变治疗策略，考验术者的综合能力。术者应在把手术安全性放在第一位的情况下，再为患者争取最大获益。

TIPS 失败后，采用了胃左静脉栓塞配合部分性脾动脉栓塞，在一定程度上降低了再出血的发生率。后续还可以通过分次栓塞脾脏（或脾切除）来减小脾脏体积，降低门静脉压力，再结合内镜下治疗，进一步降低患者发生消化道出血的风险。

（整理：潘韬）

第三节　介入手术并发症

指和介入手术及术后处理直接相关的并发症，包括术中穿刺损伤出血、服用抗凝药物诱发穿刺部位出血、肝性脑病等。及时发现、明确出血点并给予有效的治疗，是处理手术并发症的关键。

病例28　损伤网膜动脉致腹腔出血

【病例介绍】

1. 病史

患者女性，35 岁。主因"反复呕血 15 年，再发 3 周"于 2018 - 12 - 12 入院。患者 15 年前无明显诱因出现呕血，在外院诊断为肝硬化，胃镜示：食管胃底静脉曲张伴糜烂出血，给予内科保守治疗。此后每年反复出现数次呕血，每次量为 100 ～ 300 mL，伴黑便。2008 年曾行"脾切除＋内镜下套扎＋肝穿刺活检术"（未见病理结果）。3 周前再发呕吐鲜红色血液，量约为 1000 mL，伴头晕、腹胀、乏力，就诊当地医院予输血、内科治疗后好转出院。患者 8 年前检查发现"地中海贫血"，具体分型不详；3 个月前行腹股沟斜疝修补术；否认肝炎等传染病史，未到过疫区。顺产 1 女。

2. 体格检查

神志清醒，对答切题，贫血貌，全身皮肤、巩膜轻度黄染，肝掌征阳性，未见蜘蛛痣，未见瘀点或瘀斑，颈静脉无怒张；腹部膨隆，左上腹见长约 20 cm 陈旧性手术瘢痕，未见胃肠形或蠕动波，未见腹壁静脉曲张，腹壁柔软，无波动感，全腹无压痛或反跳痛，Murphy's 征阴性，肝肋下未触及，移动性浊音阳性，双下肢无水肿。

3. 辅助检查

（1）实验室检查（2018 - 12 - 13）：白细胞 4.95×10^9 L^{-1}，红细胞 3.13×10^9 L^{-1}，血红蛋白 81 g/L，血小板 297×10^9 L^{-1}；谷草转氨酶 72 U/L，谷丙转氨酶 144 U/L，白蛋白 37.6 g/L，总胆红素 43.4 μmol/L，直接胆红素 25.4 μmol/L，胆碱酯酶 2844 U/L；凝血酶原时间 13.1 s，PT-INR 1.00；D - 二聚体 4.38 μg/mL；血同型半胱氨酸 9.5 μmol/L；肌酐 72 μmol/L，尿素氮 6.63 mmol/L；乙肝表面抗原阴性，丙型肝炎抗体阴性，抗 - HIV 阴性；甲胎蛋白 5.5 ng/mL。

（2）CT 检查（2018 - 11 - 30）：①门静脉主干及左右支、肠系膜上静脉广泛血栓形成，门静脉海绵样变；②结节型肝硬化，食管下段 - 胃底静脉、胃左静脉曲张，附脐静脉开放，腹水；③脾脏术后缺如（图 6 - 21）。

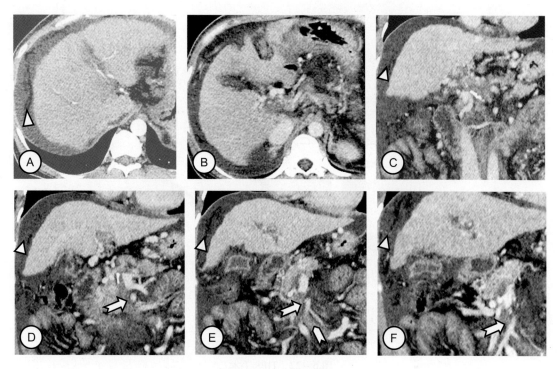

图 6-21 术前上腹部 CT

依图序显示：肝硬化征象，腹腔中量水样密度影，肝脏右缘水样密度影中有更低密度脂肪影（网膜，△），脾脏缺如；门静脉分支显示不清，主干内充满低密度血栓影，附壁可见条状高密度钙化影，肝门区纤细 CTPV 血管影；肠系膜上静脉回结肠支内断续低密度血栓充盈缺损影（⇨），空肠支长段低密度血栓充盈缺损影（▷）。

（3）胃镜检查（2018-12-03）：食管下段重度静脉曲张，红色征（+）；胃底重度静脉曲张，红色征（-）；门静脉高压性胃病（中度）。

4. 术前诊断

慢性门静脉闭塞，门静脉海绵样变（Ⅱd 型）；肝硬化失代偿期，门静脉高压症：食管胃底静脉曲张破裂出血，腹水；脾切除术后。

5. 术前肝功能评分

Child-Pugh 评分 8 分（B 级），MELD 评分 10 分。

6. 手术经过

2018-12-13 在经皮经肝途径开通闭塞的门静脉后完成 TIPS 手术，手术过程与普通 CTPV 患者 TIPS 手术相同（图 6-22）。术中在分流道内由远及近依次重叠植入 8 mm × 8 cm E-Luminexx™ 支架、8 mm × 8 cm/2 cm VIATORR® 支架及 9 mm × 10 cm VIABAHN® 支架各 1 枚，并以直径 8 mm 球囊扩张支架，造影显示分流道通畅。植入支架后以组织胶栓塞经皮经肝穿刺道，肝动脉造影未见明确肝脏出血，患者生命体征稳定，结束手术。

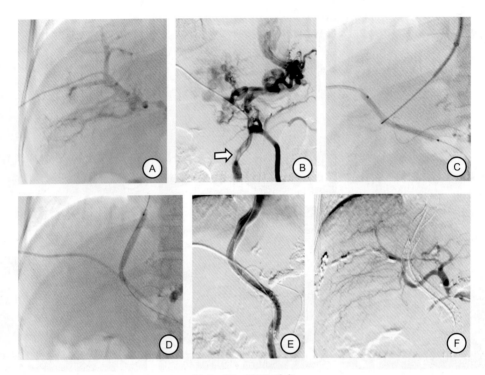

图 6 – 22　TIPS 手术

A：经皮经肝穿刺 S8 门静脉分支，推注对比剂显示门静脉右前分支形态基本正常，右后分支变细、毛糙；B：开通闭塞的门静脉后肠系膜上静脉造影，显示其内充盈缺损（⇨），门静脉主干未显影，肝门区多发 CTPV 血管与肝内门静脉分支沟通，胃左静脉及食管下段静脉曲张；C：穿刺针经肝静脉穿刺门静脉内留置的球囊；D：直径 6 mm 球囊扩张分流道；E：在分流道内植入支架后肠系膜上静脉造影，肠系膜上静脉及分流道显影良好，侧支血管未显影；F：以组织胶栓塞经肝穿刺道后肝动脉造影未见对比剂外溢或滞留。

7. 术后处理

术后常规处理，患者诉腹痛，体查示右下腹压痛及反跳痛阳性，患者生命体征基本稳定，心率维持在 80 次/分左右，血压维持在 100/60 mmHg 左右，未予抗凝治疗。术后当晚复查血红蛋白浓度由术前 81 g/L 降至 60 g/L，红细胞比容 0.176。急诊上腹部 CT 检查：肝右叶包膜下积血，TIPS 支架通畅（图 6 – 23）。诊断性腹腔穿刺抽出不凝血液。

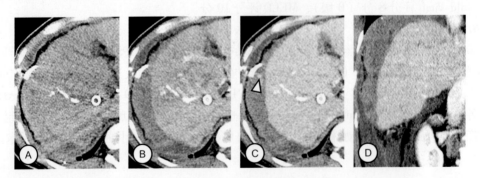

图 6 – 23　术后急诊腹部 CT

A～C 分别为同一层面平扫、动脉期、实质期图像。依图序显示：肝右叶包膜下带状混杂密度影，较腹水密度高，增强后无强化，实质期穿刺点处疑似对比剂外溢（△）。

患者腹腔出血诊断明确，遂急诊给予血管造影 + 出血血管栓塞术（图 6-24）。

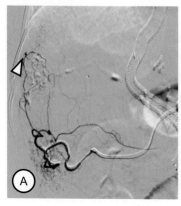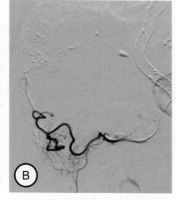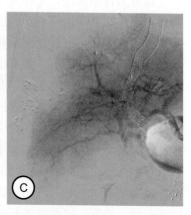

图 6-24　出血动脉栓塞术

A：胃网膜右动脉造影可疑穿刺部位对比剂外溢（△）。B：以粒径 150～350 μm 明胶海绵颗粒栓塞后造影，可疑出血灶消失。C：以粒径 150～350 μm 明胶海绵颗粒对穿刺部位肝动脉栓塞后造影，局部肝段染色缺失，未见对比剂外溢。

栓塞术后输注血制品，患者血红蛋白稳定在 70 g/L，术后第 5 天开始皮下注射依诺肝素钠 0.4 mL q.12.h. 抗凝治疗，第 7 天复查肝功能等各项指标基本恢复至术前基线状态，患者一般情况稳定，给予出院，并长期口服达比加群 150 mg b.i.d. 抗凝治疗。

8. 随访结果

患者按计划复诊。术后 5 个月（2019-05-20）上腹部 CT 提示 TIPS 分流道通畅，肠系膜上静脉血栓消失（图 6-25）；彩超示支架内血流 v_{max} 为 81 cm/s。实验室检查：白细胞 4.86×10^9 L^{-1}，红细胞 3.41×10^9 L^{-1}，血红蛋白 88 g/L，血小板 278×10^9 L^{-1}；谷草转氨酶 179 U/L，谷丙转氨酶 102 U/L，白蛋白 34.2 g/L，总胆红素 31.5 μmol/L，直接胆红素 16.7 μmol/L，胆碱酯酶 2960 U/L；凝血酶原时间 14.3 s，PT-INR 1.13；血浆氨 31.0 μmol/L。

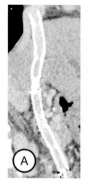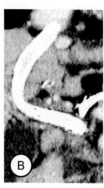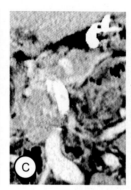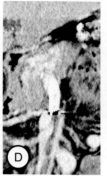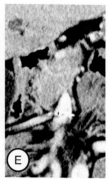

图 6-25　术后 5 个月上腹部 CT

依图序显示：TIPS 支架分流道通畅，内无低密度充盈缺损影；肠系膜上静脉属支显影良好，内无低密度充盈缺损影。

随访至今，患者未再发生门静脉高压症状，一般情况良好。此例继续随访中。

【病例小结】

患者为青年女性，无肝炎及其他特殊病史，肝硬化原因不明，有地中海贫血及脾切除病史，因此其 PVT、CTPV 可能与脾切除术有关。

脏器及腹腔出血是经皮穿刺及 TIPS 常见的并发症，表现形式各种各样：①穿刺损伤肝动脉可造成腹腔出血、胆道出血或肝内假性动脉瘤、动静脉瘘形成；②穿刺损伤肝外器官的血管及组织，多为胆囊、右肾、十二指肠、结肠肝曲及网膜等，其中损伤胆囊引起的出血较多见；③穿刺损伤肝外门静脉出血；④穿刺损伤下腔静脉引起出血。对于 CTPV 患者，因为手术过程复杂，在建立分流道之前需要采取不同方式开通闭塞的门静脉，所以导致肝、脾及周围血管损伤的概率更高，发生腹腔出血的风险更大。术前做好充分的准备，术者仔细阅读患者的 CT/MR 图像，制订详细的手术计划，术中规范操作，术毕牢固栓塞肝、脾穿刺道，及时进行动脉造影排除出血，术中及术后在未排除出血并发症前避免应用抗凝药物，等等，这些措施可以有效降低腹腔出血的发生率。

一旦诊断腹腔出血，需积极药物及手术治疗。药物治疗包括应用止血药、扩容、输血等。手术治疗包括：①经皮穿刺腹腔脏器时，多为损伤动脉出血，及时给予动脉造影，重点关注的动脉包括肝动脉（经皮经肝穿刺）、脾动脉（经皮经脾穿刺）、肋间动脉、网膜动脉、膈下动脉等，对出血动脉选用 PVA 颗粒、明胶海绵颗粒、弹簧圈、组织胶等进行致密栓塞；②使用 TIPS 穿刺针由肝静脉穿刺门静脉的过程中怀疑损伤门静脉引起出血的患者，以覆膜支架快速建立分流道降低门静脉压力，同时覆膜支架压迫、隔绝出血口，以利于止血。对于介入手术无法止血的患者应尽快安排外科手术止血以挽救患者生命。

该患者发生腹腔出血为经皮穿刺损伤网膜动脉所致，回顾术前 CT 图像（图 6 - 21）显示患者肝硬化、肝萎缩较重，肝脏与肋缘之间的间隙由网膜填充。再回顾手术过程，经皮经肝穿刺进针时患者不能配合，呼吸运动幅度过大，穿刺针多次在肝表面不同位置穿刺，甚至可能经过胸膜腔穿刺（图 6 - 26），术中可能导致直接穿刺损伤血管或划伤血管。

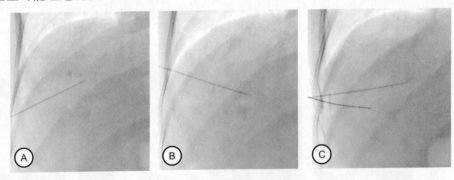

图 6 - 26　首次手术穿刺过程

A、B：经同一皮肤穿刺点穿刺肝脏时患者呼吸控制不好，穿刺针位移大。A 为呼气时状态，B 为吸气时状态，穿刺针位置和角度变化较大。C：使用 2 根穿刺针分别对不同部位肝内门静脉穿刺。

术前准备中，与患者的交流沟通也是非常重要的，尤其是在局麻手术时，一定要告知患者术中可能发生的情况，尤其是疼痛，征得其理解和配合，以利手术的顺利进行，减少并发症。

（病例收集：常伯扬　整理：罗骏阳）

病例 29　门静脉撕裂致腹腔出血

【病例介绍】

1. 病史

患者女性，41 岁。主因"反复腹胀 4 月余，再发 2 周"于 2018 - 02 - 26 入院。患者 4 个月前因"反复腹胀"于当地（香港）医院行上腹部 CT 检查，诊断为：门静脉血栓形成闭塞，门静脉海绵样变，肝硬化，门静脉高压症，食管胃底静脉曲张，巨脾伴脾功能亢进。2 周前患者自觉腹胀明显，腹围增大，伴双下肢浮肿，遂至本地上级医院就诊，腹部彩超提示：弥漫性肝损害；门静脉海绵样变；脾肿大；腹腔积液。予内科对症治疗后腹胀症状无明显缓解。患者曾行两次剖宫产术，育有 1 子 1 女。否认肝炎等传染病史，未到过疫区。

2. 体格检查

神志清醒，对答切题，贫血貌，全身皮肤、巩膜无黄染，肝掌征阴性，未见蜘蛛痣，未见瘀点或瘀斑，颈静脉无怒张，腹部膨隆，未见胃肠形或蠕动波，未见腹壁静脉曲张，腹壁柔软，无波动感，全腹无压痛或反跳痛，Murphy's 征阴性，肝肋下未触及，脾肋下 6 cm 可触及，质韧，边缘钝，移动性浊音阳性，双下肢轻度凹陷性水肿。

3. 辅助检查

（1）实验室检查（2018 - 03 - 02）：白细胞 $2.48 \times 10^9 \ L^{-1}$，红细胞 $3.16 \times 10^9 \ L^{-1}$，血红蛋白浓度 80 g/L，血小板计数 $56 \times 10^9 \ L^{-1}$；谷丙转氨酶 16.0 U/L，谷草转氨酶 24.0 U/L，白蛋白 36.1 g/L；总胆红素 10.2 μmol/L，直接胆红素 4.7 μmol/L，胆碱酯酶 3 630 U/L；凝血酶原时间 17.0 s，PT-INR 1.37；D - 二聚体 6.32 μg/mL；血同型半胱氨酸 8.7 μmol/L；肌酐 57.00 μmol/L，尿素氮 3.02 mmol/L；乙肝表面抗原阴性，丙型肝炎抗体阴性，抗 - HIV 阴性；甲胎蛋白 4.88 ng/mL。

（2）CT 检查（2018 - 03 - 01）：①肝脏变形，巨脾，腹水。②门静脉主干、左右支血栓形成，门静脉海绵样变；胃左静脉、食管下段 - 胃底静脉、食管周围静脉曲张；脾 - 肾分流。③慢性胆囊炎。④双侧少量胸腔积液（图 6 - 27）。

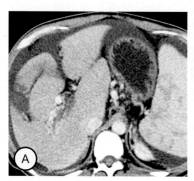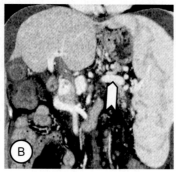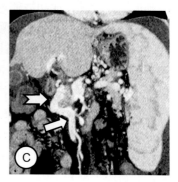

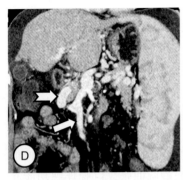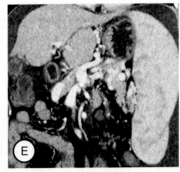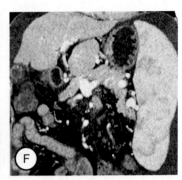

图 6 - 27　术前腹部 CT

依图序显示：肝脏变形、比例失调，肝裂增宽，尾状叶增大，脾大、大量腹水、少量胸腔积液；门静脉主干及左右支未显影，肠系膜上静脉（⇨）显影良好，胰十二指肠静脉（⇨）扩张形成粗大的 CTPV 血管；胃左静脉扩张迂曲；脾静脉（▷）显示良好。

4. 术前诊断

慢性门静脉闭塞，门静脉海绵样变（Ⅱa 型）；门静脉高压症：大量腹水，少量胸腔积液，食管胃底静脉曲张，巨脾，脾功能亢进。

5. 术前肝功能评分

Child-Pugh 评分 7 分（B 级），MELD 评分 10 分。

6. 手术经过

2018 - 03 - 05 行 TIPS 术，步骤如下（图 6 - 28）：

（1）经右侧股动脉入路腹腔动脉造影显示肝、脾动脉迂曲、紊乱，脾静脉显示不清。

（2）经右侧颈内静脉置入 RUPS-100 于下腔静脉窝测量分流前中心静脉压力为 6 mmHg。

（3）经皮经肝穿刺肝右叶门静脉分支插入导管，造影显示门静脉主干闭塞，周围多发细小侧支血管。导丝导管技术多次尝试未能开通闭塞的门静脉主干。

（4）在肝动脉内导管的定位辅助下，在经肝鞘管内送入 PTIPS 穿刺针穿刺开通闭塞段门静脉，边进针边推注对比剂发现肠系膜上动脉显影，肠系膜上动脉造影未见穿刺点处对比剂滞留或外溢。在肠系膜上动脉内导管定位下，再次调整穿刺针方向穿刺肠系膜上静脉与脾静脉汇合处，成功后插入导丝导管至脾静脉主干造影证实。测量分流前脾静脉压力为 32 mmHg。以直径 6 mm 球囊扩张门静脉闭塞段并留置球囊于门静脉右干。

（5）以 RUPS-100 穿刺针经肝静脉穿刺门静脉内留置的球囊，插入导丝使其沿门静脉主干"真腔"进入脾静脉，再以直径 6 mm 球囊扩张分流道，并将鞘管送入脾静脉。患者诉腹胀及胸闷不适，心电监护示心率 110 次/分（术前 80 次/分），血压 80/60 mmHg（术前 120/70 mmHg），SpO$_2$ 降低至 83%，遂予以扩容、多巴胺控速静滴，并高流量鼻面罩吸氧，输注术前准备的"O"型红细胞 4 U 及新鲜冰冻血浆 400 mL，患者心率逐渐降至 90 次/分，血压稳定于 110/90 mmHg，SpO$_2$ 升至 95% 以上。经 RUPS 鞘管"冒烟"显示对比剂在肝包膜下聚集，综合以上情况考虑为门静脉撕裂导致腹腔出血。决定立即释放覆膜支架压迫、闭合破裂出血的门静脉、建立分流道降低门静脉压力减少出血。

（6）在分流道内由远及近依次重叠植入 8 mm×8 cm/2 cm VIATORR® 支架及 8 mm×10 cm VIABAHN® 支架各 1 枚，以直径 8 mm 球囊扩张支架。球囊扩张堵塞分流道行脾静脉造影未见支架周围对比剂外溢，脾静脉、胃周静脉丛及肝门区 CTPV 血管显影；拔除球囊行肠系膜上动脉造影，动脉期未见异常，静脉期显示支架分流道通畅，侧支血管明显减少。测量分流后脾静脉压力为 22 mmHg、中心静脉压力为 6 mmHg，PPG 由分流前 26 mmHg降为分流后 16 mmHg。

（7）退出经皮经肝穿刺通路内导管过程中推注对比剂，可见对比剂外溢至支架周围肝包膜下，考虑仍有出血风险，以组织胶封堵对比剂外渗区域及肝穿刺道，腹腔动脉造影未见肝包膜下及腹腔内对比剂滞留或外溢，患者生命体征稳定，结束手术。

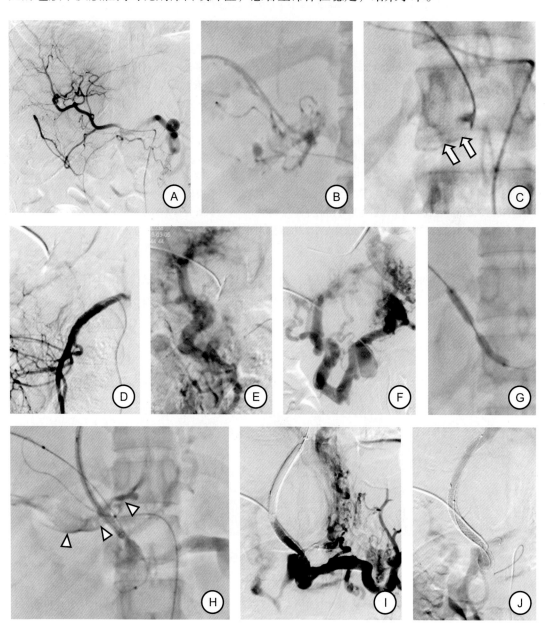

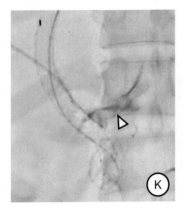
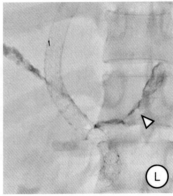
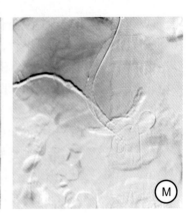

图 6 - 28 TIPS 手术

A：腹腔动脉造影显示肝动脉聚拢，分布紊乱，脾动脉迂曲。B：经皮经肝穿刺门静脉分支插入导管后"冒烟"，未显示正常门静脉管腔，可见紊乱血管影，尝试开通门静脉主干未成功。C：经皮经肝途径以 PTIPS 穿刺针穿刺开通门静脉过程中，经穿刺针"冒烟"发现肠系膜上动脉显影（⇨）。D、E：肠系膜上动脉造影未见穿刺部位对比剂外溢，血管被巨大的脾脏推压至腹腔右侧；静脉期可见肠系膜上静脉属支显影，分布紊乱，主干显示不清，粗大胰十二指肠静脉延续为 CTPV 血管，肝内门静脉分支显影。F：穿刺开通闭塞的门静脉后插入导管在肠系膜上静脉近端造影，见粗大 CTPV 血管向肝内引流，胃左静脉曲张，门静脉主干未显影。G：以球囊扩张门静脉闭塞段，可见球囊"腰征"。H：经肝静脉穿刺门静脉并引入 RUPS 长鞘，鞘管"冒烟"显示对比剂外溢，沿肝包膜弥散（△）。I：植入支架后球囊阻塞分流道行脾静脉造影，脾静脉逆显影，胃周可见曲张静脉丛，部分 CTPV 血管显影。J：经肠系膜上动脉造影静脉期可见肠系膜上静脉及属支显影良好，支架内对比剂充盈良好，侧支血管明显减少。K：在退出经皮经肝鞘管过程中推注对比剂，显示肝包膜下支架周围仍见对比剂外渗（△）。L：以组织胶栓塞穿刺道，可见组织胶沿肝包膜弥散（△）。M：腹腔动脉造影未见肝包膜下及腹腔内对比剂滞留或外溢。

7. 术后处理

术后患者被送往 ICU 监护生命体征，由于术中穿刺肠系膜上动脉并且有肝包膜下出血，因此未予抗凝治疗。术后前 3 天，患者生命体征稳定，各项指标基本恢复术前基线状态，D - 二聚体 11.76 μg/mL。第 4 天患者诉腹胀如术前，第 5 天（2018 - 03 - 09）腹部 CT 提示：分流道内血栓形成（图 6 - 29）。

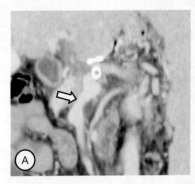
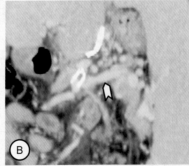
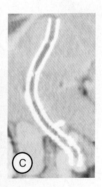

图 6 - 29 术后第 5 天腹部 CT

依图序显示：肠系膜上静脉（⇨）及脾静脉（▷）显影良好，未见充盈缺损，支架内充满低密度血栓影。

遂予皮下注射依诺肝素钠 0.4 mL q.12.h. 抗凝治疗，并于 2018 - 03 - 12 行 TIPS 分流道成形术 + 胃左静脉栓塞术，步骤如下（图 6 - 30）：

（1）经右侧颈内静脉置入 RUPS-100 鞘管，调整导管导丝进入 TIPS 分流道支架远端，造影显示分流道支架内全程分布不规则充盈缺损影，对比剂滞留，支架肝静脉端向心性变窄。粗大 CTPV 血管及胃左静脉显影。

（2）以组织胶栓塞胃左静脉，造影显示曲张静脉基本闭塞，粗大 CTPV 血管显影更浓密，支架内无对比剂充盈。

（3）在支架内重新植入 1 枚 8 mm×15 cm VIABAHN® 支架全程覆盖血栓，并伸入下腔静脉，以直径 8 mm 球囊扩张。造影显示分流道通畅，侧支血管较前减少，显影变淡。患者生命体征稳定，结束手术。

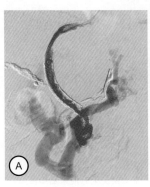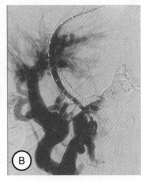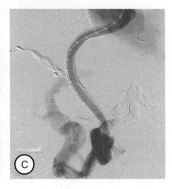

图 6-30　TIPS 分流道修复

A：导管于支架远端造影显示分流道内对比剂滞留，全程不规则充盈缺损，肝静脉端向心性狭窄，粗大 CTPV 血管及胃左静脉显影；B：以组织胶栓塞胃左静脉后造影显示胃左静脉闭塞，对比剂经 CTPV 血管与肝内门静脉分支沟通，支架内无对比剂充盈；C：在原分流道支架内再植入支架后造影，显示分流道通畅，CTPV 血管较前显影变淡、减少。

分流道修复术后当天开始皮下注射依诺肝素钠 0.4 mL q. 12. h.，并桥接口服华法林 3 mg q. d. 抗凝治疗，定期复查凝血功能调整华法林用量，维持 PT-INR 在 2.0 上下。修复术后第 5 天患者诉腹胀显著缓解，一般情况良好，予以出院，并长期口服华法林抗凝治疗。

8. 随访结果

患者按计划复诊。术后 21 个月（2019-10-08）腹部 CT 提示：支架分流道通畅，脾脏巨大（图 6-31）；彩超示支架内血流 v_{max} 为 101 cm/s。

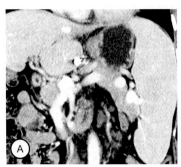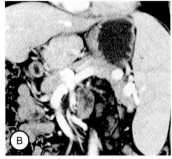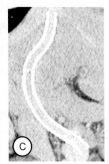

图 6-31　术后 21 个月复查腹部 CT

依图序显示：肠系膜上静脉、脾静脉及支架分流道显影良好，未见充盈缺损，肝门区侧支血管基本消失；肝硬化表现，巨脾。

实验室检查提示：白细胞 2.49×10^9 L^{-1}，红细胞 4.1×10^9 L^{-1}，血红蛋白 97 g/L，血小板 78×10^9 L^{-1}；PT-INR 2.1。由于患者脾脏巨大伴脾功能亢进，2019 - 10 - 10 给予部分性脾动脉栓塞术（图 6 - 32）。

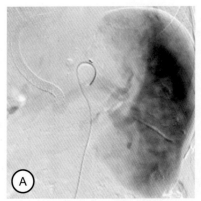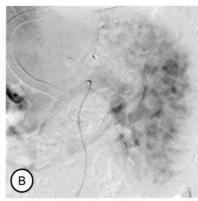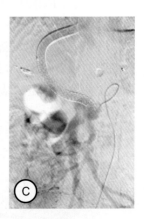

图 6 - 32　部分性脾动脉栓塞术及肠系膜上动脉造影

A：腹腔动脉造影实质期显示巨大脾脏染色，脾静脉及分流道显影良好，肝门区仍见 CTPV 血管影，胃区未见明确曲张静脉影。B：以 100 μm PVA 颗粒栓塞后造影显示脾脏均匀花斑状染色，染色缺失区约 60%，以脾脏外带为主；脾静脉及分流道显影良好。C：肠系膜上动脉造影静脉期显示肠系膜上静脉属支、主干及支架分流道显影良好，无明显侧支血管显影。

2019 - 10 - 14 实验室检查：白细胞 7.30×10^9 L^{-1}，红细胞 4.16×10^9 L^{-1}，血红蛋白 106 g/L，血小板 66×10^9 L^{-1}；谷草转氨酶 39 U/L，谷丙转氨酶 47 U/L，白蛋白 35.4 g/L，总胆红素 9.0 μmol/L，直接胆红素 4.8 μmol/L，胆碱酯酶 4365 U/L；凝血酶原时间 26.9 s，PT-INR 2.48；血浆氨 20.5 μmol/L。

随访至今，患者未再发生门静脉高压症状，亦无显性肝性脑病，一般情况良好，继续随访中。

【病例小结】

患者为中年女性，无肝炎病史，有剖宫产史，其 CTPV 病因未明。

患者肝脏变形、尾状叶增大，增加了经皮经肝穿刺操作的难度，术中发生 2 次意外：①用 PTIPS 穿刺针穿通闭塞门静脉的过程中穿刺到肠系膜上动脉，与未能及时把肝动脉内导管调整到肠系膜上动脉定位有关；②撕裂门静脉引起肝包膜下出血。幸运的是未发生严重的大出血（不能总靠运气做手术）。

发现穿刺到肠系膜上动脉时，我们做了控制出血的预案：①若出血量较大，则植入覆膜支架止血或球囊阻塞肠系膜上动脉后经穿刺针注射组织胶封闭穿刺口；②若出血量小，则直接经穿刺针注射组织胶封闭穿刺口。在准备措施到位的情况下，从肠系膜上动脉缓慢退出穿刺针，即刻造影未见肠系膜上动脉穿刺点对比剂外溢，等待 5 min 再造影，仍未见对比剂外溢等出血征象。可能与以下因素有关：①20 G PTIPS 穿刺针直径细，损伤小，除非对器官组织的反复穿刺或者暴力损伤，否则如此小的穿刺口是可以自愈的。即使出现少量出血，通过及时的处理也不至于引起严重的后果。②组织的弹性回缩。患者为中年女性，机体组织的弹性较好，具有一定程度的自愈能力。

腹腔出血是 TIPS 手术比较常见且严重的并发症，尤其是在早期（20 世纪 90 年代）使用 RTPS-100 套装中的 16 G Colapinto 穿刺针由肝静脉穿刺门静脉时，时有发生致命性腹腔出血。如果刺中肝外裸区的大血管（门静脉、肝动脉）造成切割损伤，或球囊扩张门静脉后导丝、导管、鞘管滑脱至门静脉管腔外，此时的出血将是致命性的，外科手术也不一定来得及成功救治。因此，在早期的 TIPS 指南中，由于手术的难度大，把 CTPV 列为手术的禁忌证。

TIPS 术中发现撕裂损伤"门静脉"引起出血时，一般在分流道内尽快植入覆膜支架即可快速、有效地止血。另外我们在经皮经肝鞘管内插入的导管也能起到很好地保证安全的作用。由于此导管与支架在同一分流道内，只要与分流道有关的出血，皆可通过此导管治疗。我们发现患者肝包膜下出血后在分流道内迅速植入覆膜支架，并通过球囊堵塞支架分流道的方式造影亦未见对比剂外渗，但在退出经肝鞘管的过程中可见对比剂外溢到肝包膜下并在支架周围聚集，仍然有潜在出血的风险。此种门静脉或肝组织撕裂出血如果不能当即控制，后续再通过介入或者外科手术去处理，那将非常棘手。这种情况下，使用组织胶栓塞出血部位是非常理想的选择。组织胶相比其他固体栓塞剂的优势在于液体的流动性，与一定比例的碘化油混合（常用胶：碘化油为 1：3 或 1：4）能提高其流动性，沿着血管或者组织缝隙能渗透到细小的出血点处。1：3 或 1：4 是我们常用的配比，在不影响其凝固性的同时，又具有良好的可视性。在这种复杂的 TIPS 手术中，组织胶是必备用品之一，关键时刻起到"救命"的作用。

患者脾脏巨大，伴脾功能亢进，建议给予分次栓塞之，避免过度栓塞引起严重的副反应并继发血栓形成。

（病例收集：曾昭吝 整理：罗骏阳）

病例 30 肝内迟发血肿形成并破裂出血

【病例介绍】

1. 病史

患者女性，52 岁。主因"反复呕血 2 年"于 2014 - 10 - 06 入院。患者 2 年前无明显诱因出现呕吐鲜红色血液，量约为 500 mL，在当地医院胃镜检查提示：食管胃底静脉曲张破裂出血，给予对症治疗后出血停止。此后反复出现呕血伴黑便，每次出血量为 200～300 mL。3 个月前在当地医院行"部分性脾动脉栓塞术"。最近 1 次呕血发生于 1 个月前，当地医院上腹部 CT 提示：肠系膜上静脉、门静脉主干及右支血栓形成，轻度脾肿大。既往有类风湿性关节炎病史，长期服用激素治疗（具体不详）；否认肝炎等传染病史，无腹部感染及外科手术史，未到过疫区，顺产 2 子。

2. 体格检查

神志清醒，对答切题，贫血貌，全身皮肤、巩膜无黄染，肝掌征阴性，未见蜘蛛痣，未见瘀点或瘀斑，颈静脉无怒张，腹部平坦，未见胃肠形或蠕动波，未见腹壁静脉曲张，腹壁柔软，无波动感，全腹无压痛或反跳痛，Murphy's 征阴性，肝肋下未触及，脾肋下

4 cm可触及，质韧，边缘钝，移动性浊音阴性，双下肢无水肿。

3. 辅助检查

（1）实验室检查（2014 - 10 - 08）：白细胞 5.2×10^9 L^{-1}，红细胞 3.4×10^9 L^{-1}，血红蛋白 96 g/L，血小板 97×10^9 L^{-1}；谷草转氨酶 22 U/L，谷丙转氨酶 42 U/L，白蛋白 38 g/L，总胆红素 27 μmol/L，直接胆红素 11 μmol/L，胆碱酯酶 3846 U/L；凝血酶原时间 15.4 s，PT-INR 1.2；D - 二聚体 1.19 μg/mL；血同型半胱氨酸 9.6 μmol/L；肌酐 68 μmol/L，尿素氮 8.8 mmol/L；乙肝表面抗原阴性，丙型肝炎抗体阴性，抗 - HIV 阴性；甲胎蛋白 6.1 ng/mL。

（2）CT 检查（2014 - 10 - 08）：①肝脏变形、比例失调，脾大、食管胃底静脉曲张、少量腹水；②门静脉主干及左右分支闭塞，门静脉海绵样变，肠系膜上静脉近段血栓形成，脾静脉通畅；③脾栓塞术后表现；④肝囊肿（图 6 - 33）。

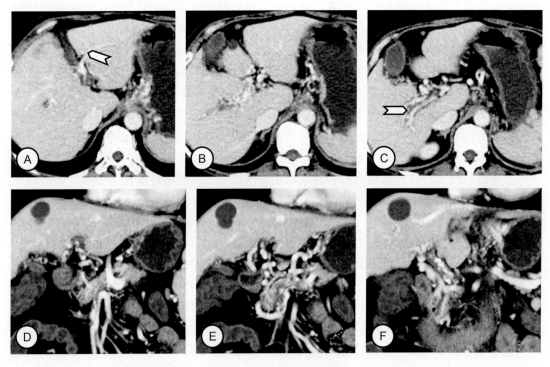

图 6 - 33　术前上腹部 CT

依图序显示：肝裂增宽、肝脏变形、各叶比例失调，S8 类圆形水样密度影；食管胃底静脉曲张；门静脉主干未显影，部分肝内分支（▷）显影，管径变细，肝门区大量 CTPV 血管；肠系膜上静脉属支及脾静脉中远段显影良好，近段管腔内可见低密度充盈缺损影，胰十二指肠静脉扩张。

（3）胃镜检查（2014 - 09 - 29）：食管、胃底重度静脉曲张，红色征（ + ）。

4. 术前诊断

慢性门静脉闭塞，门静脉海绵样变（Ⅱb 型）；门静脉高压症：食管胃底静脉曲张，脾大，脾栓塞术后。

5. 术前肝功能评分

Child-Pugh 评分 6 分（A 级），MELD 评分 9 分。

6. PTIPS 术

2014 - 10 - 10 完成 PTIPS 手术，手术过程同常规 PTIPS 手术相同（图 6 - 34），结束手术前肝动脉造影显示肝右叶穿刺部位血管紊乱、聚拢，对比剂浓染，但未见滞留或外溢，为避免穿刺损伤出血，以粒径 300 μm PVA 颗粒预防性栓塞穿刺部位肝动脉分支。再次造影排除肝脏穿刺出血，患者生命体征稳定，结束手术。

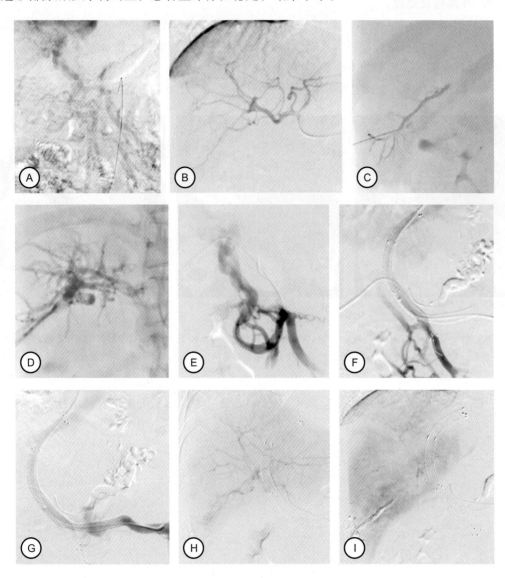

图 6 - 34 PTIPS 手术

A：经肠系膜上动脉造影静脉期显示肠系膜上静脉属支显影良好，门静脉主干未显影，肝门区粗大 CTPV 血管，肝内门静脉分支显影。B：肝动脉造影显示分支分布基本正常。C：经皮经肝穿刺 S6 门静脉分支造影显示其管径变细。D：导管在门静脉右干造影显示局部血管结构紊乱，左右干及门静脉主干未显影。E：开通闭塞的门静脉后肠系膜上静脉造影，肠系膜上静脉属支显影良好、主干未显影；门静脉主干未显影；胰十二指肠静脉延续为肝门区粗大 CTPV 血管。F、G：在分流道内植入"人"字形支架分别延伸至肠系膜上静脉和脾静脉，造影显示支架分流道内对比剂充盈良好，侧支血管基本消失。H：以组织胶栓塞经肝穿刺道后肝动脉造影，可见肝右叶穿刺部位血管紊乱，对比剂浓染，未见滞留或外溢。I：以 PVA 颗粒栓塞穿刺路径上相应肝动脉后造影，局部肝段染色变淡，无对比剂滞留或外溢。

7. 术后处理

术后常规处理，第 2 天开始皮下注射那屈肝素钙 0.4 mL q.12.h.，并桥接口服华法林 3 mg q.d. 抗凝治疗，定期复查凝血功能调整华法林用量，维持 PT-INR 在 2.0 上下。第 5 天复查肝功能等各项指标基本正常，患者一般情况良好出院，并长期口服华法林抗凝治疗。

8. 并发症及处理

术后第 18 天（2014 – 10 – 29）患者大便后突发头晕、出冷汗等休克症状，至当地医院予以扩容、止血等处理后转来我院急诊科。查体：患者贫血貌，腹部轻度膨隆，右上腹压痛及反跳痛阳性，心率约 100 次/分，血压约 90/60 mmHg。实验室检查提示：血红蛋白 59 g/L，PT-INR 1.9。急诊上腹部 CT 提示：肝内血肿（图 6 – 35）。

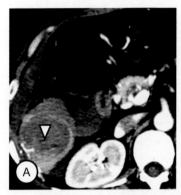 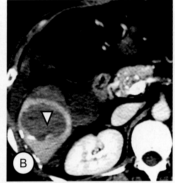 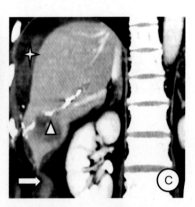

图 6 – 35　上腹部 CT

A、B 为同一层面动脉期和实质期，C 为冠状面重建。依图序显示：肝脏 S6 局部类圆形低密度影，其内可见组织胶高密度影；类圆形低密度影边缘可见点状稍高密度影，增强后有强化（△）；肝周（✧）及腹腔内（⇨）不规则稍高密度影，无强化。

当天下午给予肝动脉造影 + 栓塞术（图 6 – 36）。术后第 5 天病情好转出院。

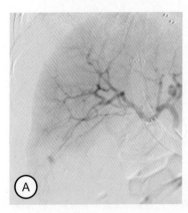 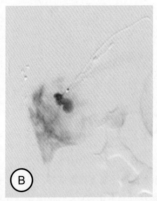 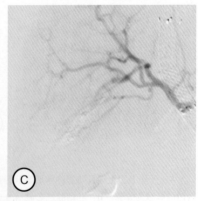

图 6 – 36　肝动脉造影 + 栓塞术

A、B：相当于原穿刺部位 S6 肝动脉分支显示点状对比剂滞留，超选择造影进一步显示对比剂在局部滞留，无明显外溢（假性动脉瘤形成）；C：以粒径 200 μm PVA 颗粒栓塞后造影显示局部肝段动脉远端闭塞，染色缺失，未见对比剂滞留或外溢。

出院后患者一直在当地医院复诊，并继续口服华法林抗凝治疗，电话随访患者一般情况良好，继续随访中。

【病例小结】

患者为中年女性，有长期服用激素史，无肝炎、肝硬化、腹部感染及外科手术等导致 CTPV 发病的常见因素，虽然此次入院 3 个月前曾在当地医院行部分性脾动脉栓塞术，但从门静脉管腔严重萎缩闭塞、粗大 CTPV 血管形成上来推论，发生 CTPV 的病程至少 1 年以上。因此，患者的 CTPV 与脾栓塞无关，可能与长期口服激素有一定关系。

穿刺引发的出血多于手术中或术后早期发现，通过及时治疗一般不会危及患者的生命。所以 TIPS 术中、术后需要密切监测患者生命体征及血红蛋白变化，及时发现并处理危情。此例患者是在手术后第 18 天发生腹腔出血，临床上比较少见，其原因可能为术后抗凝所致。因大便用力使原本局限在肝内的血肿破入腹腔导致休克。此病例提醒我们即便渡过了围手术期，在抗凝的状态下手术伤口仍有迟发性出血的可能，一定要密切随访、及时就诊。

由于 CTPV 患者常合并血液系统疾病或肝硬化，在不同程度上存在凝血功能的异常，TIPS 术后抗凝相关并发症的发生，除了与抗凝药物的类型、剂量有关之外，与个人对药物的敏感程度也有密切的关系。我们的经验，TIPS 术后分流道没有新鲜血栓形成的患者，抗凝治疗应采用预防剂量。口服华法林时不要求 PT-INR 达到治疗标准的 2.0～3.0，升高至 2.0 上下即可；口服利伐沙班予以预防性剂量 10 mg q.d. 即可。相关的临床经验仍在继续总结中。

（整理：罗骏阳）

病例 31　穿刺损伤脾静脉致腹腔出血

【病例介绍】

1. 病史

患者女性，63 岁。主因"反复腹胀 3 年，黑便 1 个月"于 2016 - 08 - 17 入院。患者近 3 年来反复出现腹胀，当地医院诊断为：肝硬化、脾大、腹水，曾接受药物治疗，效果不佳。近 1 个月出现两次黑便，每次出血量为 200～300 mL，内镜检查诊断为：食管胃底静脉曲张，未行内镜下治疗。否认肝炎等传染病史，无腹腔感染及外科手术史，未到过疫区，顺产 3 女 1 子。

2. 体格检查

神志清醒，对答切题，贫血貌，全身皮肤、巩膜无黄染，肝掌征阴性，未见蜘蛛痣，未见瘀点或瘀斑，颈静脉无怒张，腹部膨隆，未见胃肠形或蠕动波，未见腹壁静脉曲张，腹壁柔软，无波动感，全腹无压痛或反跳痛，Murphy's 征阴性，肝肋下未触及，脾肋下 1 cm 可触及，质韧，边缘钝，移动性浊音阳性，双下肢无水肿。

3. 辅助检查

（1）实验室检查（2016 - 08 - 18）：白细胞 $4.5 \times 10^9 \ L^{-1}$，红细胞 $3.1 \times 10^9 \ L^{-1}$，血

红蛋白89 g/L，血小板82×10⁹ L⁻¹；谷草转氨酶35 U/L，谷丙转氨酶41 U/L，白蛋白37 g/L，总胆红素22.9 μmol/L，直接胆红素9.8 μmol/L，胆碱酯酶3386 U/L；凝血酶原时间14.5 s，PT-INR 1.148；D-二聚体2.3 μg/mL；血同型半胱氨酸7.2 μmol/L；肌酐89 μmol/L，尿素氮6.4 mmol/L；乙肝病毒表面抗原阴性，丙型肝炎抗体阴性，抗-HIV阴性；甲胎蛋白4.4 ng/mL。

（2）外院CT检查（2016-08-20）：肝硬化，食管胃底静脉曲张，门静脉主干闭塞、海绵样变，肝内胆管扩张，脾大，腹水，右侧胸腔积液（图6-37）。

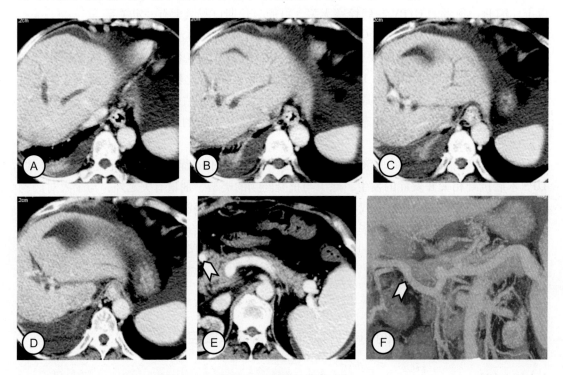

图6-37　术前上腹部CT

其中，图A～D为连续图像。依图序显示：肝硬化、脾大，肝脏萎缩变形；门静脉主干未显影，部分肝内分支显影，肝内胆管中度扩张；肝门区少量CTPV血管；胃左静脉、食管下段静脉曲张；脾静脉显示良好，肠系膜上静脉可见，属支管径变细，胃肠干（▷）代偿增粗；胸腔、腹腔内水样密度影。

（3）胃镜检查（2016-08-21）：食管、胃底静脉重度曲张，红色征（＋）。

4. 术前诊断

慢性门静脉闭塞，门静脉海绵样变（Ⅱa型）；肝硬化，门静脉高压症：食管胃底静脉曲张，脾大，胸腔积液，腹水。

5. 术前肝功能评分

Child-Pugh评分6分（A级），MELD评分9分。

6. 手术经过

2016-08-26行TIPS手术，步骤如下（图6-38）：

（1）经右侧股动脉入路，依次行肠系膜上动脉及腹腔干造影，各期图像可见：肝动脉扭曲、聚拢；脾动脉分布正常，脾脏阴影增大，脾静脉显影，门静脉未显影；肠系膜上动脉无特殊，肠系膜上静脉显影；纤细 CTPV 血管及曲张胃左静脉显影。由于肝脏萎缩变形且胆管扩张，决定采取经脾静脉入路开通闭塞门静脉的方式，因此将导管置于脾动脉定位。

（2）以 22 G Chiba 针穿刺脾内静脉属支，成功后置入 5F 鞘管，经鞘管行脾静脉造影显示脾静脉血流缓慢，为向肝血流，肝门区可见纤细 CTPV 血管；食管、胃底静脉曲张。

（3）导丝导管技术尝试开通闭塞门静脉的过程中，患者出现烦躁、出冷汗，血压降低至 70/40 mmHg，心率增快至 120 次/分，考虑为穿刺引起腹腔出血。给予扩容等抗休克治疗，同时行脾动脉造影，显示脾脏阴影与肋骨内缘距离增宽，脾脏穿刺点处对比剂外溢、聚集，证实为脾脏出血。

（4）以粒径 350～560 μm 明胶海绵颗粒栓塞脾动脉，患者休克症状有所好转，意识清醒，血压升至 85/45 mmHg，心率降至 105 次/分。复查脾动脉造影实质期仍可见穿刺点周围对比剂外溢，但无明确动脉分支与其沟通。

（5）观察期间以组织胶栓塞胃左静脉，患者心率、血压仍无明显好转。经脾静脉造影，见穿刺点处脾静脉分支对比剂外溢，考虑有脾静脉损伤出血。遂调整脾静脉内导管超选择插管至可疑出血静脉后予粒径 350～560 μm 明胶海绵颗粒栓塞，患者休克症状逐渐得到纠正，血压稳定在 110/55 mmHg，心率 95 次/min，意识清晰。

（6）以组织胶栓塞经脾穿刺道，再次动脉造影未见对比剂外溢，结束手术。

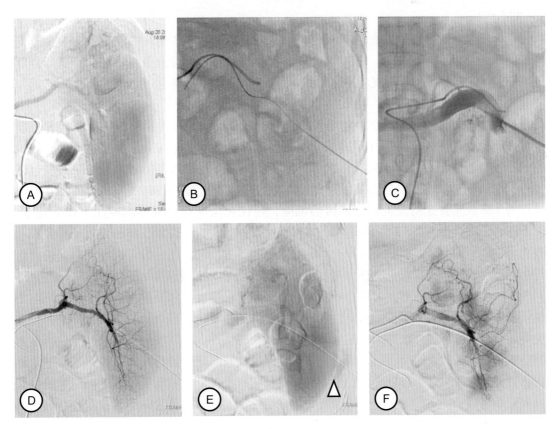

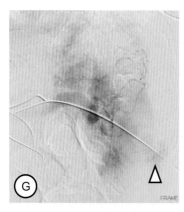 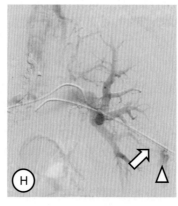 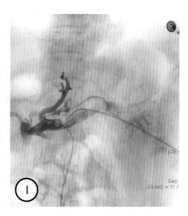

图 6 - 38　手术过程

　　A：腹腔干造影显示脾动脉走行、分布正常，脾实质染色均匀，阴影增大。B～C：以 22 G Chiba 针穿刺脾静脉分支并插入导丝进入脾静脉主干；将 5F 鞘管插入脾静脉后造影显示脾静脉增粗，走行正常，门静脉未显影；胃左、胃后静脉曲张。D：脾动脉造影动脉期见脾动脉主干及分支无明显异常，但脾脏阴影与肋骨内缘距离增宽。E：实质期见脾脏穿刺点周围对比剂外溢、聚集（△）。F：以明胶海绵颗粒行脾动脉栓塞后造影，动脉期显示脾脏外带染色缺失，未见对比剂外溢。G：实质期仍见对比剂外溢（△）。H：经脾静脉内导管造影，见穿刺点处对比剂外溢（△），来自脾静脉下极属支（⇨）。I：将脾静脉内导管超选择插至脾静脉下极属支栓塞后造影未见对比剂外溢（非减影图像，显示不清）。

【病例小结】

　　此为外院会诊病例，图像资料有所欠缺。患者 CTPV 病因不明，CT 显示肝脏变形、门静脉闭塞、CTPV、胆管扩张、脾脏增大、脾静脉显示良好。综合分析，经脾穿刺脾静脉入路开通闭塞门静脉主干的成功率比经肝入路更高，因此，手术采用经脾途径顺行开通门静脉的方式是合理的。

　　回想当时的手术过程，穿刺脾脏时患者呼吸配合欠佳，可能是引起穿刺损伤脾包膜或脾脏内血管的主要原因。穿刺脾脏损伤动脉比较多见，而损伤静脉引起出血是比较少见的，直接因素包括多次穿刺损伤血管、鞘管扩张撕裂血管，间接因素包括脾实质包裹性差、脾脏充血、脾静脉压力高、凝血功能差，任何因素都可引起并加重脾脏的出血。

　　为了降低脾脏穿刺发生腹腔出血的风险，建议大家进行脾脏穿刺时注意以下几点：①术前详细阅读患者的 CT/MRI 图像，掌握脾脏形态、位置，脾动、静脉走行，脾包膜下有无异常曲张的血管，以此来选择合适的穿刺路径、方向和深度，避免损伤脾门区的大血管引起不可控制的大出血。②确定好穿刺点及穿刺方向后，穿刺脾脏包膜时要快速进针。对于呼吸配合欠佳的患者，可以在呼吸末期进行穿刺；不要与体表垂直进针，由足侧向头侧倾斜进针能增加穿刺操作的稳定性和成功率。③当需要调整穿刺针方向重新穿刺时，避免穿刺针退出脾包膜而增加出血的风险。④有条件的情况下可以使用超声引导定位，显示脾静脉分支的位置及走行，一定程度上能减少穿刺次数、降低脾脏出血的风险。⑤脾动脉内留置导管，及时造影排除脾脏出血。当怀疑脾脏出血时，经脾动脉及静脉内留置的导管反复造影以确认出血位置，并进行彻底、牢固地栓塞。⑥拔除鞘管时牢固栓塞穿刺道，建议使用组织胶对脾脏穿刺道进行栓塞。

　　此患者未能完成 TIPS，属于失败病例，和前面失败病例 25～27 类似，都是未能开通闭塞的门静脉。把此病例放在此处主要考虑到发生了非常罕见的脾静脉损伤出血，因此建议由经验丰富的临床医生实施经皮穿刺脾脏的诊疗操作，并提前做好防范措施。

（病例收集：贺立 整理：罗骏阳）

病例 32 穿刺损伤 CTPV 血管致腹腔出血

【病例介绍】

1. 病史

患者男性，41 岁。主因"反复腹胀 2 年，黑便 2 个月"于 2014 – 09 – 17 入院。患者 2 年前因反复出现腹胀，当地医院诊断为：乙肝肝硬化、脾大、腹水，行"脾切除术"并口服恩替卡韦抗病毒治疗。近 2 个月多次出现黑便，每次出血量为 200 ~ 300 mL。内镜诊断为食管胃底静脉曲张，未行内镜下治疗。曾在上海某三甲医院接受 TIPS 治疗但未能成功，为进一步治疗来我院。患者无不良嗜好，未到过疫区。

2. 体格检查

神志清醒，对答切题，慢性肝病面容，贫血貌，全身皮肤、巩膜无黄染，肝掌征阳性，未见蜘蛛痣，未见瘀点或瘀斑，颈静脉无怒张；腹部平坦，左上腹见长约 20 cm 陈旧性手术瘢痕，未见胃肠形或蠕动波，未见腹壁静脉曲张，腹壁柔软，无波动感，全腹无压痛或反跳痛，Murphy's 征阴性，肝肋下未触及，移动性浊音阴性，双下肢轻度凹陷性水肿。

3. 辅助检查

（1）实验室检查（2014 – 09 – 18）：白细胞 $6.3 \times 10^9 \text{ L}^{-1}$，红细胞 $2.8 \times 10^9 \text{ L}^{-1}$，血红蛋白 95 g/L，血小板 $56 \times 10^9 \text{ L}^{-1}$；谷草转氨酶 62 U/L，谷丙转氨酶 57 U/L，白蛋白 26 g/L，总胆红素 20.9 μmol/L，直接胆红素 5.8 μmol/L，胆碱酯酶 5213 U/L；凝血酶原时间 14.5 s，PT-INR 1.148；D – 二聚体 0.99 μg/mL；血同型半胱氨酸 9.8 μmol/L；肌酐 59 μmol/L，尿素氮 5.88 mmol/L；乙肝标志物 HBsAg（＋），HBsAb（－），HBeAg（－），HBeAb（＋）；HBcAb（＋）；丙型肝炎抗体阴性，抗 – HIV 阴性；甲胎蛋白 5.5 ng/mL。

（2）CT 检查（2014 – 09 – 18）：①肝硬化，食管胃底静脉曲张，门静脉血栓形成闭塞，门静脉海绵样变；②脾切除术后缺如；③少量腹水（图 6 – 39）。

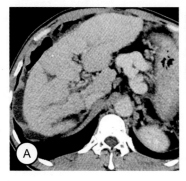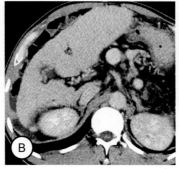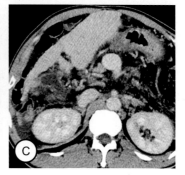

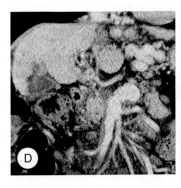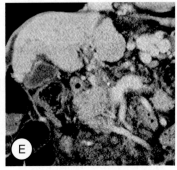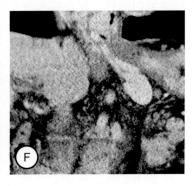

图 6 - 39　术前上腹部 CT

　　依图序显示：肝硬化表现，肝脏萎缩变形，脾脏缺如；门静脉主干及分支未显影，肝门区纤细 CTPV 血管；肠系膜上静脉及属支显影良好，脾静脉缺如；胃左静脉粗大、迂曲，食管胃底静脉曲张；少量腹水。

　　（3）胃镜检查（2014 - 09 - 11）：食管、胃底静脉重度曲张，红色征（ + ）。

4. 入院诊断

　　慢性门静脉闭塞，门静脉海绵样变（Ⅱd 型）；乙型肝炎后肝硬化失代偿期，门静脉高压症；食管胃底静脉曲张；脾切除术后。

5. 术前肝功能评分

　　Child-Pugh 评分 8 分（B 级），MELD 评分 8 分。

6. 手术经过

　　2014 - 09 - 19 完成 PTIPS 手术，过程同常规 PTIPS 手术相同（图 6 - 40）。在分流道内依次重叠植入 8 mm × 10 cm 及 12 mm × 10 cm E-Luminexx™ 支架各 1 枚，分流道肝实质段至门静脉主干内再植入 1 枚 8 mm × 8 cm Fluency™ 支架，造影显示分流道通畅，PPG 由分流前 15 mmHg 下降至分流后 11 mmHg。以组织胶栓塞肝内穿刺道，肝动脉造影排除肝脏出血，患者生命体征稳定，结束手术。

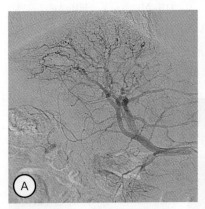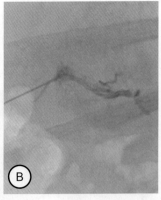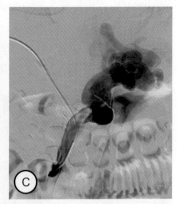

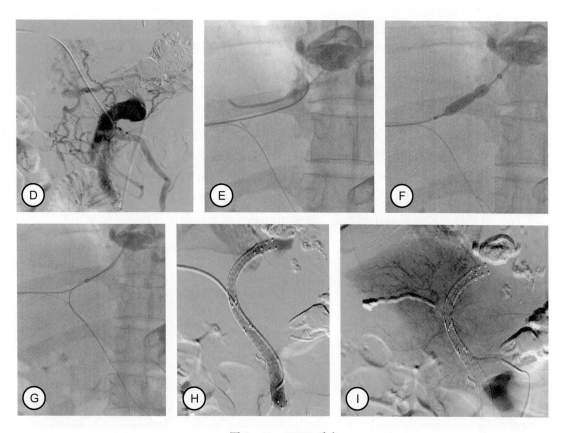

图 6 - 40　PTIPS 手术

A：肝动脉造影显示肝右动脉聚拢扭曲，肝右叶萎缩；B：经皮经肝穿刺"冒烟"显示门静脉分支变细，形态不规则，主干及左支未显影。由于肝脏严重萎缩，穿刺针由右肝下缘相当于胆囊窝处穿刺进入肝内门静脉分支；C：导丝导管技术开通闭塞的门静脉后肠系膜上静脉造影，显示其充盈良好，胃左静脉迂曲扩张，无明显 CTPV 血管显影；D：以组织胶栓塞曲张的胃左静脉后造影，显示肝门区纤细 CTPV 血管，胃左静脉基本闭塞；E：以 PTIPS 穿刺针由门静脉右支穿刺肝静脉并推注对比剂证实；F：经第二安全导丝以直径 6 mm 球囊扩张肝实质段分流道，可见球囊"腰征"；G：经颈静脉鞘管插入导丝进入肠系膜上静脉建立颈静脉－肝静脉－肝实质－门静脉－肠系膜上静脉的工作通路；H：在分流道内植入支架后肠系膜上静脉造影，显示分流道内对比剂充盈良好，侧支血管未显影；I：栓塞经肝穿刺道后肝动脉造影未见对比剂外溢或滞留。

7. 术后处理

术后常规处理，当晚开始皮下注射那屈肝素钙 0. 4 mL q. 12. h. 抗凝治疗。第二天下午患者诉腹胀、出冷汗，血压降至 80/50 mmHg，心率升至 105 次/分，复查血红蛋白降至 51 g/L，腹腔穿刺抽出不凝血。明确腹腔出血后停用抗凝药物、并予以扩容、止血治疗，患者状况仍无改善，给予急诊介入手术，过程如下（图 6 - 41）：

（1）经股动脉入路行肝动脉造影，穿刺处肝包膜下未见对比剂外溢，可见栓塞肝脏穿刺道的组织胶相互分离。对相应肋间动脉、膈下动脉及肠系膜上动脉造影亦未见出血征象。

（2）经颈静脉入路插管进入支架内行肠系膜上静脉造影，显示肠系膜上静脉及分流道通畅，无对比剂外溢。

（3）将颈静脉入路插入的导管交换为球囊置于分流道中部，经锁骨下静脉入路在支架内并行插入导管至肠系膜上静脉，充盈球囊阻塞分流道后行肠系膜上静脉造影，显示胰十二指肠前下静脉发出的胆管旁静脉丛及胆囊窝静脉丛，造影末期见胆囊窝静脉丛对比剂外溢。

（4）经皮以 22 G Chiba 针直接穿刺肝包膜下出血部位并注射组织胶。观察 10 min 患者血压、心率无好转。

（5）再次充盈球囊阻塞分流道行肠系膜上静脉造影，仍见局部对比剂外溢。微导管超选择插入胰十二指肠前下静脉并以粒径 200 μm PVA 颗粒栓塞。栓塞后导管于胰十二指肠前下静脉开口部造影，显示流向胆囊窝的侧支血管消失，未见对比剂外溢。患者生命体征趋于平稳，血压稳定在 110/50 mmHg 左右，心率降至 80 次/分左右。

（6）肝动脉造影未见对比剂外溢，观察 10 min，患者生命体征稳定，结束手术。

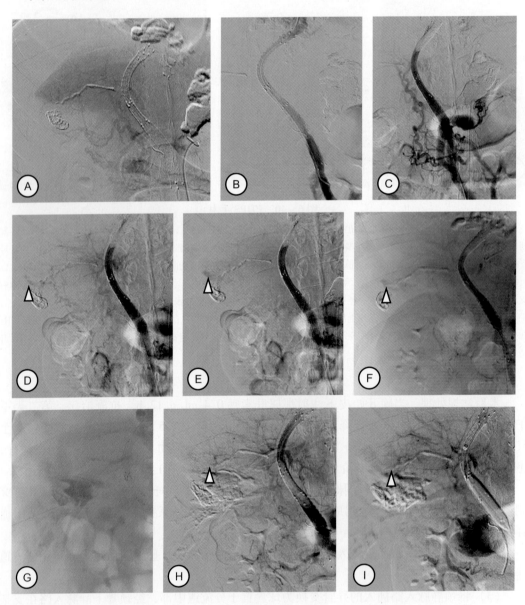

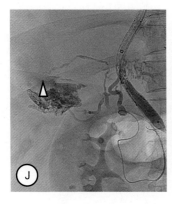
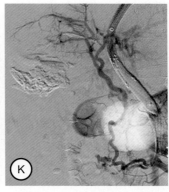
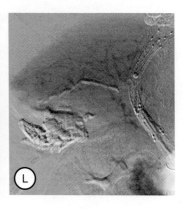

图 6-41　第二次手术过程

A：肝动脉造影未见对比剂外溢，对照图 6-40I 可见原栓塞穿刺道的组织胶已经分离；B：经肠系膜上静脉造影显示分流道充盈良好，未见对比剂外溢；C～E：以直径 8 mm 球囊阻塞分流道后肠系膜上静脉造影，显示胰十二指肠前下静脉发出的胆管旁静脉丛及胆囊窝静脉丛，并见胆囊窝静脉丛对比剂外溢（△）；F：斜位造影进一步确认出血血管来自胰十二指肠前下静脉发出的胆囊窝静脉丛血管；G：以 22 G 穿刺针直接经皮穿刺出血部位并注射组织胶；H、I：球囊阻塞后肠系膜上静脉造影，仍显示组织胶处对比剂外溢（△）；J：超选择插入微导管进入胆囊窝静脉支推注对比剂显示局部对比剂弥散（△）；K：栓塞胆囊窝静脉丛后造影显示局部血管未显影，未见对比剂外溢；L：肝动脉造影未见对比剂外溢。

止血后第 3 天患者血红蛋白稳定在 70 g/L，第 5 天开始皮下注射那屈肝素钙 0.4 mL q.12.h.，并桥接口服华法林 3 mg q.d. 抗凝治疗，定期复查凝血功能调整华法林用量，维持 PT-INR 在 2.0 左右。TIPS 术后第 10 天复查肝功能等各项指标恢复至术前基线状态，患者一般情况良好出院，并长期口服华法林抗凝治疗。

8. 随访及修复分流道

患者按计划复诊，各项指标稳定，CT 提示 TIPS 分流道通畅，彩超显示支架血流 v_{max} 为 98 cm/s，患者未再发生腹胀、消化道出血等症状。术后 34 个月（2017-08-28）患者再发腹胀入院，CT 提示支架开口部狭窄、大量腹水（图 6-42），彩超显示支架血流 v_{max} 为 30 cm/s，提示分流道失功能。

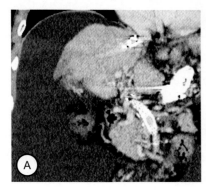
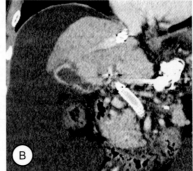
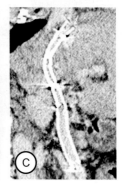

图 6-42　术后 34 个月上腹部 CT

依图序显示：肝硬化表现，腹腔大量水样密度影；支架内可见对比剂充盈，无明显充盈缺损；支架开口部可疑狭窄。

2017 - 08 - 30 行失功能分流道修复术（图 6 - 43）。

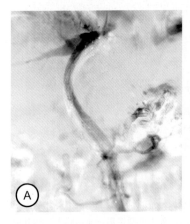 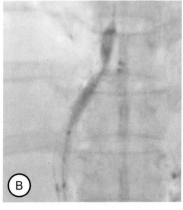 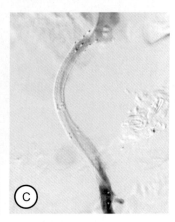

图 6 - 43　修复失功分流道

A：经颈静脉插管至分流道内造影，显示肠系膜上静脉及分流道内对比剂充盈，侧支血管显影，分流道肝静脉端狭窄，对比剂返流入肝静脉；B：以直径 8 mm 球囊扩张分流道狭窄处，可见球囊"腰征"；C：在狭窄处植入 1 枚 8 mm×5 cm VIABAHN® 支架后造影，显示分流道充盈良好，无狭窄或充盈缺损，侧支血管未显影。

术后继续给予口服华法林抗凝治疗，维持 PT-INR 在 2.0 上下。患者目前一般情况良好，术后 4 年（2018 - 09 - 18）复查 CT 显示支架分流道通畅（图 6 - 44），少量腹水。彩超示支架血流 v_{max} 为 102 cm/s，肝功能 Child-Pugh B 级。

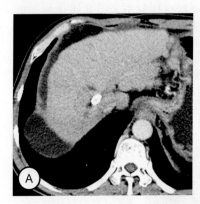 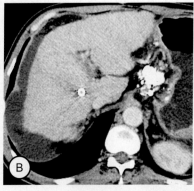 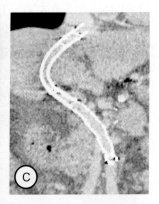

图 6 - 44　术后 4 年上腹部 CT

依图序显示：肝硬化表现，腹腔少量水样密度影，支架内对比剂充盈良好，未见充盈缺损。

2019 - 9 - 18 实验室检查：白细胞 7.39×10⁹ L⁻¹，红细胞 2.87×10⁹ L⁻¹，血红蛋白 99 g/L，血小板 164×10⁹ L⁻¹；谷草转氨酶 56 U/L，谷丙转氨酶 36 U/L，白蛋白 30.0 g/L，总胆红素 10.1 μmol/L，直接胆红素 3.9 μmol/L，胆碱酯酶 6231 U/L；凝血酶原时间 26.8 s，PT-INR 2.51；血浆氨 19.1 μmol/L。由于患者仅感觉轻度腹胀，考虑与肝功能差导致低蛋白血症有关，在补充白蛋白及口服利尿剂等治疗后症状可缓解。随访至今，患者未再发生消化道出血，亦无显性肝性脑病，继续随访中。

【病例小结】

患者为中年男性，因乙肝肝硬化、脾大、腹水行脾切除术。脾切除术前当地医院 CT 提示门静脉通畅，PVT、CTPV 考虑为脾切除术后并发症。

患者 PTIPS 术后第 2 天出现腹腔出血，根据既往经验首先怀疑穿刺损伤动脉引起出血，遂进行动脉血管造影。依次行肝动脉、肋间动脉、膈下动脉及肠系膜上动脉造影，未见出血征象，考虑可能为穿刺损伤静脉出血。经支架分流道行肠系膜上静脉造影未显示明显异常，球囊阻塞分流道造影才发现出血血管来自胰十二指肠前下静脉沟通的胆囊窝静脉丛，经超选择栓塞后出血停止，患者生命体征恢复正常。

患者肝脏严重萎缩，经皮经肝穿刺肝内门静脉分支的空间非常小，穿刺针经右肝下缘、相当于胆囊窝处进入肝脏，此处侧支血管较丰富，穿刺损伤了侧支血管，从而导致腹腔出血，此种情况比较少见。其原因可能是：①术中多点穿刺门静脉分支导致多处血管损伤，虽然 TIPS 术毕时使用组织胶栓塞经肝穿刺道，但只是封堵了最后一次穿刺路径上的血管，其他穿刺路径上的血管未能封堵；②患者 TIPS 术后当晚即接受了低分子肝素抗凝治疗，使穿刺受损的血管无法自行闭合，甚至使已经闭合的穿刺点再次开放引起腹腔出血。

此病例提醒我们术后一定要在确切地排除出血后方可使用抗凝治疗。我们的经验：对于相对简单、安全的经肝穿刺操作，建议术后第 2 天在复查各项指标稳定、确认无出血的情况下给予抗凝治疗；对于病情复杂、出血风险高的手术，我们建议术后第 3～5 天开始抗凝治疗，而且是以预防性抗凝为主。抗凝治疗之前可以复查腹部超声排除穿刺部位出血。

患者术后 34 个月支架失功后出现腹胀、大量腹水，与支架狭窄引起分流量不足有直接关系。支架狭窄部位位于裸支架与肝静脉相交处，可能与内膜增生有关。由于患者持续抗凝治疗，支架狭窄后并没有发生分流道内血栓形成闭塞。以覆膜支架修复失功的分流道后，目前患者仍有少量腹水，考虑与低蛋白血症有关。通过定期静脉输注白蛋白、口服利尿剂后症状能够缓解，遂继续给予药物治疗。随访近 6 年，长期疗效满意。

（病例收集：张有用　整理：罗骏阳）

病例 33　胰腺炎致 CTPV TIPS 术后近期分流道失功

【病例介绍】

1. 病史

患者男性，50 岁。主因"发现门静脉海绵样变 6 年，反复腹胀、腹泻 5 年余"于 2012-04-11 入院。患者 6 年前因腹部不适在当地医院彩超检查发现"胰腺囊肿、门静脉海绵样变"，给予"胰腺囊肿清除术"。半年后出现腹胀、腹泻，大便稀烂或软便，每天 3～7 次，超声检查提示肝硬化、腹水，于当地医院输注白蛋白及利尿治疗后好转，其后症状反复出现，1 年前患者腹泻症状加重，大便为水样，遂来我院就诊。患者既往有"糖尿病"病史，于 6 年前"胰腺囊肿清除术"时开始注射中长效胰岛素（诺和灵 30R），血糖控制可。否认肝炎等传染病史，未到过疫区。

2. 体格检查

恶病质状，神志清醒，对答切题，慢性病面容，贫血貌；全身皮肤、巩膜无黄染，肝掌征阴性，胸前 1 枚蜘蛛痣，颈静脉无怒张；腹部膨隆，未见胃肠形或蠕动波，腹壁静脉稍曲张，呈"海蛇头"样，腹正中可见长约 15 cm 的陈旧性手术瘢痕，全腹深压痛阳性、反跳痛阳性，移动性浊音阳性，Murphy's 征阴性，肝、脾肋下未触及；双下肢轻度凹陷性水肿。

3. 辅助检查

（1）实验室检查（2012 – 04 – 12）：白细胞 8.65×10^9 L^{-1}，红细胞 4.36×10^9 L^{-1}，血红蛋白 141 g/L，血小板 221×10^9 L^{-1}；谷草转氨酶 64 U/L，谷丙转氨酶 94 U/L，白蛋白 26.1 g/L，总胆红素 3.5 μmol/L，直接胆红素 1.1 μmol/L，胆碱酯酶 4887 U/L；凝血酶原时间 12.1 s，PT-INR 0.89，D – 二聚体 1.67 μg/mL；血同型半胱氨酸 9.4 μmol/L；肌酐 67 μmol/L，尿素氮 5.02 mmol/L；乙肝表面抗原阴性，丙型肝炎抗体阴性，抗 – HIV 阴性；CA-199 14.26 U/ml，CA-199 17.44 U/ml，甲胎蛋白 5.7 ng/mL。

（2）CT 检查（2012 – 04 – 13）：①门静脉血栓形成（慢性），门静脉海绵样变；②脾静脉 – 胃左静脉与尾状叶静脉侧支循环形成；③肝内胆管中度扩张，中量腹水（图 6 – 45）。

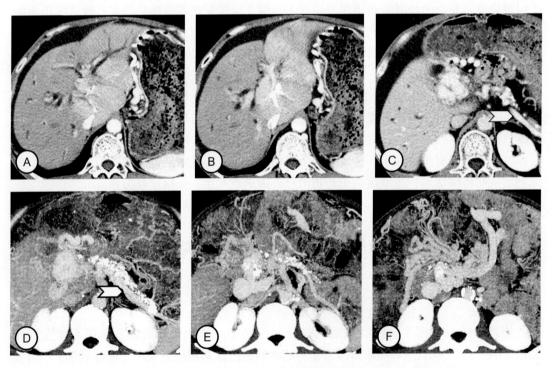

图 6 – 45　术前上腹部 CT

依图序显示：肝脏形态失常，腹腔大量水样密度影；肝门区、胆管周围粗大 CTPV 血管影，并包绕肝外扩张的胆道，肝内胆管亦中度扩张；门静脉主干及左右干显示不清，肝内分支可见，管径变细；尾状叶代偿肥大，门静脉分支早显；脾静脉主干显影（▷），肠系膜上静脉主干显示不清，多为属支或侧支显影，二者汇合部结构不清。胰腺萎缩并多发钙化。

4. 术前诊断

慢性门静脉闭塞，门静脉海绵样变（Ⅱb型）；门静脉高压症：腹水；2型糖尿病；胰腺囊肿清除术后。

5. 术前肝功能评分

Child-Pugh评分8分（B级），MELD评分7分。

6. 手术经过

2012-04-13完成TIPS手术，步骤如下（图6-46）：

（1）经左侧股动脉入路依次行腹腔动脉及肠系膜上动脉造影，腹腔动脉发出脾动脉和胃左动脉，肝动脉发自肠系膜上动脉，肝总动脉和肝固有动脉走行迂曲，肠系膜上静脉、脾静脉显影，肝门区粗大CTPV血管，门静脉主干未显影，肝内门静脉分支浅淡显影。将RH导管留置于肝总动脉内。

（2）经皮经肝穿刺肝内门静脉分支，导丝导管技术未能开通闭塞的门静脉主干。

（3）调整穿刺路径穿刺肝门部CTPV血管，造影见肝门区粗大迂曲侧支血管，大部分肝内门静脉分支显影，管壁毛糙，形态不规则，血流速度基本正常。测量此处门静脉压力为26 mmHg。导管导丝未能进入肠系膜上静脉或脾静脉。将导管保留于肝门区粗大CTPV血管内作为标记。

（4）由右侧颈内静脉置入RTPS-100穿刺套装于下腔静脉窝测量分流前中心静脉压力为5 mmHg。穿刺针由肝静脉向侧支血管内留置的标记导管穿刺，插入导管导丝进入CTPV血管，多次尝试未能进入肠系膜上静脉或脾静脉。

（5）以直径6 mm球囊扩张穿刺道并植入1枚12 mm×6 cm E-Luminexx™支架，支架近心端延伸至下腔静脉，远心端位于粗大CTPV血管内，以直径8 mm球囊扩张支架。导管于支架远端CTPV血管内造影显示分流道通畅，肝内门静脉分支未显影。测量分流后门静脉压力为20 mmHg、中心静脉压力7 mmHg；PPG由分流前21 mmHg下降至分流后13 mmHg。

（6）以组织胶栓塞经肝穿刺道，复查肝动脉造影排除肝脏出血，患者生命体征稳定，结束手术。

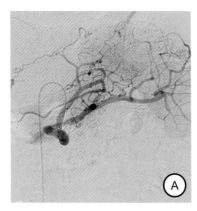
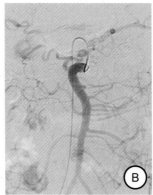
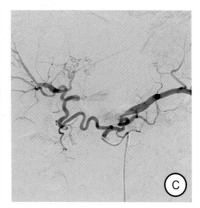

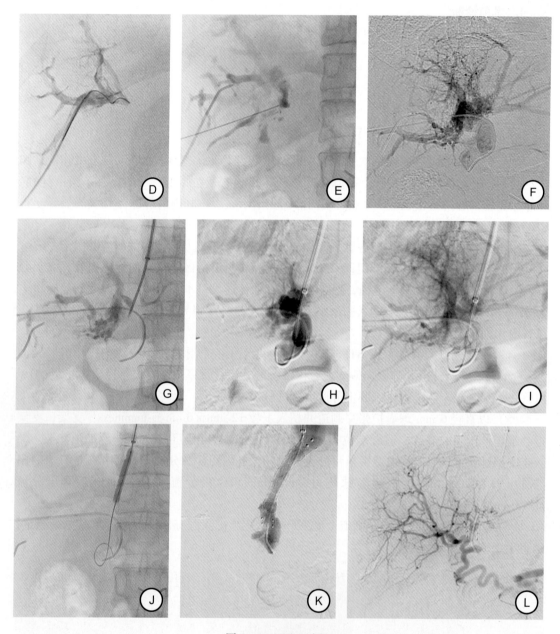

图 6-46 TIPS 过程

A～C：腹腔动脉及肠系膜上动脉造影，腹腔动脉发出脾动脉和胃左动脉，形态、走行基本正常；肠系膜上动脉形态、分布基本正常；肝动脉发自肠系膜上动脉，并与脾动脉形成沟通，肝总动脉、肝固有动脉迂曲，肝内分支分布走行基本正常。D：经皮穿刺肝右叶门静脉分支推注对比剂显示血管向心性狭窄、闭塞，导丝导管技术未能开通闭塞的门静脉。E：改变路径穿刺靠近肝门部的 CTPV 血管。F：插入导管造影见肝门部粗大迂曲的 CTPV 血管，肝内门静脉分支大部分显影，与 CTPV 血管沟通部位血管毛糙、紊乱；导丝导管未能通过 CTPV 血管进入肠系膜上静脉或脾静脉。G：经颈静脉入路以 RTPS-100 穿刺针由肝静脉向 CTPV 血管内留置的导管穿刺，穿刺针"冒烟"显示门静脉显影。H、I：插入导管在 CTPV 血管内造影显示肝内门静脉分支大部分显影，结构紊乱。J：以球囊扩张穿刺分流道。K：在分流道内植入支架并用球囊扩张，造影显示支架内对比剂充盈良好、边缘毛糙，肝内门静脉分支未显影。L：以组织胶栓塞经皮经肝穿刺道后肝动脉造影未见对比剂外溢或滞留。

7. 术后处理

术后常规处理，第2天开始皮下注射那屈肝素钙 0.4 mL q. 12. h.，并桥接口服华法林 3 mg q. d. 抗凝治疗，复查凝血功能调整华法林用量，维持 PT-INR 在 2.0 上下。第7天复查肝功能等各项指标基本正常，患者一般情况稳定给予出院，并长期口服华法林抗凝治疗。

8. 短期随访结果

患者术后腹胀、腹泻症状缓解维持半个月，其后又复发，并伴咳嗽、低热、黄痰，1个月后（2012 – 05 – 29）复查上腹部 CT 提示 TIPS 分流道血栓形成，栓子突入下腔静脉，左肺部脓肿形成（图 6 – 47），给予止咳、消炎及抗凝治疗，调整华法林用量维持 INR 2.0～3.0。

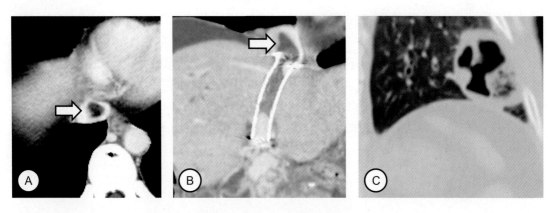

图 6 – 47　复查 CT（2012 – 05 – 29）

依图序显示：支架内见大量低密度血栓影，并突出支架外进入下腔静脉（⇨）；左肺局限性混合密度影中空洞形成。

术后第2个月（2012 – 06 – 28）（图 6 – 48）及第3个月（2012 – 07 – 05）（图 6 – 49）复查 CT 显示支架内血栓逐渐缩小，但肺部病变范围加大，形成液气胸。

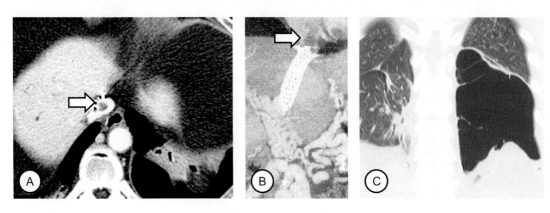

图 6 – 48　复查 CT（2012 – 06 – 28）

依图序显示：突出支架外的低密度血栓影有所缩小（⇨），支架内仍充满低密度血栓影；左侧胸腔巨大空洞影。

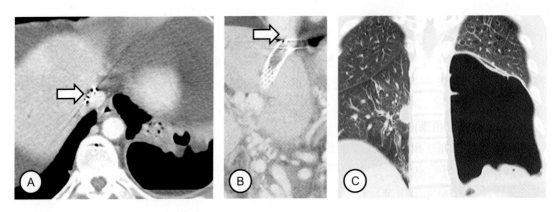

图 6 - 49 复查 CT（2012 - 07 - 05）

依图序显示：突出支架外的低密度血栓影消失（⇨），支架内仍见低密度血栓影；左胸腔空洞影范围扩大，见液平面。

通过抗凝治疗，突出支架分流道外的血栓逐渐消失，但患者腹胀、腹泻症状无缓解。2012 - 07 - 05 复查血液指标：白细胞 $7.9 \times 10^9\ L^{-1}$，红细胞 $3.4 \times 10^9\ L^{-1}$，血红蛋白 98 g/L，血小板 $192 \times 10^9\ L^{-1}$；白蛋白 24 g/L，总胆红素 4 μmol/L，胆碱酯酶 1800 U/L。2012 - 07 - 06 给予失功分流道修复术，在原支架内再植入 10 mm × 6 cm Fluency™ 支架（图 6 - 50）。

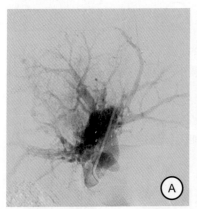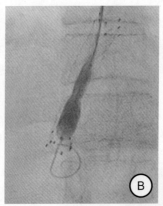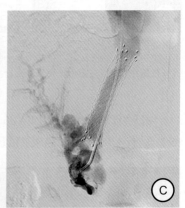

图 6 - 50 失功分流道修复过程

A：导管于支架内造影显示肝内门静脉分支显影，支架内未见对比剂充盈；B：以直径 8 mm 球囊扩张分流道；C：重新植入支架后造影显示分流道内对比剂充盈良好，肝内门静脉分支显影明显减少。

分流道修复术后经积极治疗患者腹部症状有所改善，但一般状况持续恶化，术后第 2 天患者家属放弃治疗。

【病例小结】

患者为中年男性，自诉 6 年前诊断的"胰腺囊肿"应为"胰腺假性囊肿"的错误记忆，其 CTPV 可能是由于慢性胰腺炎症引起的肠系膜上静脉、脾静脉和门静脉慢性闭塞所致。

CTPV 血管是由肝门区与胰十二指肠静脉相连的细小的胆管周、胆管旁静脉或胰十二指肠静脉本身扩张后形成，通过扩张的毛细血管网与肝内门静脉分支相连，部分患者 CTPV 血管直接与门静脉分支沟通，多为与门静脉左支沟通（第四章图 4 - 13 病例、第五章病例 11 及第六章病例 37）。即使 CTPV 代偿丰富，在大部分患者仍不能起到有效降低门静脉压力的作用，仍会发生门静脉高压症。因此，分流时将支架连到肝内门静脉分支或者肝门区 CTPV 血管网（如本例），难以达到有效降低门静脉压力的目的，是无效分流。而且侧支血管大多扭曲，易与支架成角形成"盖帽"现象，引起分流道血栓形成、失功。同样道理，对胰源性区域性门静脉高压患者施行 TIPS 治疗也属于无效分流的一种形式。

对 CTPV 患者施行 TIPS 手术，从技术角度上追寻开通原始门静脉主干"真腔"是最理想的，能直接分流到肠系膜上静脉或者脾静脉的血液，分流道的血流量大，长期效果相对好。在技术不成熟、器材不全或者病情复杂的情况下，往往无法开通原始真腔，可以选择与肠系膜上静脉直接相连的粗大的 CTPV 血管进行分流（参考第一章图 1 - 15 病例和第五章病例 15），亦能起到有效的分流并保持分流道长期通畅。我们共有 5 例 TIPS 手术是将支架连至侧支血管的，其中 4 例是将支架连至直接与肠系膜上静脉相连的粗大胰十二指肠静脉，分流道通畅时间均超过 1 年。此例把支架连到肝门区扩张的胆管静脉丛，术后早期即出现了分流道失功，效果差。

至于患者修复术后状况继续恶化的原因，与患者体质虚弱、伴左侧液气胸、术后心肺功能衰竭等综合因素有关，与术者术前评估不足、临床经验欠缺有一定的关系。在此提醒我们临床医生，不要为了手术、影像方面的完美而过度"积极"治疗。

（整理：王皓帆）

病例 34　复合腹腔感染致 CTPV TIPS 术后近期分流道失功

【病例介绍】

1. 病史

患者男性，34 岁。主因"腹胀 10 月余"于 2019 - 07 - 31 入院。患者 10 个月余前因腹胀并皮肤巩膜黄染在当地医院诊断为：胆管结石、胰管结石、慢性胰腺炎，行"ERCP + 胆道扩张 + 胆道、胰管塑料支架植入术"，术后 8 天因胆胰管感染再次行"胰管切开取石 + 胰肠吻合 + 胰腺整形 + 胰周神经离断术"。术后间断低热、腹胀。2019 - 03 - 10 腹部 CT 显示门静脉主干血栓形成，给予口服利伐沙班 20 mg q. d. 抗凝治疗。2019 - 03 - 20 因反复发热考虑胆道支架感染，内镜下取出并重新置入胆道支架 1 枚，并在胰管内置入塑料支架。同年 6 月再次行内镜下胰管、胆管支架取出术，并于同年 7 月行胆管内金属支架植入术。其间当地医院建议患者行全胰切除术，患者拒绝。此后患者黄疸消退，但腹胀渐进性加重，经内科治疗 1 个月余未见好转，为进一步治疗门静脉血栓前来我院。患者既往有"抑郁症"病史并治疗 1 年好转；既往有痔疮病史，3 年前行切除术；否认肝炎、结核等传染病，无酗酒等不良嗜好，未到过疫区。

2. 体格检查

神志清醒，对答切题，慢性病容，全身皮肤、巩膜轻度黄染，肝掌征阴性，未见蜘蛛痣，未见瘀点或瘀斑，颈静脉无怒张；腹部膨隆，腹壁见 25 cm 长反 "L" 型手术瘢痕，腹壁静脉显露，触诊可见腹壁下多发硬结，质地韧，主要位于中腹部及左上腹部；全腹轻压痛，反跳痛（±），Murphy's 征阴性，肝、脾肋下未触及，移动性浊音阳性，双下肢无水肿。

3. 辅助检查

（1）实验室检查（2019 – 08 – 01）：白细胞 6.16×10^9 L^{-1}，红细胞 2.9×10^9 L^{-1}，血红蛋白 82 g/L，血小板 194×10^9 L^{-1}；谷草转氨酶 27 U/L，谷丙转氨酶 20 U/L，白蛋白 39.7 g/L，总胆红素 34.9 μmol/L，直接胆红素 23.6 μmol/L，胆碱酯酶 2426 U/L；凝血酶原时间 21.2 s，PT-INR 1.83；D – 二聚体 4.69 μg/mL；血同型半胱氨酸 6.6 μmol/L；肌酐 65.0 μmol/L，尿素氮 5.45 mmol/L；乙肝表面抗原阴性，丙型肝炎抗体阴性，抗 – HIV 阴性；CA-199 18.36 U/ml，CA-199 19.25 U/ml，甲胎蛋白 1.75 ng/mL。

（2）CT 检查（2019 – 07 – 31）：①慢性胰腺炎、胰腺萎缩，胆管结石、胰管结石，胆管扩张、积气，胆管支架植入术后；②门静脉主干、左右支、肠系膜上静脉闭塞，门静脉海绵样变；③食管胃底静脉曲张，脾静脉曲张，腹腔静脉曲张；④中量腹水（图 6 – 51）。

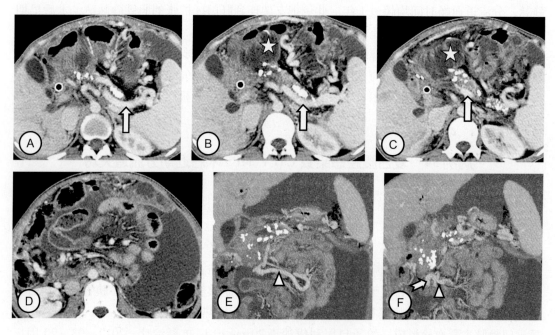

图 6 – 51　术前 CT

A～C 为连续图像。依图序显示：门静脉主干及肝内分支未显影，脾静脉（⇨）显影，胰头腹侧形态不规则低密度区（☆）；肠系膜上静脉主干未显影，部分空肠支（△）及回结肠支（⇨）显影；门静脉海绵样变，腹腔多发曲张血管影；胰管扩张，胰腺区域散在多发高密度结石影；胆管内高密度金属支架影；腹腔多发水样密度区，肠管移位、聚拢。

（3）胃镜检查（2019 – 08 – 07）：食管重度静脉曲张，红色征（+），给予套扎术；胃底中度静脉曲张，门静脉高压性胃病（重度）。

4. 术前诊断

慢性门静脉闭塞，门静脉海绵样变（Ⅱb 型）；门静脉高压：食管、胃底静脉曲张；

胆管结石（支架植入术后），胰管结石（外科切除术后），慢性胰腺炎，腹腔感染，腹腔积液。

5. 术前肝功能评分

Child-Pugh 评分 9 分（B 级），MELD 评分 9 分。

6. 手术经过

2019 - 12 - 22 完成 TIPS 手术，手术过程同复杂 CTPV 患者 TIPS 手术相同（6 - 52）。经皮经肝途径开通闭塞的门静脉失败后，结合经皮经脾途径开通门静脉，再经颈静脉途径由肝静脉穿刺门静脉内留置的定位球囊，在脾静脉、肠系膜上静脉及门静脉分流道内以"人"字形方式重叠、交叉植入：8 mm × 8 cm/2 cm VIATORR® 支架 1 枚、8 mm × 10 cm E-Luminexx™支架 2 枚及 8 mm × 5 cm VIABAHN® 支架 1 枚。支架近心端延伸至下腔静脉，远心端分别延伸至肠系膜上静脉及脾静脉。造影显示分流道通畅，侧支血管消失。PPG 由分流前 22 mmHg 下降至分流后 8 mmHg。

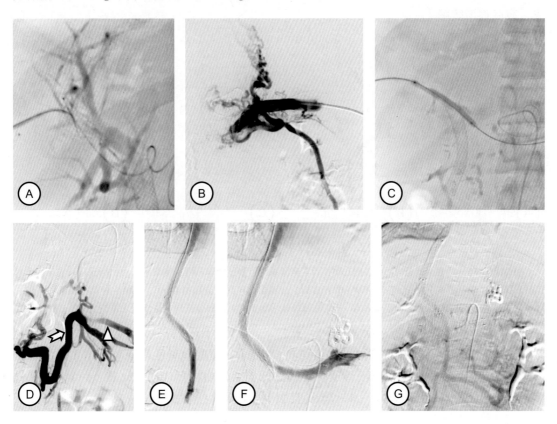

图 6 - 52 TIPS 手术

A：经皮经肝穿刺肝右叶门静脉分支，导丝导管技术未能开通闭塞的门静脉。肝内胆管显影。B：经皮穿刺脾静脉造影显示脾静脉主干近心端变窄、闭塞，胃左静脉曲张，多发细小侧支血管形成。C：导丝导管技术会师成功开通闭塞的门静脉主干建立贯穿肝脏 - 门静脉 - 脾脏的通路并以直径 6 mm 球囊扩张门静脉闭塞段。D：经脾静脉通路以导丝导管技术开通闭塞的肠系膜上静脉主干后造影，回结肠静脉、空肠静脉显影良好，部分侧支形成。E～G：在分流道植入"人"字形支架后分别行肠系膜上静脉、脾静脉及肠系膜上动脉造影，分流道显影良好，肠系膜上静脉属支显影良好，侧支血管未显影。

7. 术后处理

术后常规处理，当天开始皮下注射达肝素钠 5000 IU q. 12. h. 抗凝治疗。患者术后腹胀明显好转，第 7 天超声提示支架通畅，血流 v_{max} 为 74 cm/s，复查各项指标基本正常，一般情况良好出院，出院后口服利伐沙班 20 mg q. d. 抗凝治疗。

8. 随访结果

患者出院 1 周后发生畏寒、发热，在当地医院诊断为胆道感染，给予药物治疗 1 周稳定。随后患者再次出现腹胀不适，2019 - 08 - 30 外院腹部 CT 提示分流道内血栓形成、闭塞，再次转入我院。入院后于 2019 - 09 - 05 在闭塞的分流道内插入导管接触性溶栓（图 6 - 53A），溶栓 4 天后（2019 - 09 - 09）复查造影显示分流道仍不通畅（图 6 - 53B）。以直径 6 mm 球囊扩张分流道后再继续溶栓 2 天，2019 - 09 - 11 复查造影显示部分血栓溶解，分流道仍不通畅（图 6 - 53C），在分流道内植入 8 cm×15 mm VIABAHN® 支架 1 枚，造影显示分流道通畅（图 6 - 53D）。此后给予皮下注射低分子肝素抗凝治疗，腹水逐渐消失，腹胀逐渐缓解。

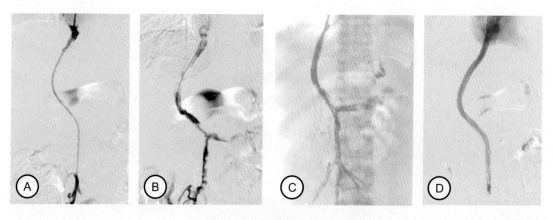

图 6 - 53　修复分流道过程

A：2019 - 09 - 05 在分流道内插入多侧孔溶栓导管至肠系膜上静脉造影，可见支架两端对比剂充盈，支架内无对比剂充盈；B：置管溶栓 4 天后（2019 - 09 - 09）造影，分流道内广泛充盈缺损影；C：继续溶栓 2 天（2019 - 09 - 11）造影显示支架内仍散在大量充盈缺损影；D：在腔静脉 - 肠系膜上静脉分流道内重新植入覆膜支架，造影显示支架内对比剂充盈良好。

2019 - 09 - 14 患者出现剧烈腹痛，复查 CT 提示：腹腔包裹性积液较前增大，考虑胰瘘形成，肠系膜上静脉支架分流道通畅，脾静脉支架内血栓形成闭塞（图 6 - 54）。对包裹性积液给予穿刺引流。2019 - 9 - 25 复查腹部 CT 显示：包裹性积液及胰瘘减少，支架分流道通畅（图 6 - 55）。

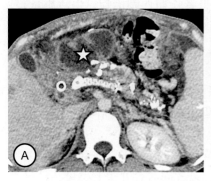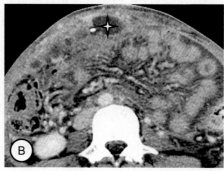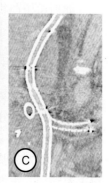

图 6 - 54　2019 - 09 - 14 复查 CT

依图序显示：胰腺腹侧形态不规则低密度区（☆），中腹部腹侧低密度区（✧），与肠系膜上静脉相通的分流道支架内对比剂充盈，与脾静脉相通的支架内充满低密度影。

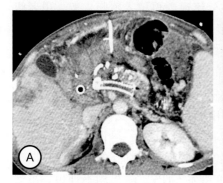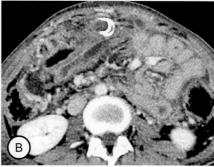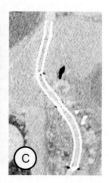

图 6 - 55　2019 - 09 - 25 复查 CT

依图序显示：胰腺腹侧低密度影引流后消失，中腹部腹侧低密度影引流后消失，与肠系膜上静脉相通的分流道支架内对比剂充盈。

分流道修复术后 20 天，患者突发呕血约 300 mL，伴黑便，停用抗凝治疗，给予生长抑素、止血等药物治疗，出血停止。2019 - 10 - 06 复查腹部 CT 显示：支架分流道内血栓形成、闭塞，胸腹腔多发包裹性积液（图 6 - 56）。

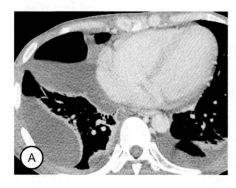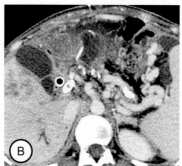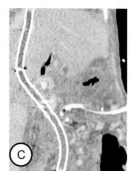

图 6 - 56　2019 - 10 - 6 复查 CT

依图序显示：胸腔内多发包裹性水样密度影，胰腺腹侧低密度影较上次增大，支架内充满低密度影。

此后给予药物治疗及针对性穿刺引流包裹性积液。患者长期住院治疗，生活质量差，于 2019 - 12 - 07 因肺部感染、腹腔感染、多器官功能衰竭病逝。

【病例小结】

患者为青年男性，有胰管结石、胆管结石、慢性胰腺炎病史，接受多次内镜手术及 1 次外科胰腺部分切除手术，胰腺炎及手术创伤是此患者出现门静脉系统血栓闭塞及 CTPV 的原因。

患者主要的临床症状与顽固性腹水相关，考虑到病情复杂，经过多学科会诊认为无外科手术指证，单纯内科治疗效果不佳，可考虑介入治疗。患者同时合并腹腔感染，经过控制感染、各项指标达到手术指证后，施行 TIPS。

虽然 TIPS 手术在技术上取得了成功，但疗效只维持了半个月左右。患者分流术后因为胆道感染等多因素诱发分流道内血栓形成、闭塞，给予插管接触性溶栓 6 天效果不佳。由于患者体质变弱，耐受力变差，为缩短治疗周期，在分流道内再植入覆膜支架，患者腹水消失、腹胀症状缓解。紧接着患者出现胰瘘及腹腔多发包裹性积液，导致剧烈的腹痛，给予穿刺引流及止痛对症治疗。失功分流道修复后疗效维持了 20 天患者发生呕血、黑便，复查 CT 显示分流道内再次形成血栓、闭塞。患者短时间内分流道反复发生血栓形成、闭塞，考虑主要原因是腹腔感染状态以及胰腺外科术后胰瘘，处于易栓症状态。

此病例在 TIPS 技术上可以改进的为：TIPS 术中改用直径 10 mm 的支架能增加分流量，有可能延长分流道通畅的时间。另外，对于复杂的门静脉高压症患者，尽管在技术上能够完成手术，但影响预后的因素众多，对于外科手术后继发腹腔感染、粘连的患者，长期疗效不佳，需要谨慎手术。此患者和病例 33 皆为胰腺病变继发 CTPV，效果均不理想。虽然患者预后差更多源于本身病情的进展，与手术无直接的关系，但手术的创伤在一定程度上对患者的身体造成打击，即使术后短时间内症状有所缓解，但并没有有效提高患者的生活质量及延长生存期。

在今后的临床工作中，我们除了需要努力提高危重病的救治水平之外，也需要严格把握手术的适应证和选择手术的时机，不要勉强手术治疗，否则最后只能是"出力不讨好"，消耗各方面的资源。

（整理：潘韬）

病例 35 分流量大致肝性脑病

【病例介绍】

1. 病史

患者男性，70 岁。主因"反复腹胀、乏力、纳差 8 年，双下肢浮肿 1 个月"于 2014 - 05 - 09 入院。患者近 8 年来反复出现腹胀，伴乏力、纳差，一直给予内科对症治疗。近 1 个月来，患者出现双下肢凹陷性水肿。患者慢性乙型肝炎病史 10 余年，现口服"恩替卡韦"

抗病毒治疗；3年前行肝穿刺活检，病理结果提示慢性肝炎（G2S2[①]）；否认腹腔感染、腹部外科手术病史；无高血压、糖尿病病史，无不良嗜好，未到过疫区。

2. 体格检查

神志清醒，对答切题，全身皮肤、巩膜无黄染，肝掌征阴性，未见蜘蛛痣，未见瘀点或瘀斑，颈静脉无怒张，腹部膨隆，未见胃肠形或蠕动波，未见腹壁静脉曲张，腹壁柔软，无波动感，全腹无压痛或反跳痛，Murphy's征阴性，肝脏肋下未触及，脾脏肋下4 cm，移动性浊音阳性，双下肢轻度凹陷性水肿。

3. 辅助检查

（1）实验室检查（2014 – 05 – 09）：白细胞 $4.90 \times 10^9 \text{ L}^{-1}$，红细胞 $4.23 \times 10^9 \text{ L}^{-1}$，血红蛋白 124 g/L，血小板 $69 \times 10^9 \text{ L}^{-1}$；谷草转氨酶 69 U/L，谷丙转氨酶 61 U/L，白蛋白 38.5 g/L，总胆红素 16.9 μmol/L，直接胆红素 6.5 μmol/L，胆碱酯酶 11717 U/L；凝血酶原时间 16.0 s，PT-INR 1.27；D – 二聚体 1.5 μg/mL；血同型半胱氨酸 8.6 μmol/L；肌酐 87 μmol/L，尿素氮 6.02 mmol/L；乙肝标志物 HBsAg（ + ），HBsAb（ – ），HBeAg（ – ），HBeAb（ + ），HBcAb（ + ）；丙型肝炎抗体阴性，抗 – HIV 阴性；甲胎蛋白 1.98 ng/mL。

（2）MR 检查（2014 – 05 – 19）：①肝硬化，脾大，中量腹水；②门静脉主干、左右支及肠系膜上静脉近端血栓形成，门静脉海绵样变，食管下段、胃底静脉曲张（图6 – 57）。

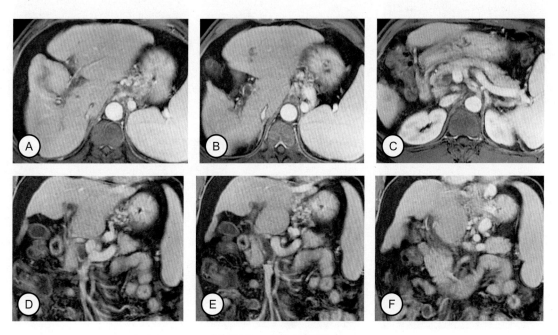

图6 – 57 术前上腹部 MR

依图序显示：肝脏萎缩变形，肝裂增宽；腹腔中量水样信号；门静脉左右支、主干、肠系膜上静脉近端管腔内未见对比剂充盈，肝门区少量侧支血管影，食管、胃底静脉曲张，脾静脉及肠系膜上静脉中远段显影良好。

---

① G2 指肝脏炎症活动度为 2 级，S2 指肝脏纤维化程度为 2 期。

（3）胃镜检查（2014 – 05 – 21）：食管中度静脉曲张，胃底重度静脉曲张，红色征（＋），门静脉高压性胃病。

4. 术前诊断

慢性门静脉闭塞，门静脉海绵样变（Ⅱa型）；乙型肝炎后肝硬化失代偿期；门静脉高压症：食道胃底静脉曲张，腹水，巨脾。

5. 术前肝功能评分

Child-Pugh 评分7分（B级），MELD 评分13分。

6. 手术经过

2014 – 05 – 26完成PTIPS手术，手术步骤同常规PTIPS相同（图6 – 58）。术中于肠系膜上静脉至肝静脉分流道内重叠植入10 mm×10 cm、10 mm×8 cm E-Luminexx™支架各1枚，并以直径8 mm球囊扩张支架，造影显示分流道通畅。分流前中心静脉压力6 mmHg，肠系膜上静脉压力30 mmHg；分流后中心静脉压力10 mmHg，肠系膜上静脉压力18 mmHg；患者PPG由分流前24 mmHg降为分流后8 mmHg。

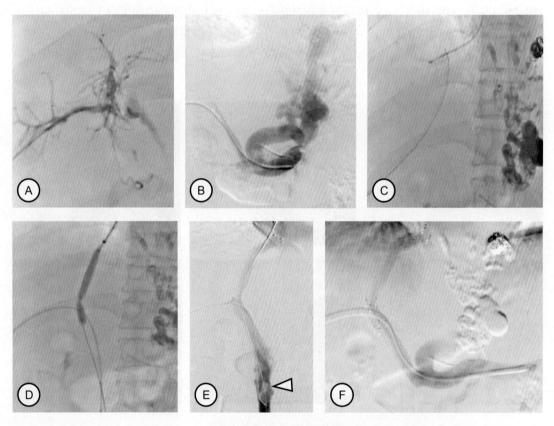

图6 – 58　PTIPS手术

A：经皮经肝穿刺门静脉分支造影显示肝右叶部分分支走行紊乱，管径变细。B：开通闭塞的门静脉主干后导管插入脾静脉造影，显示脾静脉、胃左静脉曲张；门静脉呈线样显影。C：以PTIPS穿刺针经门静脉右支穿刺肝静脉，肝静脉内已留置导管定位。胃左静脉已用组织胶栓塞。D：以直径6 mm球囊扩张肝脏穿刺分流道。E：在分流道内植入支架后肠系膜上静脉造影，显示肠系膜上静脉及分流道内对比剂充盈良好，肠系膜上静脉近心端与支架重叠处可见充盈缺损影（△）。F：脾静脉造影显示脾静脉及支架分流道显影良好，曲张的胃左静脉已闭塞。

7. 术后处理

术后常规处理，第 2 天开始皮下注射依诺肝素钠 0.4 mL q. 12. h.，并桥接口服华法林 3 mg q. d. 抗凝治疗，定期复查凝血功能调整华法林用量，维持 PT-INR 在 2.0 上下。患者术后 1 周复查肝功能等各项指标基本正常，一般情况良好出院，并长期口服华法林抗凝治疗。

8. 随访结果

患者术后半个月彩超示 TIPS 分流道通畅，支架内血流 v_{max} 为 104 cm/s，腹水完全吸收，但患者反复发生肝性脑病（3 期），血浆氨最高值达到 180 μmol/L。患者肝功能指标基本正常，且严格按照 TIPS 术后药物治疗及饮食控制，仍然发生肝性脑病，考虑与分流道直径粗、分流量大有关。2014 - 06 - 12 予 TIPS 分流道限流术（图 6 - 59），在原分流道内植入 6 mm×6 cm Fluency™支架 1 枚，PPG 由 8 mmHg 升高至 10 mmHg。

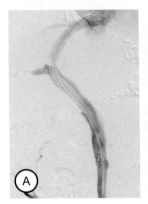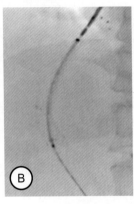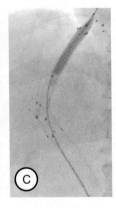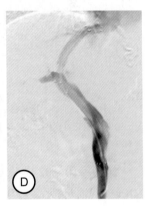

图 6 - 59 TIPS 分流道限流

A：肠系膜上静脉造影显示 TIPS 分流道内对比剂充盈良好，原肠系膜上静脉近端充盈缺损影消失；B：在分流道中段转弯处植入 6 mm×6 cm Fluency™支架 1 枚；C：以直径 6 mm 球囊扩张植入的覆膜支架近端，防止支架移位；D：肠系膜上静脉造影显示肠系膜上静脉及分流道充盈良好。

患者分流道限流术后未再发生显性肝性脑病，2014 - 07 - 10 复查上腹部 CT 提示：TIPS 支架分流道通畅，巨脾（图 6 - 60），彩超示 TIPS 分流道通畅，支架内血流 v_{max} 为 98 cm/s。实验室检查：白细胞 4.7×10^9 L^{-1}，红细胞 4.5×10^9 L^{-1}，血红蛋白 120 g/L，血小板 58×10^9 L^{-1}；白蛋白 39 g/L，总胆红素 39 μmol/L，直接胆红素 11.2 μmol/L，胆碱酯酶 8387 U/L；PT-INR 1.98；肌酐 68 μmol/L，尿素氮 4.02 mmol/L，血浆氨 20.1 μmol/L。

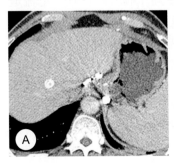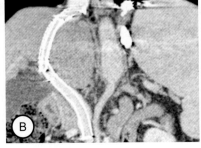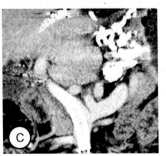

图 6 - 60 分流道修复后复查上腹部 CT

图序显示：TIPS 支架分流道内对比剂充盈良好，可见双层支架密度影，肠系膜上静脉及脾静脉显影良好。

患者由于血小板降低及口服抗凝药物导致反复牙龈出血，为纠正脾亢、改善凝血功能，分别于 2018 – 02 – 06、2018 – 04 – 24（图 6 – 61）及 2019 – 09 – 29 行 3 次部分性脾动脉栓塞术。

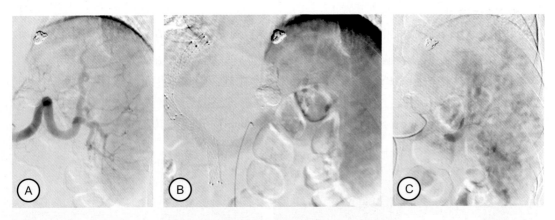

图 6 – 61　2018 – 04 – 24 部分性脾动脉栓塞术

A、B：栓塞前脾动脉造影，显示脾动脉增粗迂曲，分支分布基本正常，脾脏阴影增大，染色均匀，脾静脉及支架分流道对比剂充盈；C：以粒径 100 μm PVA 颗粒栓塞后脾动脉造影，显示脾实质均匀花斑状染色缺失，栓塞面积大约 60%。

2019 – 10 – 02 实验室检查：白细胞 7.05×10^9 L^{-1}，红细胞 3.59×10^9 L^{-1}，血红蛋白 118 g/L，血小板 72×10^9 L^{-1}；谷草转氨酶 25 U/L，谷丙转氨酶 13 U/L，白蛋白 36.9 g/L，总胆红素 13.5 μmol/L，直接胆红素 6.9 μmol/L，胆碱酯酶 5159 U/L；凝血酶原时间 21.4 s，PT-INR 1.87；血浆氨 25.3 μmol/L。随访至今近 6 年，患者未再发生腹胀等门静脉高压症状及显性肝性脑病，一般情况良好，继续随访中。

【病例小结】

患者为老年男性，有慢性乙型肝炎病史，无其他特殊病史。乙肝肝硬化、门静脉高压是此例患者出现 PVT、CTPV 的可能原因。

患者主要的临床症状为腹水，与肝硬化、门静脉闭塞有直接的关系。此为较早期病例，采用 PTIPS 技术完成门体分流手术，术中使用直径 10 mm 的裸支架。该病例虽然为 CTPV 患者，但其分流道有效长度约 8 cm，和普通肝硬化门静脉高压症患者的 TIPS 分流道长度类似；患者肠系膜上静脉及脾静脉粗大，血流量大，分流后 PPG 下降幅度偏大（分流后 PPG 为 8 mmHg）。以上因素说明 10 mm 直径的支架对该患者是偏大的，分流量大导致其术后 1 个月内反复出现多次肝性脑病，遂给予 TIPS 分流道限流术。

分流道限流术是指通过各种方法将分流道直径缩小、减少分流量来控制肝性脑病，目前尚无标准的方法（参考第四章附 6、附 7），国内大部分学者采用植入"缝扎法"自制的限流支架于分流道内，即将直径 8 mm 的覆膜支架在体外用缝线缝扎出 6 mm 左右的束腰，此法在制作限流支架时过程较复杂。此例患者限流术采取的是在原分流道内直接植入较小直径（6 mm）的覆膜支架，此方法操作简单，术后也达到了良好的效果。但需要注意支架放置的位置，避免支架脱出原分流道进入心脏大血管引起严重并发症。我们的经验：术中利用原 TIPS 分流道的弧度，把限流支架置于原 TIPS 分流道拐弯处，利用限流支架释放后本身的弹性，使其两端固定在分流道内。在目前所用的支架中，建议使用 Fluency™ 支架作为限流支架，型号选择 6 mm × 6 cm 的比较合适。我们有过 4 例成功的经验。

TIPS 术后肝性脑病的发生是广大医患共同担忧的问题，也成为限制 TIPS 技术推广的重要因素。本例 TIPS 分流道限流方式可为大家提供借鉴。

（病例收集：朱多 整理：罗骏阳）

病例 36 PTIPS 术后致胆道梗阻

【病例介绍】

1. 病史

患者男性，37 岁。主因"反复黑便 8 个月"于 2015 – 04 – 13 入院。患者近 8 个月来反复出现黑便，每次出血量为 200～300 mL，内镜提示食管重度静脉曲张，未行内镜下治疗，均经药物止血后好转。患者既往有"肝硬化、门静脉高压、脾大"病史，17 年前曾行"脾切除术"，否认腹腔感染病史。既往"乙肝小三阳"已转阴，无不良嗜好，未到过疫区。

2. 体格检查

神志清醒，对答切题，贫血貌，全身皮肤、巩膜轻度黄染，肝掌征阴性，未见蜘蛛痣，未见瘀点或瘀斑，颈静脉无怒张；腹部平坦，左上腹见长约 20 cm 陈旧性手术瘢痕，未见胃肠形或蠕动波，未见腹壁静脉曲张，腹壁柔软，无波动感，全腹无压痛或反跳痛，Murphy's 征阴性，肝脏肋下未触及，移动性浊音阴性，双下肢轻度凹陷性水肿。

3. 辅助检查

（1）实验室检查（2015 – 04 – 14）：白细胞 6.46×10^9 L^{-1}，红细胞 3.0×10^9 L^{-1}，血红蛋白 86 g/L，血小板 97×10^9 L^{-1}；谷草转氨酶 50 U/L，谷丙转氨酶 31 U/L，白蛋白 24.3 g/L，总胆红素 32.4 μmol/L，直接胆红素 9.10 μmol/L，胆碱酯酶 3315 U/L；凝血酶原时间 17.8 s，PT-INR 1.50；D – 二聚体 0.8 μg/mL；血同型半胱氨酸 7.7 μmol/L；肌酐 59 μmol/L，尿素氮 2.15 mmol/L；乙肝标志物 HBsAg（ – ），HBsAb（ – ），HBeAg（ – ），HBeAb（ + ），HBcAb（ + ）。丙型肝炎抗体阴性，抗 – HIV 阴性；甲胎蛋白 6.1 ng/mL。

（2）CT 检查（2015 – 04 – 14）：①肝硬化，食管胃底静脉曲张，门静脉主干及右支萎缩，左支闭塞，门静脉海绵样变；②脾切除术后缺如（图 6 – 62）。

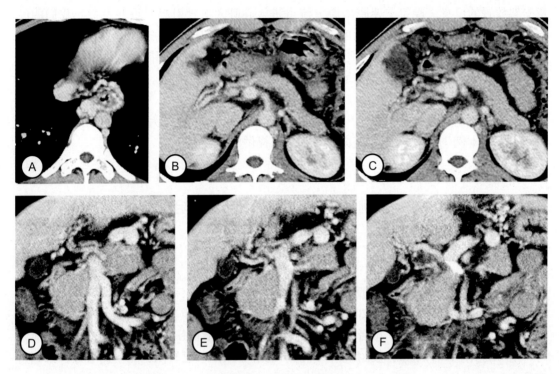

图 6 - 62　术前上腹部 CT

依图序显示：肝硬化，肝脏萎缩变形，脾脏缺如；门静脉主干及右干变细，左支未显示；肝门区纤细 CTPV 血管影；胃左静脉、食管下段静脉显著曲张；肠系膜上静脉显示良好，局部管壁高密度钙化影。

（3）胃镜检查（2015 - 04 - 16）：食管静脉重度曲张，红色征（＋）；胃底静脉轻度曲张，红色征（－）；门静脉高压性胃病。

4. 术前诊断

门静脉萎缩合并门静脉海绵样变（Ⅱd 型）；乙型肝炎后肝硬化失代偿期；门静脉高压症；食管胃底静脉曲张；脾切除术后。

5. 术前肝功能评分

Child-Pugh 评分 7 分（B 级），MELD 评分 10 分。

6. PTIPS 术

2015 - 04 - 17 完成 PTIPS 手术，手术过程同常规 PTIPS 相同（图 6 - 63）。术中在肠系膜上静脉与肝静脉之间分流道内由近及远重叠植入 8 mm × 8 cm 及 12 mm × 8 cm E-Luminexx™ 支架各 1 枚，在肝实质段再植入 1 枚 8 mm × 6 cm Fluency™ 支架，并以直径 8 mm 球囊扩张支架，造影显示分流道通畅。患者 PPG 由分流前 28 mmHg 下降至分流后 10 mmHg。

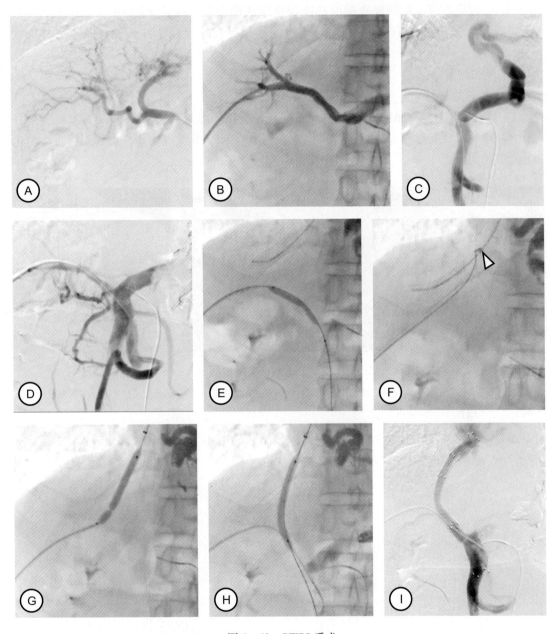

图6-63 PTIPS手术

A：肝动脉造影显示肝动脉聚拢、扭曲；B：经皮经肝穿刺S6门静脉分支后"冒烟"显示门静脉主干及右支萎缩变细，左支未见显影，可见粗大迂曲的胃左静脉影；C：肠系膜上静脉造影可见肠系膜上静脉主干显影良好，门静脉主干浅淡显影，胃左静脉曲张；D：以组织胶栓塞胃左静脉后肠系膜上静脉造影，肠系膜上静脉各属支显影良好，门静脉主干纤细，肝门区少量纤细CTPV血管影；E：以直径6 mm球囊扩张门静脉；F：PTIPS穿刺针经门静脉右干穿刺肝静脉（△），肝静脉内已留置导管定位；G：沿安全导丝以直径6 mm球囊扩张肝脏穿刺分流道；H：沿工作导丝以直径6 mm球囊扩张分流道；I：植入支架后肠系膜上静脉造影显示支架分流道显影良好，侧支血管未显影。

7. 术后处理

术后常规处理，第2天开始皮下注射依诺肝素钠0.4 mL q.12. h.，并桥接口服华法林

3 mg q. d. 抗凝治疗，定期复查凝血功能调整华法林用量，维持 PT-INR 在 2.0 上下。第 5 天复查肝功能等各项指标基本正常，患者一般情况良好出院，并长期口服华法林抗凝治疗。

8. 随访结果

患者按计划复诊。

（1）术后 1 个月彩照提示 TIPS 分流道通畅，支架内血流 v_{max} 为 66 cm/s。术后 3 个月（2015 - 07 - 29）上腹部 CT（图 6 - 64）及彩超提示 TIPS 分流道闭塞，患者无腹胀、消化道出血等症状。

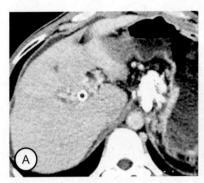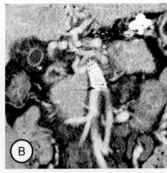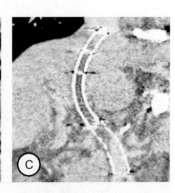

图 6 - 64　术后 3 个月上腹部 CT

依图序显示：大部分支架内充满低密度影，未见对比剂充盈；肠系膜上静脉及支架远端可见对比剂充盈；少量腹水。

2015 - 07 - 31 行分流道修复术，在闭塞段植入 10 mm × 10 cm E-Luminexx™ 支架 1 枚（图 6 - 65），术后继续口服华法林抗凝治疗。

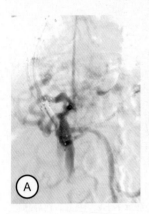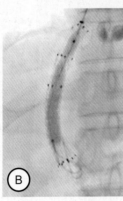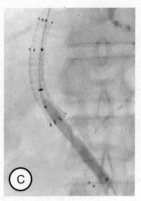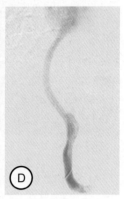

图 6 - 65　分流道修复过程

A：经颈静脉插入导管进入支架远端造影，分流道内未见对比剂充盈，肠系膜上静脉、CTPV 血管显影；B、C：以直径 8 mm 球囊扩张分流道近端及远端，分别显示球囊"腰征"；D：在分流道内重新植入支架后造影，显示肠系膜上静脉及分流道内对比剂充盈良好，侧支血管未显影。

（2）术后 5 个月（2015 - 09 - 06）复查上腹部 CT 显示分流道通畅，右肝内胆管扩张（图 6 - 66）。患者无诉不适，肝功能指标正常，大小便正常，未予特殊处理。

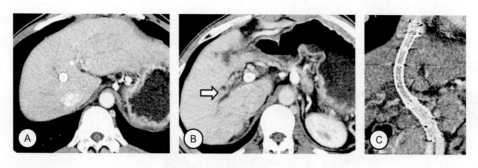

图 6-66 术后 5 个月上腹部 CT

依图序显示：右后叶肝内胆管（⇨）轻度扩张，右前及左叶胆管无扩张，分流道内对比剂充盈良好。

术后 9 个月（2016-01）患者出现皮肤瘙痒及进行性身目黄染，伴有小便赤黄及大便颜色变浅，无白陶土样大便。血总胆红素 71.1 μmol/L，直接胆红素 53.8 μmol/L，考虑为胆道梗阻所致。2016-02-19 行 PTCD 术（图 6-67），未能打通闭塞的胆管。

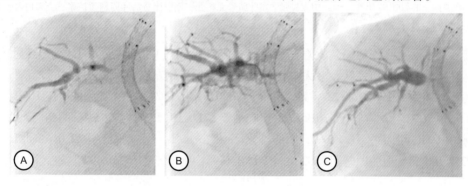

图 6-67 PTCD

A：经皮经肝穿刺肝右叶 S6 胆管造影，显示右肝内胆管中度扩张；B：导管在右肝内胆管造影，显示右后叶胆管显影，右前及左叶胆管未显影，对比剂未能进入胆总管及十二指肠内；C：置入 8.5F 外引流管，造影表现同前图，胆管近支架处呈盲端表现。

为了打通闭塞的胆管，2016-02-21 行 ERCP 术，术中提示：①导丝未能进入右肝后叶胆管；②左肝内胆管纤细（图 6-68）。

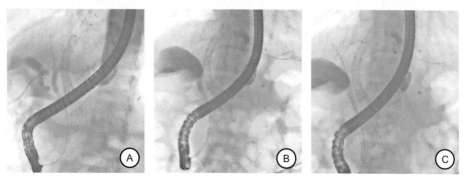

图 6-68 ERCP

依图序显示：胆总管及肝总管无扩张，胆囊显影；左肝内胆管及右前叶肝内胆管无扩张，导丝可进入；右后叶肝内胆管未显影。

（3）术后 3 年（2018 - 06 - 28）复查上腹部 CT 提示：右后叶胆管引流后无扩张，S5 胆管扩张，TIPS 支架通畅（图 6 - 69）。患者总胆红素维持在 50 μmol/L 左右，无门静脉高压症状。

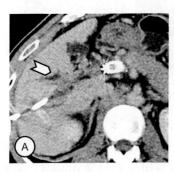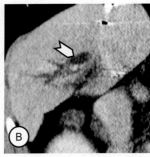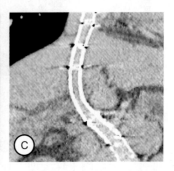

图 6 - 69　术后 3 年上腹部 CT

依图序显示：肝右叶 S5 胆管（▽）中度扩张，左叶胆管无扩张，原引流右后叶胆管无扩张；支架内对比剂充盈良好，未见充盈缺损影。

其后患者一直在当地医院复查血液指标及肝脏彩超和 CT，均提示 TIPS 支架通畅。患者未再发生门静脉高压症状，亦无显性肝性脑病，每半年左右到我院更换外引流管，最后一次换管时间为 2019 - 07 - 22。实验室检查（2019 - 07 - 21）：白细胞 8.40×10^9 L^{-1}，红细胞 3.89×10^9 L^{-1}，血红蛋白 136 g/L，血小板 371×10^9 L^{-1}；谷草转氨酶 70 U/L，谷丙转氨酶 39 U/L，白蛋白 31.1 g/L，总胆红素 42.9 μmol/L，直接胆红素 22.0 μmol/L，胆碱酯酶 2252 U/L；凝血酶原时间 23.3 s，PT-INR 1.96；血浆氨 34.8 μmol/L。继续随访中。

【病例小结】

患者为中年男性，既往有"乙肝"病史，肝硬化可能与此有关。患者 17 年前因门静脉高压症行脾脏切除术，术后继发门静脉萎缩及 CTPV，是再次发生门静脉高压症的主要原因。

此为较早期的病例，采用了 PTIPS 的手术方式。患者术后分流道内血栓形成、闭塞，修复过程中球囊扩张时显示分流道狭窄严重的部位在分流道的两端，此两处为支架的裸部，覆膜支架未能覆盖至此。由于患者按照规范口服抗凝药物，单纯血栓形成的机会较小，可能是内膜增生导致支架局部狭窄所致。此种情况下修复失功的分流道，我们一般采取直接植入支架的方式，既保证了疗效，又缩短了疗程。修复后继续口服华法林规范抗凝治疗，分流道一直保持通畅。

TIPS 术后因支架压迫胆管引起梗阻性黄疸的发生率很低，我们仅遇到此 1 例病例。患者术后 5 个月复查 CT 提示肝内胆管扩张，由于胆红素无升高以及术者的经验不足，未及时行 PTCD 及其他有创性治疗，失去了开通闭塞胆管的机会。待到术后 9 个月患者出现梗阻性黄疸症状和体征时，再行 PTCD 及 ERCP 已经不能打通闭塞的胆管，并且随后 S5 胆管也出现扩张。从 PTCD 至今 4 年的时间内多次胆道造影、换管及尝试再通，一直未能成功，患者长期体外带引流袋，大大降低了生活质量。以后的临床工作中应引以为戒。

（整理：罗骏阳）

病例37　组织胶迟发移位栓塞致分流道失功

【病例介绍】

1. 病史

患者男性，36 岁。主因"反复呕血、黑便 10 年"于 2019 - 08 - 06 入院。患者自 2009 年起反复出现呕血、黑便，每次呕血量为 200～500 mL，当地医院给予药物止血治疗后出血停止，内镜检查提示食管胃底静脉曲张。2015 年在外院行"脾切除 + 贲门周围血管离断术"，术后仍间断出现黑便 3 次，2019 - 05 复查 CT 提示"门静脉海绵样变"，为求进一步治疗入院。患者"乙肝"病史 10 余年，2015 年开始口服恩替卡韦抗病毒治疗。无不良嗜好，未到过疫区。

2. 体格检查

神志清醒，对答切题，慢性肝病面容，贫血貌，全身皮肤、巩膜无黄染，肝掌征阴性，未见蜘蛛痣，未见瘀点或瘀斑，颈静脉无怒张；腹部膨隆，左上腹见长约 20 cm 陈旧性手术瘢痕，未见胃肠形或蠕动波，未见腹壁静脉曲张，全腹无压痛或反跳痛，Murphy's 征阴性，肝肋下未触及，移动性浊音阳性，双下肢轻度凹陷性水肿。

3. 辅助检查

（1）实验室检查（2019 - 12 - 06）：白细胞 3.27×10^9 L^{-1}，红细胞 1.6×10^9 L^{-1}，血红蛋白 59 g/L，血小板 51×10^9 L^{-1}；谷草转氨酶 49 U/L，谷丙转氨酶 43 U/L，白蛋白 23.6 g/L，总胆红素 16.8 μmol/L，直接胆红素 9.2 μmol/L；凝血酶原时间 19.2 s，PT-INR 1.62，D - 二聚体 2.81 μg/mL；血同型半胱氨酸 7.9 μmol/L；肌酐 81.0 μmol/L，尿素氮 3.77 mmol/L；乙肝标志物 HBsAg（+），HBsAb（-），HBeAg（-），HBeAb（+），HBcAb（+）；丙型肝炎抗体阴性，抗 - HIV 阴性；甲胎蛋白 6.3 ng/mL。

（2）CT 检查（2019 - 08 - 06）：①肝硬化，门静脉闭塞、广泛血栓形成，门静脉海绵样变；②食管下段 - 胃底静脉曲张，中量腹水；③脾缺如（图 6 - 70）。

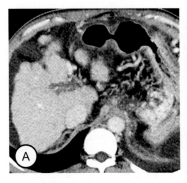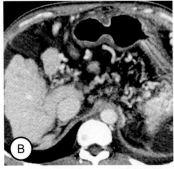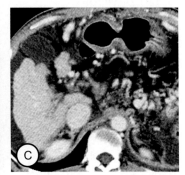

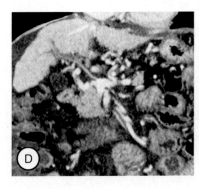
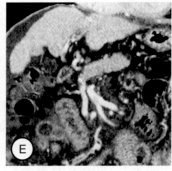
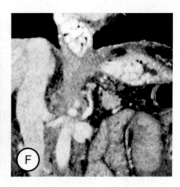

图 6 - 70　术前上腹部 CT

依图序显示：肝硬化表现，肝脏萎缩，肝裂增宽；门静脉主干及分支未显影，走行区呈低密度影，伴 CTPV 血管影；肠系膜上静脉属支及主干显影良好；脾脏缺如；食管、胃底静脉曲张；腹腔中量积液。

（3）胃镜检查（2019 - 08 - 07）：食管、胃底重度静脉曲张，红色征（+）。

4. 术前诊断

慢性门静脉闭塞，门静脉海绵样变（Ⅱd 型）；乙型肝炎后肝硬化失代偿期；门静脉高压症：食管胃底静脉曲张，腹水；脾切除术后。

5. 术前肝功能评分

Child-Pugh 评分 10 分（C 级），MELD 评分 12 分。

6. 手术经过

2019 - 08 - 08 完成 TIPS 手术，过程与常规 CTPV 患者 TIPS 手术过程相同（图 6 - 71）。术中以组织胶栓塞曲张静脉时，组织胶返流使其距离曲张血管开口过近。在分流道内由近及远重叠植入 8 mm × 8 cm/2 cm VIATORR® 支架及 8 mm × 10 cm E-Luminexx™ 支架各 1 枚。支架近心端延伸至下腔静脉，远心端延伸至肠系膜上静脉。造影显示支架分流道通畅，侧支血管消失。分流前中心静脉压力 5 mmHg，肠系膜上静脉压力 30 mmHg；分流后中心静脉压力 7 mmHg，肠系膜上静脉压力 19 mmHg；患者 PPG 由分流前 25 mmHg 降为分流后 12 mmHg。

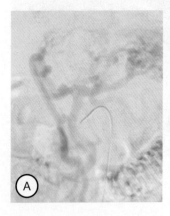
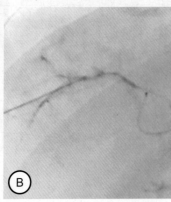
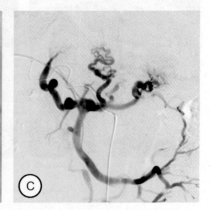

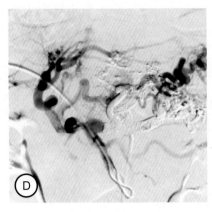
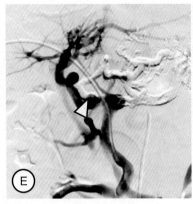
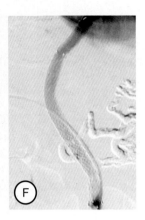

图 6 - 71　TIPS 手术过程

A：间接门静脉造影显示肠系膜上静脉属支显影良好，多发粗大的侧支血管；B：经皮经肝穿刺门静脉分支，显示管腔纤细、管壁毛糙；C：开通闭塞的门静脉后导管插入肠系膜上静脉空肠支造影，显示肝门区 CTPV 血管与门静脉左支沟通，胃左静脉及胃后静脉曲张；D：栓塞胃左静脉及胃后静脉造影，显示胃右静脉与食管胃底静脉沟通；E：栓塞曲张胃右静脉后造影，曲张静脉全部闭塞，肠系膜上静脉显影良好，组织胶末端位于胃右静脉开口（△），未突入肠系膜上静脉内；F：植入支架后造影显示支架分流道显影良好，侧支血管消失，组织胶未突入支架内。

7. 术后处理

术后常规处理，第 2 天开始皮下注射依诺肝素钠 0.4 mL q. 12. h. 抗凝治疗。第 5 天复查肝功能等各项指标基本恢复至术前基线状态，患者一般情况稳定出院。因患者肝功能 Child-Pugh C 级，凝血功能欠佳，未予口服抗凝治疗。

8. 随访结果

患者术后 1 个月（2019 - 09 - 17）返院复查，上腹部 CT 显示：分流道支架内广泛血栓形成，并见支架内高密度影（组织胶）；少量腹水（图 6 - 72）。

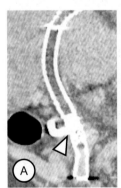
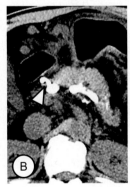
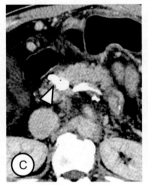
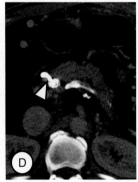

图 6 - 72　术后 1 个月上腹部 CT

依图序显示：栓塞曲张血管的高密度组织胶影（△）突入支架内，高密度影的近端分流道内充满低密度血栓影。

因患者暂无症状，未予修复闭塞的分流道。给予口服华法林 3 mg q. d. 抗凝治疗，定期复查凝血功能调整华法林用量，维持 PT-INR 在 2.0 上下。2019 - 11 - 19 患者再发呕血、黑便，出血量约为 500 mL，2019 - 11 - 22 予分流道修复术（图 6 - 73）。

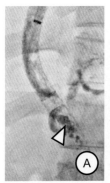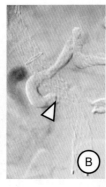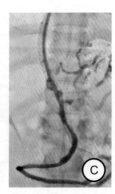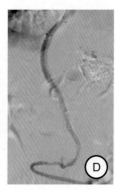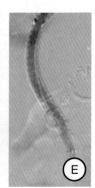

图 6-73　失功分流道修复术

B 为第一次手术对照图。A：经颈静脉插入导管于支架内"冒烟"，显示其内弥散分布低密度充盈缺损影，曲张血管内组织胶散开并突入支架内（△）；B：第一次手术植入支架后显示组织胶影未突入支架内（△）；C：导管进入肠系膜上静脉空肠支推注对比剂，显示组织胶近端支架内仍无对比剂显影；D：由于空肠支血管较细，在闭塞段植入 6 mm×6 cm 金属裸支架 1 枚（Zilver®，COOK），造影显示支架分流道内对比剂充盈良好；E：导管在支架内组织胶阻塞处造影，显示支架分流道充盈良好，未见充盈缺损。

修复术后给予患者口服华法林抗凝治疗，目前一般情况基本稳定，继续随访中。

【病例小结】

患者为青年男性，乙肝肝硬化、脾切除术后继发 PVT、CTPV 是其发生门静脉高压症消化道出血的原因。

本病例的并发症为 TIPS 术后栓塞曲张血管的组织胶延迟移位进入支架内，继发血栓形成导致分流道失功，教训深刻！在使用组织胶栓塞病变血管时，最常见和最严重的并发症是异位栓塞，多发生于组织胶返流引起异位栓塞。为了避免异位栓塞，参考第四章附 4 "注射组织胶栓塞曲张静脉的'三个一'和'一个三'方法"。

该患者组织胶移位与术中追求"完美"栓塞有关，由于组织胶的流动性，"完美"栓塞就是"过度"栓塞。以后的临床工作中仍需要不断总结经验，避免类似并发症的发生。

（整理：潘　韬）

第七章　预后及总结

第一节　预　后

　　病变局限、代偿充分的 CTPV 患者，往往无明显症状而无须临床干预，预后良好。对于合并门静脉高压症状的 CTPV 患者，其预后受病因、治疗方案及患者肝功能情况等多种因素影响。

　　门静脉癌栓导致 CTPV 的患者预后较差。在 CTPV 中此部分患者所占比例较高，但治疗率不高，主要是因为肿瘤晚期预后差而放弃治疗。即使患者接受 TIPS 改善了门静脉高压症状，但相比其他良性 CTPV 患者，多因肿瘤进展而亡。因此，对于肝功能良好、肝内肿瘤范围未超过 50% 肝脏体积、预期生存超过半年的门静脉癌栓患者，我们才建议 TIPS 治疗。TIPS 一方面可控制门静脉高压症状、改善患者生活质量，另一方面也为患者后续能接受肿瘤治疗而创造机会。2010 年以来，我们中心对 35 例门静脉癌栓导致 CTPV 的患者完成了覆膜支架 TIPS 治疗，中位生存期为 8.5 个月，约 70% 的患者术后生存期内未再发门静脉高压症状。随着靶向药物、免疫治疗以及载药微球 - TACE 的发展，这类患者有望在 TIPS 缓解门静脉高压后获得更好地针对肿瘤综合治疗的机会，以延长生存期。

　　存在 TIPS 禁忌证、无法接受 TIPS 治疗的 CTPV 患者预后较差。门静脉系统广泛闭塞、无通畅流入道，即文中Ⅲ型患者，几乎失去了一切有创性手术治疗的机会，内科保守治疗效果有限而且容易复发。

　　具有全身性因素的患者预后差。此部分 CTPV 患者病情复杂，即使成功接受 TIPS，仍存在较高的分流道血栓形成闭塞的风险。如何能维持分流道长期通畅需要我们重点关注。

　　2010—2019 年在本中心行 TIPS 治疗的 94 例 CTPV 患者（未纳入骨髓增殖性疾病以外的恶性肿瘤患者），术后 6 个月内发生支架闭塞的原因主要包括：①病变自身原因：流入道不通畅导致支架内血流量不够、未完全控制的腹腔感染、合并"易栓"因素等，共 9 例，发生率 9.6%；②技术原因：分流道角度过大、成角、支架两端被"盖帽"等，共 5 例，发生率 5.3%；③支架选择不当：支架直径偏小、顺应性差、全程选用裸支架等，共 3 例，发生率 3.2%；④术后抗凝治疗不规范、未使用合适的抗凝药物或药物剂量不足，共 3 例，发生率 3.2%。以上可为单因素或者多因素共同作用。

　　为了提高 TIPS 支架长期通畅性，提高患者预后，我们需要做到：①严格把握适应证；②完善技术细节，术前仔细阅读患者影像资料，选择最合适的穿刺路径，保证分流道顺畅，支架释放时避免出现两端被"盖帽"的现象：支架近心端确保延伸至下腔静脉、远心端位于通畅的流入道；③选用顺应性好的裸支架和覆膜支架（如 TIPS 专用支架）：对于分流道长且肝功能良好的患者，选用直径 10 mm 的支架有望增加分流量；与流入道血管相连的支架，选用质地软、与流入道血管直径相等或者偏小的裸支架；④所有患者术后给予长期、积极的抗凝治疗，合并血小板升高的患者同时给予抗血小板治疗，血液系统异常的患者完善病因检查并考虑靶向药物治疗；⑤定期规律随诊，及时了解分流道情况，出现分流道失功的患者积极给予分流道修复术来提高分流道的长期通畅。

（4）肝功能较差的患者预后差。虽然大部分 CTPV 患者肝脏形态正常或仅轻度萎缩、肝功能良好，但亦有少数合并严重肝硬化的 CTPV 患者肝功能明显受损，即使接受了 TIPS 术缓解了门静脉高压症，仍可发生肝功能衰竭而危及生命。

（李名安　罗骏阳）

第二节　总　结

CTPV 是导致肝前性门静脉高压症的原因之一，发病率占门静脉高压症的 3.5% 左右。与其他门静脉高压症患者相比，CTPV 患者的主要特点是病情更复杂。回顾性分析我们中心近 10 年来收治或会诊的 269 例 CTPV 患者，TIPS 或 PTIPS 共 161 例，总结如下。

（1）病因复杂，部分患者病因未明。根据病因，CTPV 分为原发性和继发性，原发性 CTPV 多见于儿童及青少年（本中心共收治 14 例，TIPS 手术 5 例），继发性 CTPV 多见于成人。全身因素引起的 CTPV 尤其复杂，包括蛋白 S 缺乏症、蛋白 C 缺乏症、凝血酶原基因突变、凝血因子 V Leiden 突变、凝血因子 II G20210A 突变、抗磷脂抗体以及血液系统异常等，难以明确诊断。在我们收治的患者中，明确合并血液系统疾病的占比约 15%（其中蛋白 S 缺乏症 8 例、蛋白 C 缺乏症 2 例、骨髓增殖性疾病 15 例、溶血性贫血 11 例），但由于早期认识的不足，部分病例未做到充分的筛查。合并血液系统疾病的患者中，超过 30% 表现为门静脉系统广泛闭塞（III 型 CTPV），给介入治疗带来了很大的困难。

（2）门静脉系统血管受累及范围广。合并门静脉高压症的 CTPV 患者，门静脉系统受累及范围往往较广泛，涵盖门静脉主干、脾静脉和/或肠系膜上静脉近端及大部分。56% 患者病变累及肠系膜上静脉和/或脾静脉，其中 20% 患者表现为门静脉系统广泛闭塞。门静脉系统闭塞范围直接决定了患者的治疗方案及预后，针对门静脉系统广泛闭塞的 CTPV 患者，只能采取药物治疗及内镜治疗缓解症状，患者预后往往不良。而针对具有通畅流入道的 CTPV 患者，可采取 TIPS 术降低门静脉压力改善患者的预后。

（3）临床治疗棘手。针对 CTPV 合并门静脉高压症患者，行之有效的治疗方案为 TIPS 术，能直接降低门静脉压力而缓解临床症状。开通闭塞的门静脉是 CTPV 患者行 TIPS 术的关键点及难点，无法开通闭塞的门静脉是导致 TIPS 手术失败的最主要原因。目前开通门静脉的方法包括经皮经肝途径导丝导管技术及经皮经脾途径导丝导管技术，通过单独或联合这两种技术，绝大部分闭塞的门静脉可以成功再通。更复杂者，我们采用经皮经肝腔内穿刺技术，大大提高了手术成功率。对于反复静脉曲张出血的患者，需要尽量保证脾静脉的通畅，可将支架延伸至脾静脉；若脾静脉闭塞无法开通，可以联合部分性脾动脉栓塞术或外科脾切除术，从而降低再发出血的风险。对于临床症状表现为顽固性腹水的患者，保证肠系膜上静脉的通畅更为重要，有利于腹水的吸收。若门静脉闭塞范围同时累及脾静脉及肠系膜上静脉近心端，可以采用"人"形支架放置方式，可同时保证肠系膜上静脉及脾静脉的通畅。在此，需要强调的是针对流入道不理想或合并未完全控制的腹腔感染（尤其是胰腺炎）的 CTPV 患者，慎行 TIPS 术。因为即使完成 TIPS，术后近期支架内形成血栓导致闭塞的概率非常高。2010—2019 年在本中心行 TIPS 治疗的 94 例 CTPV 患者（未纳入骨髓增殖性疾病以外的恶性肿瘤患者）中，7% 的患者采用"人"字形支架植入术，对 54% 无脾切除手术史的患者采用了 TIPS 联合同期或择期 PSE 治疗。

（4）TIPS 术后肝性脑病发生率较低，但分流道失功发生率较高。文献报道，普通门静脉高压症 TIPS 术后肝性脑病的发生率为 10%～50%，而 CTPV 患者由于病变发生于肝外门静脉，存在自发性门体分流，术前进入肝脏的门静脉血液较少，所以术后对肝脏血供的影响不大，肝性脑病的发生率较低。对于 CTPV 患者，TIPS 分流道往往较长，且需要多枚支架拼接，大部分患者还存在易形成血栓的病因，所以术后分流道失功的发生率较常规患者为高。2010—2019 年在本中心行 TIPS 治疗的 94 例 CTPV 患者（未纳入骨髓增殖性疾病以外的恶性肿瘤患者）中，术后 14 例（14.9%）至少发生 1 次显性肝性脑病，其中 2 例（2.1%）因反复发作肝性脑病进行了分流道限流术；术后 37 例（39.4%）发生了分流道失功，24 例进行了修复。使用 Kaplan-Meier 法计算分流道累计一期通畅率：6 个月 77.5%、12 个月 71.7%、24 个月 63.4%、36 个月 54.4%，分流道累计二期通畅率：6 个月 87.0%、12 个月 84.7%、24 个月 79.0%、36 个月 74.7%；其中 Ⅱ 型与 Ⅲ 型患者的分流道累计一期通畅率、二期通畅率具有显著性差异。Ⅱ 型患者分流道累计一期通畅率：6 个月 84.4%、12 个月 80.2%、24 个月 71.1%、36 个月 61.0%；累计二期通畅率：6 个月 94.0%、12 个月 92.8%、24 个月 87.8%、36 个月 83.0%。Ⅲ 型患者分流道累计一期通畅率：6 个月 20.0%、12 个月为 0；累计二期通畅率：6 个月 36.0%、12 个月 12.0%、24 个月为 0。这也是书中所展示病例 TIPS 术后分流道血栓形成较多的原因。

目前，国内学者常规选用直径 8 mm 支架完成 TIPS 手术，对于普通门静脉高压症患者是合适的，也有相应的前瞻性临床研究证实与 10 mm 支架相比，选用 8 mm 支架可以显著降低患者术后肝性脑病发生率，而不会增加分流道失功发生率。但考虑到 CTPV 患者的上述特征，理论上选用 10 mm 甚至更大直径的支架有望提高分流道通畅率而不会增加肝性脑病发生率，需要进一步研究证实。

（5）术后抗凝。普通门静脉高压症患者 TIPS 术后是否需要抗凝治疗，目前尚无定论。然而，CTPV 患者 TIPS 分流道较长，往往需要使用多个支架拼接，大部分患者存在血栓形成的易发因素，所以 CTPV 患者 TIPS 术后支架内形成血栓闭塞的概率更高。在排除术后出血并发症后，建议尽早给予积极、规范的抗凝治疗。我们的病例中，术后急性或 1 个月内血栓形成 7 例，发生率约 7%，与服用抗凝药物不规范、患者病因复杂、支架的选择及释放方式不当等因素有关。

华法林是 21 世纪以前仅有的口服抗凝药，通过抑制维生素 K 在肝脏内合成凝血因子发挥抗凝作用。因为华法林具有起效较慢（用药后 3～5 天）、半衰期长、治疗窗口窄以及易受多种食物及药物影响的特点，所以使用时需要监测凝血功能（控制 PT-INR 在 2.0～3.0）来调整药物剂量达到最佳抗凝效果。新型口服抗凝药通过选择性抑制某一凝血因子（其中凝血瀑布中最重要的两个靶点分别为 Xa 和 IIa）而到达抗凝作用。目前新型口服抗凝药物特指新研发上市的口服 Xa 因子和 IIa 因子直接抑制剂，前者包括阿哌沙班、利伐沙班等，后者有达比加群。这两类药物都是针对单个有活性的凝血因子，抗凝作用不依赖于抗凝血酶，口服起效快，相对于华法林半衰期较短，具有良好的剂效关系，与食物和药物之间很少相互作用，口服使用无须监测常规凝血指标，可以减少或者尽量避免因用药不当造成的药物疗效下降或者出血不良事件，且剂量个体差异小，只需固定剂量服用，对医生及患者均极为方便，已广泛应用于临床。肝素类药物具有起效快、疗效明确的特点，但需通过胃肠外给药，而且存在诱导血小板减少的风险，所以限制了其在临床中的长期应用。

在临床工作中，针对特定的 CTPV 患者选择抗凝药物，需要综合考虑病因、经济状况、依从性等多种因素。不同抗凝药物作用机制的差异，可能导致在个别患者中表现出不一样的疗效。我们在临床工作中碰到过 3 例合并"易栓"因素的患者在口服新型抗凝药物后，出现短期内支架血栓形成闭塞，支架修复后改为华法林或低分子肝素抗凝维持分流道长期通畅。这是否说明对于此类患者抗凝方案采取低分子肝素或华法林较新型抗凝药预后更佳？需要进一步研究观察。但这可以提醒我们，在工作中碰到抗凝效果不满意后，可考虑改变抗凝方案也许能达到理想的结果。

CTPV 患者病情复杂，需要术者慎重决定手术方案，除了需要承担手术的风险，还要承担手术的失败。术中意外时有发生，也要及时调整手术方案。成功的经验、失败的教训，往往在下一个病例中循环往复。谨记，手术的成功固然欣喜，患者的安全更重要，有时，安全地终止手术可能对患者更有利，望读者在临床实践中慢慢体会。

总之，CTPV 是临床上的棘手问题，针对 CTPV 的各种治疗方法仍在不断探索之中，希望通过我们有限的临床经验与深刻教训能给大家提供一些治疗思路，医治更多的患者。

（李名安　罗骏阳）

参 考 文 献

[1] 吴孟超，吴在德. 黄家驷外科学［M］. 7 版. 北京：人民卫生出版社. 2008.

[2] 葛均波，徐永健，王晨. 内科学［M］. 9 版. 北京：人民卫生出版社. 2018.

[3] 陈孝平，汪建平，赵继宗. 外科学［M］. 9 版. 北京：人民卫生出版社. 2018.

[4] 王晨，王建安. 内科学［M］. 3 版. 北京：人民卫生出版社. 2015.

[5] 赵玉沛，陈孝平，杨连粤. 外科学［M］. 3 版. 北京：人民卫生出版社. 2015.

[6] 金征宇，龚启勇. 医学影像学［M］. 3 版. 北京：人民卫生出版社. 2015

[7] 郭启勇，杨建勇，郑传胜. 介入放射学［M］. 4 版. 北京：人民卫生出版社. 2017

[8] NETTER F H. 奈特人体解剖学彩色图谱［M］. 6 版. 张卫光，译. 北京：人民卫生出版社. 2017.

[9] 中国医师协会介入医师分会. 中国门静脉高压经颈静脉肝内门体分流术临床实践指南（2019 年版）［J］. 临床肝胆病杂志，2019，35（12）：2694 – 2699.

[10] 中华医学会肝病学分会. 肝硬化腹水及相关并发症的诊疗指南［J］. 临床肝胆病杂志，2017，33（10）：158 – 174.

[11] ROSCH J, HANAFEE W, SNOW H. Transjugular portal venography and radiologic, portacaval shunt：an experimental study［J］. Radiology，1969；92：1112 – 1114.

[12] RICHTER G. Der transjugulare intrahepatische portosystemische stent-shunt（TIPSS）［J］. Radiology，1989；29：406 – 411.

[13] 徐克，张汉国，何芳显，等. 经颈静脉肝内门腔静脉内支架分流术治疗肝硬变门脉高压症［J］. 中华放射学杂志，1993，2（75）：294 – 297.

[14] 单鸿. 不断拓展经颈静脉肝内门体分流术的应用［J］. 介入放射学杂志，2004，13（1）：1 – 2.

[15] 牛猛，孙骏，徐克，等. 经颈静脉肝内门体分流术应用的回顾与展望［J］. 临床肝胆病杂志，2016，32（2）：230 – 233.

[16] 闫朝岐，杨维良. 门静脉海绵样变的临床诊治现状［J］. 中国普通外科杂志，2008，17（6）：21 – 607.

[17] 代文杰，曹文萍，姜洪池，等. 门静脉高压症异位静脉曲张研究进展［J］. 中华肝胆外科杂志，2007，13（7）：496 – 498.

[18] 杨齐，詹雅诗，黄晓丽，等. 门静脉海绵样变临床特点及病因分析［J/OL］. 中华消化病与影像杂志（电子版），2013，6（3）：119 – 123.

[19] OGREN M, BERGQVIST D, BJORCK M, et al. Portal vein thrombosis：prevalence, patient characteristics and lifetime risk：a population study based on 23 796 consecutive autopsies［J］. World journal of gastroenterology，2006，12（13）：2115 – 2119.

[20] FRANCESCHET I, ZANETTO A, FERRARESE A, et al. Therapeutic approaches for portal biliopathy: a systematic review [J]. World journal of gastroenterology 2016, 22 (45): 9909 – 9920.

[21] HELMY A, KAHTANI K A, FADDA M A. Updates in the pathogenesis, diagnosis and management of ectopic varices [J]. Hepatology international, 2008, 2 (3): 322 – 334.

[22] PUCHE P, JACQUET E, JABER S, et al. Spontaneous haemoperitoneum due to a ruptured intra-abdominal varix with cirrhosis: report of two cases [J]. Journal de chirurgie, 2007, 144 (2): 157 – 159.

[23] CHENG L F, JIA J D, XU X Y, et al. Esophagogastric variceal bleeding in cirrhotic portal hypertension: consensus on prevention and management [J]. Chinese medical journal (English edition), 2009, 122: 766 – 775.

[24] YANG Z, QIU F. Pericardial devascularization with splenectomy for the treatment of portal hypertension [J]. Chinese journal of surgery, 2000, 38 (9): 645 – 648.

[25] QI X, HAN G, YE C, et al. Splenectomy causes 10-fold increased risk of portal venous system thrombosis in liver cirrhosis patients [J]. Medical science monitor: international medical journal of experimental and clinical research, 2016, 22: 2528 – 2550.

[26] European Association for the Study of the Liver. EASL clinical practice guidelines: vascular diseases of the liver [J]. Journal of Hepatology, 2016, 64 (1): 179 – 202.

[27] BAYRAKTAR Y, BALKANCI F, KAYHAN B, et al. Congenital hepatic fibrosis associated with cavernous transformation of the portal vein [J]. Hepatogastroenterology, 1997, 44 (18): 1588 – 1594.

[28] RODRIGUEZ-CASTRO K I, PORTE R J, NADAL E, et al. Management of nonneoplastic portal vein thrombosis in the setting of liver transplantation: a systematic review [J]. Transplantation, 2012, 94: 1145 – 1153.

[29] FIMOGNARI F L, VIOLI F. Portal vein thrombosis in liver cirrhosis [J]. Internal and emergency medicine, 2008, 3: 213 – 218.

[30] SHAABAN H A, SHERIEF A E, DAWOUD M M. Randomized controlled trial of rivaroxaban versus warfarin in the management of acute non-neoplastic portal vein thrombosis [J]. Vascular pharmacology, 2019, 113: 86 – 91.

[31] AMITRANO L, BRANCACCIO V, GUARDASCIONE M A, et al. Inherited coagulation disorders in cirrhotic patients with portal vein thrombosis [J]. Hepatology, 2000, 31: 345 – 348.

[32] FIMOGNARI F L, DE S A, PICCHERI C, et al. Evaluation of D-dimer and factor Ⅷ in cirrhotic patients with asymptomatic portal venous thrombosis [J]. Journal of laboratory and clinical medicine, 2005, 146: 238 – 243.

[33] SOBHONSLIDSUK A, REDDY K R. Portal vein thrombosis: a concise review [J]. American journal of gastroenterology, 2002, 97 (3): 535 – 541.

[34] V RUSZINKÓ, M KOVÁCS, L SZÖNYI, et al. Cavernous transformation of the portal vein causing jaundice, presenting in the form of Wilson's disease [J]. Acta chirurgica belgica, 2004, 104 (4): 457 –458.

[35] KUCZKOWSKI K M. Cavernous transformation of the portal vein complicating pregnancy [J]. Turkish journal of gastroenterology, 2007, 18 (3): 212 –213.

[36] CONDAT B, PESSIONE F, HELENE D M, et al. Recent portal or mesenteric venous thrombosis: increased recognition and frequent recanalization on anticoagulant therapy [J]. Hepatology, 2000, 32: 466 –470.

[37] GARCIA-PAGÁN J C, HERNÁNDEZ-GUERRA M, BOSCH J. Extrahepatic portal vein thrombosis [J]. Seminars in liver disease, 2008, 28 (03): 282 –292.

[38] DELGADO M G, SEIJO S, YEPES I, et al. Efficacy and safety of anticoagulation on patients with cirrhosis and portal vein thrombosis [J]. Clinical gastroenterology and hepatology, 2012, 10 (7): 776 –783.

[39] CHUNG J W, KIM G H, LEE J H, et al. Safety, efficacy, and response predictors of anticoagulation for the treatment of nonmalignant portal-vein thrombosis in patients with cirrhosis: a propensity score matching analysis. Clinical & molecular hepatology, 2014, 20 (4): 384 –391.

[40] CHEN H, LIU L, QI X, et al. Efficacy and safety of anticoagulation in more advanced portal vein thrombosis in patients with liver cirrhosis [J]. European journal of gastroenterology and hepatology, 2016, 28 (1): 82 –9.

[41] ORLANDO G, DE LUCA L, TOTI L, et al. Liver transplantation in the presence of portal vein thrombosis: report from a single center [J]. Transplantation Proceedings, 2004, 36 (1): 199 –202.

[42] SHI L W, VERRAN D, CHANG D, et al. Primary liver transplantation with preexisting portal vein thrombosis [J]. Transplantation proceedings, 2003, 35 (1): 354 –355.

[43] LIU F Y, WANG M Q, FAN Q S, et al. Interventional treatment for symptomatic acute-subacute portal and superior mesenteric vein thrombosis [J]. World journal of gastroenterology, 2009, 15 (40): 5028 –5034.

[44] VIGNALI C, CIONI R, PETRUZZI P, et al. Role of interventional radiology in the management of vascular complications after liver transplantation [J]. Transplantation proceedings, 2004, 36: 552 –554.

[45] TUITE D J, REHMAN J, DAVIES M H, et al. Percutaneous transsplenic access in the management of bleeding varices from chronic portal vein thrombosis [J]. Journal of vascular and interventional radiology, 2007, 18 (12): 1571 –1575.

[46] LIU F Y, WANG M Q, DUAN F, et al. Interventional therapy for symptomatic-benign portal vein occlusion [J]. Hepatogastroenterology, 2010, 57 (104): 1367 –1374.

[47] HAUSEGGER K A, KARNEL F, GEORGIEVA B, et al. Transjugular intrahepatic portosystemic shunt creation with the viatorr expanded polytetrafluoroethylene-covered stent-

graft [J]. Journal of vascular and interventional radiology, 2004, 15: 239 – 248.

[48] BOYER T D, HASKAL Z J. American Association for the Study of Liver Diseases practice guidelines: the role of transjugular intrahepatic portosystemic shunt creation in the management of portal hypertension [J]. Journal of vascular and interventional radiology, 2005, 16 (5): 615 – 629.

[49] 韩国宏，孟祥杰，殷占新，等. 经皮脾静脉途径联合 TIPS 治疗伴海绵样变性的门静脉血栓 [J]. 介入放射学杂志，2009, 18 (3): 177 – 181.

[50] 韩国宏，孟祥杰，殷占新，等. 经颈内静脉肝内门腔分流术及联合经皮肝/脾穿刺途径治疗门静脉血栓和（或）海绵样变性 [J]. 中华医学杂志，2009, 89 (22): 1549 – 1552.

[51] QI X, HAN G, YIN Z, et al. Transjugular intrahepatic portosystemic shunt for portal cavernoma with symptomatic portal hypertension in non-cirrhotic patients [J]. Digestive diseases and sciences, 2012, 57 (4): 1072 – 1082.

[52] MATSUI O, YOSHIKAWA J, KADOYA M, et al. Transjugular intrahepatic portosystemic shunt after previous recanalization of a chronically thrombosed portal vein via a transmesenteric approach [J]. Cardiovascular and interventional radiology, 1996, 19 (5): 352 – 355.

[53] TESDAL I K, FILSER T, WEISS C, et al. Transjugular intrahepatic portosystemic shunts: adjunctive embolotherapy of gastroesophageal collateral vessels in the prevention of variceal rebleeding [J]. Radiology, 2005, 236 (1): 360 – 367.

[54] RIGGIO O, RIDOLA L, ANGELONI S, et al. Clinical efficacy of transjugular intrahepatic portosystemic shunt created with covered stents with different diameters: results of a randomized controlled trial [J]. Journal of hepatology, 2010, 53: 267 – 272.

[55] RADOSEVICH P M, RING E J, LABERGE J M, et al. Transjugular intrahepatic portosystemic shunts in patients with portal vein occlusion [J]. Radiology, 1993, 186 (2): 523 – 527.

[56] BILBAO J I, ELORZ M, VIVAS I, et al. Transjugular intrahepatic portosystemic shunt (TIPS) in the treatment of venous symptomatic chronic portal thrombosis in non-cirrhotic patients [J]. Cardiovascular and interventional radiology, 2004, 27 (5): 474 – 480.

[57] VAN H T, HODGE J, FUNAKI B, et al. Transjugular intrahepatic portosystemic shunt placement in patients with cirrhosis and concomitant portal vein thrombosis [J]. Cardiovascular and interventional radiology, 2006, 29 (5): 785 – 790.

[58] JIANG Z B, SHAN H, SHEN X Y, et al. Transjugular intrahepatic portosystemic shunt for palliative treatment of portal hypertension secondary to portal vein tumor thrombosis [J]. World journal gastroenterology, 2004, 10 (13): 1881 – 1884.

[59] KAWAMATA H, KUMAZAKI T, KANAZAWA H, et al. Transjugular intrahepatic portosystemic shunt in a patient with cavernomatous portal vein occlusion [J]. Cardiovascular and interventional radiology, 2000, 23: 145 – 149.

［60］ SENZOLO M, TIBBALS J, CHOLONGITAS E, et al. Transjugular intrahepatic portosystemic shunt for portal vein thrombosis with and without cavernous transformation ［J］. Alimentary pharmacology & therapeutics, 2006, 23: 767 – 775.

［61］ FANELLI F, lONI S, SALVATORI F M, et al. Transjugular intrahepatic portosystemic shunt with Ange expanded-polytetrafuoroethylene-covered stents in non-cirrhotic patients with portal cavernoma ［J］. Digestive and liver disease, 2011, 43 (1): 78 – 84.

［62］ WILS A, VAN DER LINDEN E, VAN HOEK B, et al. Transjugular intrahepatic portosystemic shunt in patients with chronic portal vein occlusion and cavernous transformation ［J］. Journal of clinical gastroenterology, 2009, 43 (10): 982 – 984.

［63］ HASKAL Z J, DUSZAK R J R, FURTH E E. Transjugular intrahepatic transcaval portosystemic shunt: the gun-sight approach ［J］. Journal of vascular and interventional radiology, 1996, 7 (1): 139 – 142.

［64］ BLOCH R, FONTAINE A, BORSA J, et al. CT-guided transfemoral portocaval shunt creation ［J］. Cardiovascular and interventional radiology, 2001, 24 (2): 106 – 110.

［65］ RAZA S A, WALSER E, HERNANDEZ A, et al. Transhepatic puncture of portal and hepatic veins for TIPS using a single-needle pass under sonographic guidance ［J］. American journal of roentgenology, 2006, 187 (1): W87 – 91.

［66］ VANESSA S, ANDRÉS P, SANTOS L F, et al. Portal hypertensive biliopathy: a single center experience and literature review ［J］. World journal of hepatology, 2013, 5 (3): 137.

［67］ CHEN Y, YE P, LI Y, et al. Percutaneous transhepatic balloon-assisted transjugular intrahepatic portosystemic shunt for chronic, totally occluded, portal vein thrombosis with symptomatic portal hypertension: procedure technique, safety, and clinical applications ［J］. European radiology, 2015, 25 (12): 3431 – 3437.

［68］ BAUER J, JOHNSON S J, LUDKOWSKI M, et al. The role of TIPS for portal vein patency in liver transplant patients with portal vein thrombosis ［J］. Liver transplantation, 2006, 12 (10): 1544 – 1551.

［69］ BLUM U, HAAG K, RÖSSLE M, et al. Noncavernomatous portal vein thrombosis in hepatic cirrhosis: treatment with transjugular intrahepatic portosystemic shunt and local thrombolysis ［J］. Radiology, 1995, 195 (1): 153 – 157.

［70］ STREITPARTH F, SANTOSA F, MILZ J, et al. Transjugular intrahepatic portosystemic shunt in patients with portal vein thrombosis ［J］. Rfo fortschritte auf Dem gebiete der rntgenstrahlen und der nuklearmedizin, 2008, 180 (10): 899 – 905.

［71］ HAN G H, MENG X J, YIN Z X, et al. Transjugular intrahepatic portosystemic shunt and combination with percutaneous transhepatic or transsplenic approach for the treatment of portal vein thrombosis with or without cavernomatous transformation ［J］. Chinese medical journal, 2009, 89 (22): 1549 – 52.

［72］ SALEM R, VOUCHE M, BAKER T, et al. Pretransplant portal vein recanalization-transjugular intrahepatic portosystemic shunt in patients with complete obliterative portal vein thrombosis [J]. Transplantation, 2015, 99 (11): 2347 -2355.

[73] HABIB A, DESAI K, HICKEY R, et al. Portal vein recanalization-transjugular intrahepatic portosystemic shunt using the transsplenic approach to achieve transplant candidacy in patients with chronic portal vein thrombosis [J]. Journal of vascular and interventional radiology, 2015, 26 (4): 499 -506.

[74] QI X, HAN G, HE C, et al. Transjugular intrahepatic portosystemic shunt may be superior to conservative therapy for variceal rebleeding in cirrhotic patients with non-tumoral portal vein thrombosis: a hypothesis [J]. Medical science monitor international medical journal of experimentaland clinical research, 2012, 18 (8): 37 -41.

[75] WANG Z, ZHAO H, WANG X, et al. Clinical outcome comparison between TIPS and EBL in patients with cirrhosis and portal vein thrombosis [J]. Abdominal imaging, 2015, 40 (6): 1813 -1820.

[76] HOLSTER I L, TJWA E T, MOELKER A, et al. Covered transjugular intrahepatic portosystemic shunt versus endoscopic therapy + β-blocker for prevention of variceal rebleeding [J]. Hepatology, 2016, 63 (2): 581 -9.

[77] LEONG S, HONG K K, GOVENDER P, et al. Reducing risk of transjugular intrahepatic portosystemic shunt using ultrasound guided single needle pass [J]. World journal of gastroenterology, 2013, 19 (22): 3528 -3530.

[78] WANG Z, JIANG M S, ZHANG H L, et al. Is post-TIPS anticoagulation therapy necessary in patients with cirrhosis and portal vein thrombosis? A randomized controlled trial [J]. Radiology, 2016, 279 (3): 943 -51.

[79] KRAJINA A, HULEK P, FEJFAR T, et al. Quality improvement guidelines for transjugular intrahepatic portosystemic shunt (TIPS) [J]. Cardiovascular and interventional radiology, 2012, 35 (6): 1295 -1300.

[80] QI X, HAN G. Transjugular intrahepatic portosystemic shunt in the treatment of portal vein thrombosis: a critical review of literature [J]. Hepatology international, 2012, 6: 576 -590.

[81] ZURERA L J, ESPEJO J J, CANIS M, et al. Transjugular intrahepatic portosystemic shunting with covered stents in children: a preliminary study of safety and patency [J]. Radiology, 2014, 56 (4): 339 -345.

[82] LEGER L, HOLMES PEB. Cavernous transformation of the portal vein [J]. British journal of surgery, 1960, 48 (208): 190 -193.

[83] DE GAETANO A M, LAFORTUNE M, PATRIQUIN H, et al. Cavernous transformation of the portal vein: patterns of intrahepatic and splanchnic collateral circulation detected with Doppler sonography [J]. American journal of roentgenology, 1995, 165 (5): 1151 -1155.

[84] HAJDU C H, MURAKAMI T, DIFLO T, et al. Intrahepatic portal cavernoma as an

indication for liver transplantation [J]. Liver transplantation, 2007, 13 (9).

[85] ARORA A, SARIN S K. Multimodality imaging of primary extrahepatic portal vein obstruction (EHPVO): what every radiologist should know [J]. British journal of radiology, 2015, 88 (1052): 20150008.

[86] VIBERT E, AZOULAY D, CASTAING D, et al. Portal cavenorma: diagnosis, aetiologies and consequences [J]. Annales de chirurgie, 2002, 127 (10): 745.

[87] BAYRAKTAR Y. Portal ductopathy: Clinical importance and nomenclature [J]. World journal of gastroenterology, 2011, 17 (11): 1410 – 1415.

[88] COUINAUD C. The parabiliary venous system [J]. Surgical and radiologic anatomy, 1988, 10: 311 – 316.

[89] PLESSIER A, Darwish-Murad S, HERNANDEZ-GUERRA M, et al. Acute portal vein thrombosis unrelated to cirrhosis: a prospective multicenter follow-up study [J]. Hepatology, 2010, 51 (1): 210 – 218.

[90] PLESSIER A, DARWISH-MURAD S, HERNANDEZ-GUERRA M, et al. Antithrombotic treatment with direct-acting oral anticoagulants in patients with splanchnic vein thrombosis and cirrhosis [J]. Liver Iinternational, 2017, 37 (5): 694 – 699.

[91] KLEMPERER P. Cavernomatous transformation of the portal vein: its relation to Banti's disease [J]. Arch pathol, 1928, 6: 353 – 377.

[92] VELLAR I D. Preliminary study of the anatomy of venous drainage of the intrahepatic and extrahepatic bile ducts and its relevance to the practice of hepatobiliary surgery [J]. Australian and New Zealand journal of surgery, 2001, 71: 418 – 422.

[93] SAINT J H. The epicholedochal venous plexus and its importance as a means of identifying the common duct during operation on the extrahepatic biliary tract [J]. British journal surgery, 1961, 48: 489 – 498.

[94] PETREN T. The veins of the extrahepatic biliary system and their pathologic-anatomic significance [J]. Verhandlungen der anatomischen gesellschaft, 1932, 41: 139 – 143.

[95] KAGE M, ARAKAWA M, FUKUDA K, et al. Pathological studies on the liver with extrahepatic portal obstruction. Kurume medical journal, 1986, 33 (2): 55 – 59.

[96] RAMESH BABU C S, SHARMA M. Biliary tract anatomy and its relationship with venous drainage [J]. Journal of clinical and experimental hepatology, 2014, 4: S18 – S26.

[97] BHANGUI P, LIM C, LEVESQUE E, et al. Novel classification of non-malignant portal vein thrombosis: a guide to surgical decision-making during liver transplantation [J]. Journal of hepatology, 2019, 71: 1038 – 1050.

[98] HAN G, QI X, HE C, et al. Transjugular intrahepatic portosystemic shunt for portal vein thrombosis with symptomatic portal hypertension in liver cirrhosis [J]. Journal of hepatology, 2011, 54: 78 – 88.

[99] JAMIESON N V. Changing perspectives in portal vein thrombosis and liver transplantation [J]. Transplantation, 2000, 69: 1772 – 1774.

［100］ TAKASHI M, IGARASHI M, HINO S, et al. Portal hemodynamics in chronic portal-systemic encephalopathy: angiographic study in seven cases ［J］. Journal of hepatology, 1985, 1: 467 – 476.

［101］ QI X, HAN G, FAN D. Management of portal vein thrombosis in liver cirrhosis ［J］. Nature reviews gastroenterology & hepatology, 2014, 11 (7): 435 – 446.

［102］ RIGGIO O, EFRATI C, CATALANO C, et al. High prevalence of spontaneous portal-systemic shunts in persistent hepatic encephalopathy: a case-control study ［J］. Hepatology, 2005, 42 (5): 1158 – 65.

［103］ SIMÓN-TALER M, ROCCARINA D, MARTÍNEZ J, et al. Association between portosystemic shunts and increased complications and mortality in patients with cirrhosis ［J］. Gastroenterology, 2018, 154 (6): 1694 – 1705.

［104］ MARUYAMA H, OKUGAWA H, TAKAHASHI M, et al. De novo portal vein thrombosis in virus-related cirrhosis: predictive factors and long-term outcomes ［J］. American journal of gastroenterology, 2013, 108 (4): 568 – 574.

［105］ CAMARGO A M, TEIXEIRA G G, ORTALE J R. Anatomy of the ostia venae hepatic and the retrohepatic segment of the inferior vena cava ［J］. J Anat, 1996, 188 (Pt 1): 59 – 64.

［106］ SAXON R R, KELLER F S. Technical aspects of accessing the portal vein during the TIPS procedure ［J］. Journal of vascular and interventional radiology, 1997, 8: 733 – 744.

［107］ SOARES G M, MURPHY T P. Transcaval TIPS: indications and anatomic considerations ［J］. Journal of vascular and interventional radiology, 1999, 10: 1233 – 1238.

［108］ 褚建国, 孙晓丽, 黄鹤, 等. 经肝段下腔静脉入路经颈静脉肝内门体分流术的适应证及解剖基础 ［J］. 介入放射学杂志, 2004, 13 (1): 15 – 18.

［109］ 吴瑕, 徐克. 改良式 TIPS 的解剖学基础研究 ［J］. 介入放射学杂志, 2007, 16 (5): 316 – 319.

［110］ 汪坤菊, 陈敏, 易西南, 等. 下腔静脉肝后段的应用解剖学 ［J］. 解剖学杂志, 2008, 31 (4): 590 – 592.

［111］ PANG P, HU X, ZHOU B, et al. DDX24 mutations associated with malformations of major vessels to the viscera ［J］. Hepatology, 2019, 69 (2): 803 – 816.

［112］ LUO J, LI M, ZHANG Y, et al. Percutaneous transhepatic intrahepatic portosystemic shunt for variceal bleeding with chronic portal vein occlusion after splenectomy ［J］. European radiology, 2018, 28 (9): 3661 – 3668.

［113］ 单鸿, 关守海, 姜在波, 等. 改良式经颈静脉肝内门腔静脉分流术治疗肝静脉闭塞型 Buddi-Chiari 综合征 ［J］. 中华放射学杂志, 2002, 036 (009): 787 – 791.

［114］ 姜在波, 李名安, 单鸿, 等. 经皮经肝穿刺改良式肝内门体分流术的临床应用 ［J］. 中华放射学杂志, 2011, 45 (1): 89 – 91.

［115］ 邵硕, 姜在波, 王劲, 等. 经皮经肝肝内门体分流术的多层 CT 影像研究 ［J］. 中华放射学杂志, 2011, 45 (9): 854 – 857.

［116］李名安，姜在波，周斌，等. 经皮经肝穿刺肝内门体分流术的临床研究［J］. 中华医学杂志，2012，92（41）：2913 - 2917.

［117］李名安，姜在波，单鸿，等. 经皮经肝肝内门体分流术的手术方法与临床应用［J］. 中华介入放射学电子杂志，2014，2（3）：1 - 4.

［118］罗骏阳，李名安，王皓帆，等. 经皮经肝肝内门体分流术治疗脾切除术后合并慢性门静脉闭塞的门静脉高压症［J］. 中华肝胆外科杂志，2017，23（6）.

［119］张有用，庞鹏飞，毛军杰，等. 经皮经肝穿刺肝内门体分流术 30 例临床分析［J］. 中华肝胆外科杂志，2015，21（9）：600 - 603.

［120］李名安，罗骏阳，张有用，等. 经皮经肝肝内门体分流术治疗慢性门静脉闭塞并海绵样变性的症状性门静脉高压症［J］. 中华放射学杂志，2018（1）：46 - 50.

［121］刘涛，姜在波，李征然，等. 外周介入治疗中应用 NBCA/Glubran-2 胶的临床经验［J］. 当代医学，2010，16（29）：536 - 541.

［122］LI M，LUO J，CHEN J，et al. Application of percutaneous transluminal sharp recanalizationin transjugular intrahepatic portosystemic shunt for patients withchronic portal vein occlusion［J/OL］. Diagnostic and interventional radiology，2020 Oct 12. https：//pubmed. ncbi. nlm. nih. gov/33044172/. DOI：10. 5152/dir. 2020. 20461. Online ahead of print.

中英文医学名词对照

门静脉海绵样变　cavernous transformation of portal vein，CTPV

门静脉血栓形成　portal vein thrombosis，PVT

门静脉癌栓　portal vein tumor thrombosis，PVTT

门静脉　portal vein，PV

门静脉左支　left portal vein，LPV

门静脉右支　right portal vein，RPV

门体压力梯度　portosystemic pressure gradient，PPG

门脉性胆道病　portal bilopathy，PB

肝动脉　hepatic artery，HA

肝总管　common hepatic duct，CHD

胆总管　common bile duct，CBD

左肝管　left hepatic duct，LHD

右肝管　right hepatic duct，RHD

肝内胆管　intrahepatic bile duct，IBD

肝血窦　hepatic sinusoids，HS

肝静脉　hepatic vein，HV

肝右静脉　right hepatic vein，RHV

肝中静脉　middle hepatic vein，MHV

肝左静脉　left hepatic vein，LHV

血管周围纤维囊　Glisson's capsule（Glisson's）

食管静脉　esophageal vein，EV

食管静脉丛　esophageal venous plexus，EVP

胃左静脉　left gastric vein，LGV

胃右静脉　right gastric vein，RGV

胃短静脉　short gastric vein，SGV

胃后静脉　posterior gastric vein，PGV

胃网膜左静脉　left gastroepiploic vein，LGEV

胃网膜右静脉　right gastroepiploic vein，RGEV

脾静脉　splenic vein，SV

肠系膜上静脉　superior mesenteric vein，SMV

肠系膜下静脉　inferior mesenteric vein，IMV

胃结肠静脉干　gastrocolic trunk，GCT

第一空肠静脉　first jejunal vein，FJV

胰十二指肠前上静脉　anterior superior pancreaticoduodenal vein，ASPDV

胰十二指肠后上静脉　posterior superior pancreaticoduodenal vein，PSPDV

胰十二指肠前下静脉　anterior inferior pancreaticoduodenal vein，AIPDV

胰十二指肠后下静脉　posterior inferior pancreaticoduodenal vein，PIPDV

胆管周静脉丛　epicholedochal venous plexus（Saint），ECVP

胆管旁静脉丛　paracholedochal venous plexus（Petren），PCVP

胆囊静脉　cystic vein，CV

左结肠静脉　left colic vein，LCV

中结肠静脉　middle colic vein，MCV

右结肠静脉　right colic vein，RCV

阑尾静脉　appendicular vein，AV

回结肠静脉　ileocolic vein，IV

乙状结肠静脉　sigmoid vein，SV

直肠静脉丛　rectal venous plexus，RVP

附脐静脉　para-umbilical vein，PUV

脐周静脉丛　para-umbilical venous plexus，PUVP

腹膜后小静脉　retroperitoneal venules，RPV

椎管内外静脉丛　internal and external vertebral venous plexus，IEVVP

颈内静脉　internal jugular vein，IJV

奇静脉　azygos vein，AV

半奇静脉　hemiazygos vein，HAV

髂内静脉　internal iliac vein，IIV

股静脉　femoral vein，FV

髂外静脉　external iliac vein，EIV

上腔静脉　superior vena cava，SVC

下腔静脉　inferior vena cave，IVC

数字减影血管造影　digital substraction angiography，DSA

曲张静脉栓塞术　variceal embolization，VE

经颈静脉肝内门体分流术　transjugular intrahepatic portosystemic shunt，TIPS

经皮经肝肝内门体分流术　percutaneous transhepatic intrahepatic portosystemic shunt，PTIPS

部分性脾动脉栓塞术　partial splenic embolization，PSE

经皮经肝胆道引流术　percutaneous transhepatic cholangio drainage，PTCD

球囊阻塞逆行静脉闭塞术　balloon-occluded retrograde transvenous obliteration，BRTO

经皮经肝曲张静脉栓塞术　percutaneous transhepatic variceal embolization，PTVE

内镜下逆行胰胆管造影术　endoscopic retrograde cholangiopancreatography，ERCP